Reprint Publishing

Für Menschen, Die Auf Originale Stehen.

www.reprintpublishing.com

SEXUALLEBEN
UND
NERVENLEIDEN.
VON
Dr. L. LÖWENFELD.

SEXUALLEBEN
UND
NERVENLEIDEN.

DIE
NERVÖSEN STÖRUNGEN
SEXUELLEN URSPRUNGS.

NEBST EINEM ANHANG

ÜBER

PROPHYLAXE UND BEHANDLUNG DER SEXUELLEN NEURASTHENIE.

VON

Dr. L. LÖWENFELD,
SPECIALARZT FÜR NERVENKRANKHEITEN IN MÜNCHEN.

ZWEITE VÖLLIG UMGEARBEITETE UND SEHR VERMEHRTE AUFLAGE.

WIESBADEN.
VERLAG VON J. F. BERGMANN.
1899.

Alle Rechte vorbehalten.

Kgl. Universitäts-Druckerei von H. Stürtz, Würzburg

Inhaltsübersicht.

	Seite
Vorwort zur ersten Auflage	V
Vorwort zur zweiten Auflage	VI
Vorbemerkungen	1
I. Sexualtrieb und Pubertätsentwicklung	6
II. Die nervösen Störungen der Pubertätszeit	13
III. Die menstruellen nervösen Störungen	16
Anhang. Einfluss der Menstruation auf bestehende Nervenkrankheiten	19
IV. Die nervösen Störungen im natürlichen und künstlichen Klimakterium (Klimakterische Neurose)	22
V. Die sexuelle Abstinenz beim Manne	33
VI. Sexuelle Abstinenz und Mangel sexueller Befriedigung beim Weibe	54
VII. Sexuelle Excesse und ähnliche Schädlichkeiten	61
VIII. Onanie	76
IX. Der sexuelle Präventivverkehr	116
X. Ueber den Einfluss sexuellen Verkehrs auf bestehende Nervenkrankheiten und die Disposition zu solchen	151
XI. Erkrankungen der Sexualorgane bei Männern als Ursache von Nervenleiden	157
Anhang. Ueber Pollutionen und pollutionsartige Vorgänge	164
XII. Erkrankungen der Sexualorgane bei Frauen als Ursache von Nervenleiden	173
XIII. Die Freud'sche Theorie von der Sexualität in der Aetiologie der Neurosen	192
XIV. Eigene Untersuchungen über die sexuelle Aetiologie der neurotischen Angstzustände	201
XV. Prophylaxe und Behandlung der sexuellen Neurasthenie	210
Literatur	251
Sachregister	257

Vorwort zur ersten Auflage.

Ob die Schrift, welche ich hiemit der Oeffentlichkeit übergebe, einem allgemeiner gefühlten Bedürfnisse entgegenkommt, weiss ich nicht. Dass sie aus einem subjektiven Bedürfnisse des Verfassers hervorgegangen ist, kann ich dagegen versichern. Dem noch immer erheblichen Widerstreite der Meinungen über die Rolle, welche sexuelle Vorgänge als Ursache von Nervenkrankheiten spielen, und dem bei Behandlung einzelner einschlägiger Fragen in der jüngsten Literatur bekundeten wenig kritischen Eifer gegenüber scheint es mir am Platze, die Thatsachen zu Worte kommen zu lassen, welche eine streng objektive Sichtung meiner eigenen Erfahrung wie des in der Literatur angesammelten Beobachtungsmateriales ergab.

München im Mai 1891.

L. Löwenfeld.

Vorwort zur zweiten Auflage.

Die zweite Auflage der Schrift „Nervöse Störungen sexuellen Ursprungs", die ich hiemit der Oeffentlichkeit übergebe, weist gegenüber der ersten derartige Veränderungen auf, dass man fast von einer neuen Arbeit sprechen kann. Die Zahl der Kapitel ist von 6 auf 14 gestiegen, und die von der ersten Auflage übernommenen Abschnitte haben zum grössten Theil eine weitgehende Umarbeitung erfahren. Dem Texte wurde eine grosse Zahl von Beobachtungen eingefügt, welche meinen Ausführungen als Belege dienen werden.

In den 8 Jahren seit dem Erscheinen der ersten Auflage ist die Literatur, welche sich mit den verschiedenen Problemen des Sexuallebens beschäftigt, bedeutend angewachsen. Auch über die der Sexualsphäre angehörenden und mit derselben ursächlich zusammenhängenden Nervenkrankheiten wurde eine grössere Zahl von Arbeiten und darunter manche werthvolle publicirt. Hiedurch ist jedoch meines Erachtens die hier vorliegende Schrift in keiner Weise überflüssig geworden. Dieselbe behandelt ein sehr wichtiges Gebiet der Nervenpathologie, das in keinem anderen Werke unserer gegenwärtigen Literatur eine selbstständige Bearbeitung erfahren hat: die Aetiologie und Symptomatologie der Nervenkrankheiten, welche in der Sexualsphäre ihre Quelle haben. Der Leser findet hier abgesehen von den Ergebnissen meiner eigenen den Gegenstand betreffenden Erfahrungen in zusammenhängender Darstellung vereinigt, was er sonst nur in zahlreichen Arbeiten zerstreut finden kann. Durch gleichmässige und streng kritische Berücksichtigung der Literatur sowie meiner persönlichen Beobachtungen habe ich mich auch bemüht, eine vollständige Uebersicht über den derzeitigen Stand unseres Wissens auf dem von mir behandelten Gebiete zu geben.

Die erste Auflage hatte sich in den Kreisen der Fachgenossen einer freundlichen Aufnahme zu erfreuen. Bezüglich der hier vorliegenden zweiten Auflage glaube ich mich der Hoffnung hingeben zu dürfen, dass man, wie immer auch das Urtheil über die Einzelheiten meiner Ausführungen lauten mag, jedenfalls das ernste Bestreben meinerseits nicht verkennen wird, unsere Kenntniss der in der Sexualsphäre wurzelnden Nervenleiden zu fördern.

München im März 1899.

L. Löwenfeld.

Vorbemerkungen.

Die Vorgänge des sexuellen Lebens stehen unter dem Einflusse des Nervensystems; sie sind von der Function gewisser centraler Apparate abhängig. Von Budge, Eckhard und Goltz wurden auf experimentellem Wege Centren für die Acte der Erection und Ejaculation im Lendenmark von Thieren nachgewiesen, und es unterliegt keinem Zweifel, dass in dem gleichen Markabschnitte beim Menschen ebenfalls Centren für den Geschlechtsact vorhanden sind. Auch in der Grosshirnrinde hat das sexuelle Leben seine Vertretung; die demselben angehörigen psychischen Geschehnisse, Vorstellungen, Gefühle und Dränge sind jedenfalls an gewisse corticale Territorien gebunden. Ob jedoch eine einheitliche, umschriebene Centralstelle für den Geschlechtssinn in der Grosshirnrinde existirt, hierüber haben uns bisher weder physiologische, noch pathologische Beobachtungen sicheren Aufschluss verschaffen können, wesshalb auch die Ansichten der Autoren über diesen Punkt sehr getheilt sind [1]). Die Theorie Gall's, nach welcher das Kleinhirn den Sitz des Fortpflanzungstriebes beherbergen soll, ist schon lange als irrthümlich erkannt. In neuerer Zeit glaubte Ferrier aus gewissen experimentellen Thatsachen schliessen zu können, dass die Centren

---

[1]) So hält es z. B. v. Krafft-Ebing für gerechtfertigt, als Stelle für die Auslösung sexualer Gefühle, Vorstellungen und Dränge eine bestimmte Region der Hirnrinde (cerebrales Centrum) zu vermuthen. J. Roux (Psychologie de l'Instinct sexual, Paris 1899) erachtet es dagegen für nutzlos, nach einem bestimmten Centrum für die sexuelle Function im Gehirn zu suchen, da ein solches Centrum nicht existirt.

der sexuellen Vorstellungen wahrscheinlich in jenen Regionen des Gehirns zu suchen seien, welche den Hinterhauptslappen mit dem tieferen und inneren Theile des Schläfenlappens verbinden. Die fraglichen Beobachtungen Ferrier's sind jedoch mehrdeutiger Natur [1]) und die darauf basirte Vermuthung hat bisher weder durch physiologische, noch durch pathologische Beobachtungen eine weitere Stütze erhalten. Nach Flechsig sind die Wollustgefühle, „soweit sie durch die Haut und Schleimhaut der äusseren Geschlechtstheile vermittelt werden", in der Körperfühlsphäre (Centralwindungen, hintere Partie der Stirnwindungen, Paracentrallappen, gyrus fornicatus) localisirt, da auch diese Theile der Körperoberfläche bei Zerstörung des Stabkranzes der Körperfühlsphäre unempfindlich werden. Der Autor hält es jedoch für fraglich, ob auch der Geschlechtstrieb, welcher von den inneren Sexualorganen, insbesondere den Geschlechtsdrüsen abhängt, in der Körperfühlsphäre repräsentirt ist.

Nach den Untersuchungen Eckhard's und Goltz's an Thieren stehen das Gehirn und die höheren Rückenmarksabschnitte mit den genitalen Lendenmarkscentren durch Bahnen in Verbindung, welche diesen erregende und hemmende Einflüsse übermitteln. Pathologische Thatsachen und Erfahrungen des alltäglichen Lebens lehren, dass solche Verbindungen zwischen den höheren Centraltheilen und den spinalen Centren des Geschlechtsactes auch beim Menschen existiren. Bei Erkrankungen und Verletzungen höherer Rückenmarksabschnitte werden Erscheinungen sexueller Reizung (andauernde Erectionen, selbst Samenergiessungen) beobachtet; bei Rückenmarksaffektionen mit ausgedehnterer Leitungsunterbrechung kommt es mitunter bei Einwirkung peripherer Reize, die unter normalen Verhältnissen sich unwirksam zeigen, zu reflectorischer Auslösung von Erectionen. Wir wissen

---

[1]) S. Ferrier, Die Functionen des Gehirns, deutsch von Obersteiner, 1879, S. 216; und Philosophical Transactions of the Royal Society of London, vol. 165, p. 484. Ein Affe, welchem Ferrier die Hinterhauptslappen des Gehirns abgetragen hatte, machte nach der Operation wiederholt einem männlichen Gefährten gegenüber Versuche sexueller Annäherung. Ferrier glaubt dies auf Reizung eines Centrums für die sexuellen Empfindungen in der Nachbarschaft der Läsionsstelle beziehen zu dürfen.

ferner, dass psychische Vorgänge, Vorstellungen sinnlichen Inhaltes, geschlechtliche Erregungen wachrufen, dass aber ebenso gut gewisse Vorstellungen vorhandene sexuelle Regungen hemmen oder deren Eintritt verhindern können. Indess sind es nicht blos centrifugale, sondern auch centripetale Bahnen, welche die Lendenmarkscentren mit dem Gehirne verknüpfen. Die Nerven, welche die Sexualorgane versorgen, laufen in den Lendenmarkscentren zusammen, und so strömen die Erregungen, welche von diesen Organen dem Gehirne übermittelt werden, zunächst in diese Centren, um von hier aus erst nach oben geleitet zu werden.

Der innige Connex der einzelnen Centraltheile unter einander bedingt es, dass Thätigkeiten und Zustände des einen Theiles nicht ohne Belang für die übrigen sind. Erschöpfende Inanspruchnahme eines Centrums wirkt erschöpfend auf das Nervensystem im Allgemeinen, Steigerung der Erregbarkeit eines Theiles zieht ähnliche Veränderungen in anderen Centraltheilen nach sich. Vergleichen wir die Intensität und Ausbreitung der Erregungen, die sich an die Function der genitalen Lendenmarkscentren beim Geschlechtsacte oder bei der Samenentleerung überhaupt knüpfen, mit der jener Erregungen, welche z. B. die Entleerung der Blase und des Mastdarms oder die Thätigkeit des Magens begleiten, so sehen wir, dass die sexuell-nervösen Vorgänge an sich besonders geeignet sein müssen, das Nervensystem in weitem Umfange und in intensivster Weise zu afficiren. Ebenso zeigt sich, dass die von den Generationsorganen den Lendenmarkscentren continuirlich zufliessenden und deren Erregbarkeitszustand modificirenden Eindrücke von grosser Bedeutung für das Nervensystem im Allgemeinen sind. Es genügt hier ein Hinweis auf die Veränderungen der Gemüthslage und Vorstellungswelt bei männlichen und weiblichen Individuen während der Pubertätsperiode, den Einfluss der Castration auf den Charakter bei Menschen und Thieren und die Störungen in den verschiedensten Nervengebieten in Folge gewisser Erkrankungen und abnormer funktioneller Zustände der Sexualorgane.

Die Natur hat den Act, an welchen sich die Erhaltung des Geschlechtes knüpft, mit Sensationen ausgestattet, deren Beschaffenheit viele Personen bestimmt, den Genuss derselben unabhängig von irgend welchen weiteren Zwecken zu erstreben. Dies führt sowohl zur Unmässigkeit im sexuellen Verkehre wie zu sexuellen Verirrungen, deren Kosten in erster Linie das Nervensystem zu tragen hat. Andererseits ist das, was man gewöhnlich als sexuelles Bedürfniss bezeichnet, nicht ein so klar und unzweideutig sich kundgebender Zustand wie bei den meisten anderen Bedürfnissen. Wenige Menschen sind im Zweifel darüber, ob sie gewisse Gefühle als Hunger oder Durst deuten sollen, und das Bedürfnis der Nahrungs- und Getränkeaufnahme wird von Niemand geleugnet. Dagegen machen sich sexuelle Regungen auch nach der Pubertätsperiode noch bei sehr vielen Personen (insbesondere solchen weiblichen Geschlechts) nur in nebelhaft verschwommener Weise oder in völliger Idealisirung bemerklich, in Form eines gegenstandslosen Sehnens oder einer Gefühlsschwärmerei für Personen oder Dinge, deren innerer Werth zum Theil den entgegengebrachten Cultus nicht rechtfertigt. In den Fällen hinwiederum, in welchen Gefühle vorhanden sind, welche unverkennbar auf sexuelle Erregtheit hinweisen, mögen diese ebensowohl durch die Einwirkung von Vorstellungen auf die genitalen Centren des Lendenmarkes als den Zustand der Generationsorgane bedingt sein. So kommt es, dass manche ihre sexuellen Leistungen psychisch erzeugten d. h. imaginären Bedürfnissen anpassen, während andere durch äussere Verhältnisse oder irrthümliche Anschauungen verhindert werden, dem physiologischen Drange ihrer Natur Rechnung zu tragen.

Alle diese Umstände machen es begreiflich, dass Vorgänge im sexuellen Leben häufig Ursache von Störungen im Nervensystem werden. In der That hat sich bereits von altersher die Aufmerksamkeit der Aerzte auf die nervösen Leiden gerichtet, welche durch geschlechtliche Thätigkeit oder Zustände der Generationsorgane hervorgerufen werden. In der Neuzeit, in welcher die Lebensverhältnisse und angeborene Constitution das Nervensystem bei einer ungeheueren Anzahl von Menschen für Reize jeder Art empfänglicher machen, drängt sich dem beobachtenden Arzte der Zusammenhang vieler nervöser Erkrankungen mit Vorgängen und Zuständen in der Sexualsphäre in überzeugenderer

Weise auf als wohl je in früherer Zeit. Auf der anderen Seite haben wir aber auch in neuerer Zeit für viele Nervenübel, deren Quelle man früher auf geschlechtlichem Gebiete suchte, andere Ursachen kennen gelernt. Im Nachstehenden werden wir diejenigen Verhältnisse des sexuellen Lebens und pathologischen Veränderungen der Genitalorgane besprechen, welche am häufigsten zu Störungen im Nervenbereiche führen, deren pathogenetischer Einfluss sohin das Interesse des Arztes am meisten in Anspruch nimmt.

I.
Sexualtrieb und Pubertätsentwicklung.

Jener mächtige Naturtrieb, von dessen Bethätigung bei Mensch und Thier die Fortpflanzung der Art abhängt, hat beim Kulturmenschen durch dessen fortgeschrittenere Intelligenz, die socialen und culturellen Verhältnisse gewisse Modificationen erfahren. Man nimmt gewöhnlich an — ursprünglich mag es auch so gewesen sein — dass der Geschlechtstrieb sich aus zwei ihrem Wesen nach verschiedenen und auch für die Erhaltung der Art nicht gleich wichtigen Partialtrieben zusammensetzt: der Libido sexualis (Begattungs-, Copulationstrieb) und dem Fortpflanzungstriebe. Bei dem civilisirten Manne der Jetztzeit beruht jedoch das Verlangen nach Nachkommenschaft, wo dasselbe überhaupt vorhanden ist, in der Regel lediglich auf vollbewussten, kühlen Ueberlegungen, denen nichts Triebartiges anhaftet; für ihn reducirt sich daher der Geschlechtstrieb auf die Libido, die sich jedoch nicht mit dem Begattungstriebe deckt, sondern allgemeiner als Trieb zur Erlangung der specifischen sexuellen Wollustgefühle aufgefasst werden muss [1]).

Bei dem geistig normalen Weibe der Jetztzeit macht sich dagegen der Fortpflanzungstrieb noch immer, wenn auch durch unsere Culturverhältnisse nicht ganz uneingeschränkt, geltend, und er findet nicht nur in dem Verlangen nach Kindern, sondern

---

[1]) Die Libido des Masturbanten, die nicht ausser Betracht bleiben kann, ist kein Begattungstrieb, sondern lediglich ein Trieb zur Herbeiführung gewisser sexueller Lustgefühle und im Grunde auch zur Beseitigung gewisser der Sexualsphäre entspringender Unlustgefühle.

auch in manchen specifisch weiblichen Neigungen (so der Bemutterung jüngerer Geschwister, Zärtlichkeit gegen fremde Kinder etc.) seinen Ausdruck. Dieser weibliche Fortpflanzungstrieb zeigt sich jedoch von dem Begattungstriebe in weitgehendem Masse unabhängig. Er stellt sich nicht nur öfters deutlich vor letzterem ein, er kann auch wohl entwickelt sein, während das Verlangen nach physischer Liebe sehr geringfügig ist oder auch gänzlich fehlt.

An vereinzelten Vorgängen, welche als Aeusserungen eines gewissen Geschlechtstriebes aufzufassen sind, mangelt es und zwar unter normalen Verhältnissen schon im späteren Kindesalter nicht (Erectionen bei Knaben, Freundschaft mit Liebesfärbung zwischen Knaben und Mädchen etc.) Durch krankhafte Zustände namentlich im Bereiche der Genitalien (v. Onanie), zufällige Einwirkungen (bei Knaben z. B. Schläge auf den Hintern) und Verführung kann die Libido in voller Stärke auch schon bei Kindern geweckt werden. In der Norm ist jedoch das deutliche Hervortreten des Sexualtriebes an eine gewisse Ausbildung — Reife — der Sexualorgane gebunden. Die Zeit, innerhalb welcher sich die Weiterentwicklung dieser Organe von dem kindlichen Typus zu der für die Fortpflanzungszwecke erforderlichen Reife vollzieht — Pubertätszeit — beginnt bei beiden Geschlechtern im Allgemeinen bei den Bewohnern südlicher Länder früher, als bei den Völkern des Nordens. Ganz zuverlässige Anhaltspunkte für das Bestehen dieser Unterschiede besitzen wir übrigens wesentlich nur für das weibliche Geschlecht, weil bei diesem der erste Eintritt der Menstrualblutung leicht festzustellen ist und den Beweis liefert, dass die sexuelle Entwicklung bereits eine gewisse Stufe erreicht hat. Während in unseren Breiten die Menses gewöhnlich zwischen dem 13. und 16. Lebensjahre erscheinen, werden die Mädchen im schwedischen Lappland erst mit 18 Jahren, in Indien dagegen mit 12 Jahren, in Egypten schon mit 10 Jahren menstruirt. Beim männlichen Individuum beginnt die Pubertätsentwicklung, die, abgesehen von den Veränderungen im Sexualapparate, noch durch Tieferwerden der Stimme (Mutation), Bartwuchs und Haarentwicklung am Mons Veneris und anderen Stellen sich kund gibt, bei uns im Allgemeinen mit dem 15. oder 16. Lebensjahre, die volle geschlechtliche Reife wird ungefähr um das 18. Jahr erreicht [1]). Beim Weibe hält die Thätigkeit der Generationsorgane, an welche die Fortpflanzungsfähigkeit gebunden ist, Ovulation und Menstruation, im Durchschnitte 30 Jahre an. Der Mann gelangt erst um das 35. Lebensjahr zum Höhepunkt der Potenz; von dieser Zeit an sinkt dieselbe und zwar im ersten Decennium wenig und langsam, im zweiten Decennium dagegen schon viel erheblicher und noch mehr im dritten Decennium, um gegen die Mitte der 60er Jahre, wenigstens bei der Mehrzahl der Männer, zu erlöschen. Die Libido kann jedoch die Erectionsfähigkeit längere Zeit überdauern; auch mangelt es nicht an Männern, welche ihre Potenz bis in die 70er Jahre bewahren, wie es andererseits nicht an solchen fehlt, bei welchen schon Ende der 50er Jahre die Attribute der Virilität schwinden.

Die Stärke des natürlichen, durch äussere Einwirkungen unbeeinflussten Sexualtriebes bei beiden Geschlechtern und insbesondere beim weiblichen ist ein Factor, dessen Beurtheilung auf grosse Schwierigkeiten stösst und über den daher auch die Ansichten weit auseinander gehen. Während z. B. v. Krafft-Ebing in demselben einen Naturtrieb erblickt, „der allgewaltig, übermächtig nach Erfüllung verlangt" und das Geschlechtsleben als den „gewaltigsten Factor im individuellen und socialen Dasein", den mächtigsten Impuls zur Bethätigung und die Wurzel aller Ethik betrachtet, glaubt Hegar, dass der naturgemässe Geschlechtstrieb bei dem jetzigen civilisirten Menschen gar nicht so excessiv stark sei, als er geschildert wird, wohl aber durch künstliche, in unseren gesellschaftlichen und culturellen Zuständen begründete Erregungen gesteigert wird. Aufschluss über die Stärke des Triebes geben uns nur die subjectiven Empfindungen sexuellen Dranges und die thatsächlichen sexuellen Leistungen des einzelnen Individuums, Factoren, welche erfahrungsgemäss durch äussere Einflüsse (sinnlich erregende Eindrücke verschiedenster Art, Gelegenheit zu geschlechtlichem Verkehr etc.) und

---

[1]) Nach Seved Ribbing fällt die Pubertätszeit beim Manne meist zwischen das 17. und 21. Lebensjahr; diese Angabe kann jedoch nur für nördliche Länder wie Schweden Geltung beanspruchen.

innere Vorgänge (Denkgewohnheiten, religiöse, ethische, hygienische Grundsätze) in ihrer Intensität, respective Frequenz ebensowohl gesteigert als herabgesetzt werden können. Da wir einen Maassstab für die Taxirung des subjektiven Empfindens sexuellen Dranges (der Libido) nicht besitzen, müssen wir, wenn wir uns eine Vorstellung von der Stärke des Sexualtriebes bei gesunden Männern in den Jahren der grössten körperlichen und sexuellen Leistungsfähigkeit verschaffen wollen, die Frequenz des geschlechtlichen Verkehrs bei annähernd gleicher Gelegenheit i. e. bei Verheiratheten in Betracht ziehen. Da begegnen wir den auffallendsten Schwankungen. Ich habe einerseits Männer kennen gelernt, welche nach ihrer Verheirathung nicht nur einige Zeit, sondern viele Jahre hindurch, soweit es die Verhältnisse gestatteten, täglich die Gattenpflicht leisteten, andererseits aber auch solche getroffen, welche in den ersten Jahren nach ihrer Verheirathung wie später nur in mehrwöchentlichen und auch längeren Zwischenräumen den Act vollzogen. Der extremste Fall letzterer Art, der mir bekannt wurde, betrifft einen noch jetzt im Dienste stehenden gesunden Beamten, welcher seit Beginn seiner nunmehr 24 jährigen Ehe nur durchschnittlich zwei Mal im Jahre mit seiner erheblich jüngeren Gattin Verkehr pflog. Berücksichtigen wir auch den Umstand, dass manche Männer von Beginn ihrer Ehe an aus hygienischen oder anderen Rücksichten sich gewisse Beschränkungen im sexuellen Genusse auferlegen, während andere dem momentanen Verlangen jederzeit ohne irgend welche Bedenken nachgeben, auch die sexuellen Ansprüche der Frauen sehr verschieden sind, so sind wir doch zum Schlusse genöthigt, dass die Libido bei normalen Männern ganz ausserordentlichen Schwankungen unterliegt. Auch gänzlicher Mangel des Geschlechtstriebes (Frigiditas) bei sonst völlig gesunden Männern ist beobachtet worden, doch sind Fälle dieser Art sehr selten [1]).

Mit den Unterschieden in der Körpergrösse und Constitution sind diese Schwankungen nicht in Zusammenhang zu bringen. Wir finden auf der einen Seite Männer von hünenhaftem

---

[1]) Hammond theilt zwei hiehergehörige Beobachtungen mit.

Bau und anscheinend von Kraft strotzend mit sehr bescheidenen sexuellen Bedürfnissen und ebenso bescheidener Potenz und auf der anderen Seite ganz unansehnliche Menschen, welche durch ihre sexuellen Leistungen sich hervorthun. Z. Th. mag sich dies dadurch erklären, dass die Entwicklung der Sexualorgane beim Manne keineswegs immer in einem gewissen Verhältnisse zur Körpergrösse steht und bei Männern von sehr stattlichem Bau nicht selten relativ kleine Geschlechtstheile angetroffen werden und umgekehrt.

Daneben kommen jedoch, abgesehen von Rasseneinflüssen, auch Unterschiede der familiären Veranlagung vor, die von keiner untergeordneten Bedeutung sind. Es gibt Familien, deren männliche Glieder sich durch Lebhaftigkeit ihrer sexuellen Neigungen auszeichnen und dabei ihre Potenz auch bis in höhere Jahre bewahren und andere, in welchen das Gegentheil zu finden ist, geringe sexuelle Bedürfnisse und frühes Erlöschen derselben.

Noch schwieriger zu beurtheilen und daher noch controverser ist die Stärke des Geschlechtstriebes beim Weibe, bei welchem Sitten, Erziehung, und nicht zum wenigsten die Erwägungen über die Folgen geschlechtlichen Umganges auf eine Verhüllung des sexuellen Fühlens hinwirken. Wenn ich meine eigenen Erfahrungen berücksichtige, so scheint mir das von einzelnen Schriftstellern wie Kisch zu Gunsten einer überwältigenden Gewalt des Sexualtriebes und speciell des Copulationstriebes beim Weibe Angeführte ebenso wenig auf allgemeine Geltung Anspruch zu haben als die insbesonders von Hegar vertretene Annahme, dass die natürliche Neigung zur physischen Liebe beim Weibe im allgemeinen gering sei. Die sexuellen Functionen spielen im Leben des Weibes eine ungleich grössere Rolle als beim Manne und sein Denken und Fühlen wird daher auch von der Sexualsphäre aus mehr beeinflusst als das des Mannes; trotzdem ist das Verlangen nach sinnlicher Befriedigung bei normalen weiblichen Wesen im Durchschnitte weniger lebhaft als beim Manne; entschieden grösser ist bei demselben nur das erotische Element, das Bedürfnis, ideell zu lieben und geliebt zu werden, das von den Generationsdrüsen ebenso angeregt wird, wie das rein sinnliche Verlangen.

Häufig werden Aeusserungen dieses ideellen Bedürfnisses

(Verliebtheit) irrthümlicherweise auf sinnlichen Drang zurückgeführt, der jedoch ganz fehlen kann, wo das erotische Element sehr ausgeprägt ist. Physiologisch mangelt die Libido gänzlich bei jungen Mädchen vor der Pubertätszeit und bei älteren Frauen. Dieser Mangel der Libido hält bei Mädchen auch nach dem Eintritt der Geschlechtsreife noch unbegrenzte Zeit an, so lange dieselben von sexuellen Reizungen jeder Art unberührt bleiben. In dieser Hinsicht besteht ein sehr beachtenswerther Unterschied zwischen den beiden Geschlechtern. Der Jüngling lernt im mannbaren Alter durch das Eintreten von Pollutionen specifisch sexuelle Lustgefühle kennen, infolge dieses Umstandes kann sich bei ihm der Trieb nach Erlangung dieser Gefühle entwickeln, mit welchem der Drang nach Beseitigung der mit den Erectionen verknüpften Unlustgefühle sich verbindet — die Libido —.

Bei normalen Mädchen fehlen Pollutionen und ähnliche Vorgänge vollständig, die specifisch sexuellen Gefühle bleiben ihnen daher das absolute Inconnu, weshalb es auch nicht zum Entstehen einer eigentlichen Libido bei denselben kommen kann und, soferne ein Verlangen nach sexuellem Umgange auftritt, dieses sich nur als Begehren nach einem seiner Natur nach ganz unbekannten Genusse characterisirt. Der Zustand ganz fehlender Libido (absolute Frigidität) verbleibt aber bei einem nicht unerheblichen Theile der Frauen auch nach der Einleitung des Geschlechtsverkehrs und zwar für die Dauer — Effertz taxirt denselben auf 10 % — und bei einem noch grösseren Theile derselben erhebt sich die Libido nie über ein sehr bescheidenes Niveau (relative Frigidität).[1]) Wenn Fürbringer geneigt ist, die Eigenschaft sexueller Frostigkeit sogar der grösseren Mehrzahl der deutschen Hausfrauen zuzuschreiben, so möchte ich ihm jedoch nur mit einer sehr wesentlichen Einschränkung beipflichten.

Die grosse Zahl ausserehelicher Schwängerungen und von Verhältnissen mit geschlechtlichem Verkehr in unseren unteren Bevölkerungsschichten, wobei doch von einer Bethätigung des

---

[1]) Pfister, dessen Angaben sich auf Schweizerinnen beziehen, ermittelte unter 72 Frauen, bei welchen Dr. Kuhn in St. Gallen die Operation der Castration vorgenommen hatte, nur bei 5 gänzlichen Mangel und bei 8 sehr geringe Entwicklung der Libido schon vor der Operation.

Fortpflanzungstriebes im Allgemeinen keine Rede sein kann, die Fortpflanzung sogar sehr häufig direct verhindert wird, spricht zu deutlich dafür, dass die geringe Entwicklung des Begattungstriebes sich bei den deutschen Frauen vorherrschend in den social höher stehenden Klassen findet. Wahrscheinlich wirken hier ererbte Anlage, Erziehung u. z. Th. vielleicht auch der höhere Stand der Intelligenz zusammen, das Durchschnittsniveau der Libido herabzudrücken.

Neben den frostigen Naturen finden sich jedoch beim weiblichen Geschlecht — glücklicherweise allerdings verhältnissmässig selten — Personen von grösster sexueller Leidenschaft, deren Bedürfnisse kein Mann befriedigen kann. Man darf jedoch das Messalinenthum keineswegs als eine Erscheinung auffassen, welche noch in den Bereich der Norm gehört. Die gekrönten und ungekrönten Messalinen sind Entartete, welche neben ihrer unstillbaren Libido gewöhnlich noch andere Zeichen der psychopathischen Degeneration aufweisen. Unter den Prostituirten gewöhnlichen Schlages findet sich wohl nur ein kleiner Theil, welcher dem Gewerbe durch excessive Libido allein zugeführt wurde. Zustände gesteigerter sexueller Erregbarkeit können auch bei wohl erzogenen, ethisch völlig intacten Frauen, infolge von Affectionen im Bereiche der Sexualorgane (Pruritus genitalis insbesondere) vorkommen; hiedurch können sehr bedeutende Beschwerden verursacht werden, allein ein liederlicher Lebenswandel muss keineswegs die Folge sein. [1]

---

[1] Sehr treffend hat Hamerling in seinem „Ahasver in Rom" die grossen Unterschiede in dem sexuellen Temperamente der Frauen gekennzeichnet:
„Das Weib ist's, das ein Herz sucht, nicht Genuss,
Das Weib ist keusch in seinem tiefsten Wesen,
Und was die Scham ist, weiss doch nur ein Weib!
Doch wird es frech, so ist es frecher noch
Als selbst der frechste Faun, und wird es lüstern,
Hat es das Recht der Unersättlichkeit!

II.

Die nervösen Störungen der Pubertätszeit.

Das erste Auftreten der Menstruation — die Menarche nach Kisch's Bezeichnung — kann sich ohne jede Beschwerde vollziehen; häufig gehen jedoch diesem für das junge weibliche Wesen so wichtigen Ereignisse Beschwerden vorher, ähnlich denjenigen, welche auch später in vielen Fällen die Menses begleiten: Kreuzschmerzen, Gefühle von Druck, Schwere oder Ziehen im Unterleibe, Empfindlichkeit der Ovarialgegend. Erheblich seltener sind nervöse Herzstörungen, auf deren Vorkommen in der Zeit der Menarche insbesondere von Kisch die Aufmerksamkeit gelenkt wurde. Nach den Beobachtungen dieses Autors handelt es sich zumeist um Herzklopfen, das auch bei bis dahin gesunden Mädchen auftreten kann, vor dem ersten Erscheinen der Menses anfallsweise sich einstellt, die erste Periode überdauert und nach mehrmaliger regelmässiger Wiederkehr derselben sich wieder verliert. Hiebei besteht nicht immer eine objectiv nachweisbare Veränderung der Herzaction. In der Mehrzahl der Fälle ist jedoch Pulsbeschleunigung vorhanden (120—140 Schläge), der Puls hiebei voll, mitunter auch unregelmässig; hiemit vergesellschaften sich Schmerzen in der Herzgegend, Brustbeklemmung und Angstzustände. Mit den Herzbeschwerden, welche von Kisch theils auf psychische Vorgänge, theils auf von den Ovarien ausgehende, reflectorisch auf die Herznerven wirkende Reize zurückgeführt werden, stellen sich mitunter noch andere nervöse und psychische Erscheinungen ein: unruhiger Schlaf, auffällige gemüthliche Reizbarkeit, Verstimmungszustände, Unlust zu Beschäftigung, Verdauungsstörungen. Kisch fand, dass die jungen Mädchen, bei welchen diese Zustände zur Beobachtung kamen, zum grössten Theil lebhafte, erregbare Naturen, Kinder nervöser Familien waren, welche frühzeitig schon Tanzstunden und Bälle besucht hatten.

Anfälle von Herzklopfen, ähnlich den erwähnten, treten auch bei Mädchen auf, bei welchen sich das erste Erscheinen der Menses auffällig verspätet oder die Menses nach ihrem ersten Erscheinen einige Zeit hindurch sich sehr unregelmässig verhalten, länger ganz ausbleiben oder nur in Spuren sich zeigen. In diesen Fällen liegt zumeist Chlorose vor und mangeln auch andere bei Chlorotischen gewöhnliche nervöse Beschwerden nicht. Neben diesen zeigen sich bei Mangel der Menstruation in Zwischenräumen von 3 oder 4 Wochen mehr oder minder erhebliche Molimina menstrualia.

Mit Störungen in der Entwicklung der Menstruation hängt auch eine bei Mädchen in der Pubertätszeit auftretende periodische geistige Erkrankung allem Anscheine nach zusammen, deren Kenntniss wir Schönthal und Friedmann verdanken, die primordiale menstruelle Psychose (menstruale Entwicklungspsychose). Nach den Mittheilungen der genannten Autoren stellt sich die Krankheit bei jungen Mädchen mit verzögerter oder im ersten Beginne unterbrochener menstrueller Entwicklung ohne irgend welche erhebliche Gelegenheitsursache ein und äussert sich in brüsk einsetzenden Anfällen, die einige Zeit hindurch regelmässig in 3—4 wöchentlichen Terminen wiederkehren und mehrere Tage anhalten. Auf psychischem Gebiete zeigen sich hiebei Benommenheit mit ausgesprochener manischer Unruhe oder mit schwerer gemüthlicher Depression und Angstzuständen, gegen Ende der Erkrankung nur leichtere Erregungszustände, in der somatischen Sphäre insbesondere vasomotorische und Pulsphänomene, so mitunter rasches Ansteigen des Pulses vor dem Anfalle, so dass dessen Wiederkehr sich vorhersagen lässt. Das Leiden endet nach den bisherigen Erfahrungen gewöhnlich mit andauernder Genesung, die mit der definitiven Regelung der Menstruation eintritt. Erbliche psychopathische

Belastung mässiger Art war zwar in der Mehrzahl der bisher beobachteten Fälle, aber nicht in allen vorhanden.

Dass die Pubertätsentwicklung beim männlichen Geschlechte als Ursache ausgesprochener nervöser Störungen wirksam wird, hiefür liegt kein Beweis vor. Dagegen lässt sich nicht in Abrede stellen, dass die gesteigerte nervöse Erregbarkeit während dieser Lebensepoche bei beiden Geschlechtern das Auftreten einzelner nervöser Störungen, so insbesondere der Epilepsie begünstigen mag. Gower's fand, dass bei fast $^1/_3$ seiner Fälle die Epilepsie zwischen dem 13. und 18. und zwar zumeist im 14., 15. oder 16. Lebensjahre ausbrach. Der Einfluss, welchen die Entwicklung der Menstruation bei Mädchen auf die Epilepsie äussert, ist jedoch, wie wir an späterer Stelle sehen werden, verschiedenartiger Natur.

III.
Die menstruellen nervösen Störungen.

Die immer mehr sich einbürgernde Bezeichnung der Menstruation als Unwohlsein ist nicht lediglich eine Redefigur. Die Zahl der Mädchen und Frauen, bei welchen der Vorgang der Menstruation ohne Beschwerden irgend welcher Art verläuft, ist zwar nicht so gering, dass man sie mit dem englischen Frauenarzte Emmet als Ausnahmen von der Regel betrachten müsste, und unter unserer ländlichen Bevölkerung sind jedenfalls diese Glücklicheren noch immer reichlich vertreten; allein in den Städten sind offenbar diejenigen weiblichen Wesen bei weitem in der Ueberzahl, für welche die Menstruation in der That eine Zeit des Unwohlseins bedeutet und insbesonders mit nervösen Störungen verschiedener Art einhergeht. Da die ohne Beschwerden Menstruirenden gewöhnlich Personen von robuster nervöser Konstitution sind, darf man wohl annehmen, dass die während der Menstruation bei im Uebrigen gesunden weiblichen Personen auftretenden nervösen Störungen die Folgen einer erhöhten Reizbarkeit des Nervensystems, die angeboren oder erworben sein mag, sind.

Man kann die mit der Menstruation zusammenhängenden nervösen Störungen in locale, entferntere und allgemeine sondern. Unter den localen Beschwerden sind wohl Schmerzen in den unteren Partien des Abdomens oder im ganzen Abdomen, im Kreuz und in den Beinen die häufigsten. Denselben reihen sich die bei einer sehr grossen Zahl von Frauen vorkommende Neigung zu häufigen, zum Theil diarrhoeischen Darmausleerungen und als seltenere Erscheinungen Schmerzen im After und vermehrter Harndrang ein. Von den entfernteren Störungen sind zu erwähnen: Rücken- und Kopfschmerzen, Kopfdruck, Magenbeschwerden in der Form von Uebelkeit, Erbrechen und Cardialgien, seitens des Circulationsapparates Herzpalpitationen — Kisch fand bei 8, 5 der Frauen mit normalem Herzen und regelmässiger Menstruation eine Beschleunigung der Herzthätigkeit um 10—28 Schläge in der Minute — und vasomotorische Störungen, Kälte der Hände und Füsse, Wallungen nach dem Kopfe, da und dort auftretende fliegende Hitzen, Schweissausbruch. Damit verbinden sich sehr häufig Aenderungen in dem seelischen Verhalten, erhöhte gemüthliche Reizbarkeit und Gereiztheit mit Neigung zum Weinen, Angstzustände, Unlust zur Beschäftigung. Oft wird auch über ein allgemeines körperliches Angegriffensein und Neigung zu rascher Ermüdung bei jeder einigermaassen anstrengenden Thätigkeit geklagt. Die als Zwangserscheinungen zu betrachtenden Verstimmungen können bei Frauen, deren gemüthliches Verhalten in der übrigen Zeit ein ganz normales ist, bis zu schwerer melancholischer Depression mit vollständigem Lebensüberdruss sich steigern. In manchen Fällen nehmen die seelischen Veränderungen, welche sich mit der Menstruation verknüpfen, den Character einer ausgesprochenen Geistesstörung an. Das menstruale Irrsein (Menstruationspsychose) ist eine Form periodischer Geistesstörung, deren Anfälle in ihrem zeitlichen Auftreten sich an die Menstruation gebunden zeigen, brüsk einsetzen und endigen und ihren Erscheinungen nach zumeist als Manie oder Melancholie mit massenhaften Hallucinationen sich gestalten. Der sogenannte „Ovulationsreiz" bildet natürlich nicht die einzige oder wesentliche Ursache dieser Psychosen, sondern eher lediglich den Tropfen, der das Gefäss zum Ueberlaufen bringt. Die in dieser Weise Erkrankten sind zumeist Personen von jugendlichem Alter und erblicher neuropathischer Belastung, die zum Theil schon früher von neurotischen Leiden (Hysterie) oder nicht periodischer Geistesstörung heimgesucht wurden. Körperliche Leiden und gemüthliche Erregungen spielen öfters die Rolle der Agents provocateurs der Krankheit, zu deren Ausbruch die nächste Menstruation den letzten Anstoss giebt. Die Anfälle schwinden zumeist wieder, nachdem sie sich einigemal wiederholt haben; doch kommen auch Fälle vor, in welchen die einzelnen Anfälle sich immer mehr verlängern und schliesslich in dauernde Geistesstörung übergehen.

Es ist begreiflich, dass Menstruationsanomalien in noch höherem Maasse geeignet sind, nervöse Störungen herbeizuführen, als die normal verlaufende Menstruation. Am erheblichsten sind zweifellos die Beschwerden, welche durch dysmenorrhoische Vorgänge veranlasst werden, deren Ursachen hinwiederum sehr verschiedenartig sind (Lageveränderungen und Neubildungen des Uterus, Cervixstenosen, Metritis etc. etc.). Anfallsweise eintretende wehenartige Schmerzen im Unterleibe (Uterinkoliken) oft von grosser Heftigkeit, häufiger Harndrang, Schmerzen in den Beinen, im Kreuz und Rücken ähnlich wie zum Theil auch bei normaler Menstruation, nur noch erheblicher, Cardialgien, Uebelkeit und Erbrechen sind gewöhnliche Erscheinungen bei Dysmenorrhoe; seltener sind reflectorische Störungen der Herzthätigkeit, Anfälle von beschleunigter Herzaction mit cardialer Dyspnoe bei geringen Bewegungen und Angst oder Anwandlungen von Herzschwäche mit kleinem, sehr frequentem Pulse, unter Umständen bis zur völligen Ohnmacht (Kisch)[1].

Die Amenorrhoe i. e. das Ausbleiben der monatlichen Blutung bei einer bis dahin regelmässig menstruirten, nicht schwangeren weiblichen Person führt an sich wenigstens sehr häufig zu keiner Belästigung, während die dieselbe veranlassenden Krankheitszustände und psychischen Einflüsse (Kummer, Angst etc. etc.) mannigfache nervöse Störungen nach sich ziehen können. Nach Kisch kommt es hiebei zuweilen zu tachycardischen Anfällen, welche entweder unregelmässig oder in bestimmten Perioden, d. h. einige Tage vor dem Termine, an welchem die Menses erscheinen sollten, wiederkehren. Bei amenorrhoischen Hysterischen werden mitunter vicariirende Blutungen aus inneren Organen (Blutbrechen, Haemoptoe) beobachtet, deren Eintritt mit verschiedenen Beschwerden verknüpft sein kann. Plötzliches

---

[1] Funkelstein stellte fest, dass bei gesunden Frauen während der normalen Menstruation eine Einschränkung des Gesichtsfeldes eintritt; diese Einschränkung ist nach den Untersuchungen Salo Cohn's bei Dysmenorrhoe in den Tagen der grössten Beschwerden am erheblichsten.

Cessiren der bereits im Gange befindlichen menstruellen Blutung in Folge heftiger Gemüthserregungen kann verschiedenartige nervöse Zufälle zur Folge haben, wobei es jedoch fraglich bleibt, was auf Rechnung der ursachlichen gemüthlichen Erregung zu setzen und was der Suppressio mensium zuzuschreiben ist. Die Krankheitserscheinungen seitens des Nervensystems, welche bei zu starker Menstrualblutung (Menorrhagie) auftreten, sind in der Regel auf hiedurch verursachte Anämie oder das Grundleiden zurückzuführen, durch welches der übermässige Blutverlust bedingt ist (Neubildungen im Uterus, Endometritis etc.).

Anhang.

Einfluss der Menstruation auf bestehende Nervenkrankheiten.

Berücksichtigen wir den Einfluss, welchen der Menstruationsvorgang auf das Nervensystem bei gesunden und nur nervösen Frauen äussert, so kann es nicht befremden, dass bei verschiedenen Nervenkrankheiten die Menses mit einer Steigerung beständig oder zeitweilig vorhandener Symptome einhergehen und unter Umständen auch zum Auftreten von Erscheinungen Anlass geben, welche in der übrigen Zeit fehlen. Eine derartige Einwirkung des Menstruationsvorganges zeigt sich am meisten bei den Neurosen. Bei an Neurasthenie leidenden Frauen ist es etwas Gewöhnliches, dass während der Menses und schon vor Einleitung derselben die Kopf- und Rückenbeschwerden, die Gefühle allgemeiner körperlicher Schwäche oder speciell der Schwäche und Müdigkeit in den Beinen sich mehren, Schwindel, Angstzustände und Zwangsvorstellungen stärker hervortreten und, wo Erscheinungen der nervösen Herzschwäche bestehen, sich diese im besonderen Maasse geltend machen. Dabei ist es bemerkenswerth, dass diese periodische Verschlimmerung des Zustandes nach meinen Beobachtungen im Allgemeinen bei geringfügiger menstrualer Blutung, also relativer Amenorrhoe viel erheblicher ist als bei reichlichem Blutabgang. Bei der Angstneurose und der Hysterie verhält es sich ähnlich. Bei Hysterischen, welche an Krampfanfällen oder Attaquen anderer Art (hysterischem Somnambulismus, Schlafzuständen etc.) leiden, treten diese Anfälle mit Vorliebe oder mit besonderer Schwere zur Zeit der Menses auf; es mangelt auch nicht an Fällen, in welchen sich hysterische Anfälle lediglich zur Menstruationszeit einstellen. In diesen Fällen ist die Beziehung des Menstruationsvorganges zu den Anfällen nicht immer die gleiche. Bei manchen Patientinnen ist der Zusammenhang ein zufälliger, psychisch vermittelter. Die Anfälle traten zum erstenmale zur Zeit der Menses in Folge zufälliger Einwirkungen (gemüthlicher Erregungen etc.) auf, und es scheint hier die Wiederkehr der Erinnerung an die betreffenden Vorfälle zur betreffenden Zeit als anfallauslösendes Moment zu wirken. Hier kann in der Zeit zwischen den einzelnen Menstruationsperioden das Befinden ein ganz befriedigendes sein. In anderen Fällen handelt es sich dagegen um Hysterische, deren Nervensystem beständig in einem solchen Zustande erhöhter Erregbarkeit sich befindet, dass die mit der Menstruation verknüpfte Erregung genügt, Krampfattaquen oder Anfälle anderer Art (Asthma uterinum, Tremor etc.) herbeizuführen. Die Menstruation begünstigt auch das Auftreten von Migräneanfällen. Von den mit Migräne behafteten Frauen leiden manche nur während oder vor der Menstruationszeit an dem Uebel, und bei anderen bevorzugen die Anfälle diese Zeit, oder sie stellen sich während derselben in besonderer Schwere ein. Aehnlich ist die Beziehung der epileptischen Anfälle zur Menstruation. Bei epileptischen Frauen, bei welchen die Anfälle nicht häufig sind, treten dieselben mit Vorliebe um die Zeit der Menses und zwar zumeist vor Beginn derselben auf, ich habe auch Fälle gesehen, in welchen in der Zeit zwischen den Menstruationsperioden lediglich leichte Anfälle (Petit mal) bestanden, während der Menses dagegen Anfälle schwerster Art in grösserer Zahl regelmässig sich abspielten [1]. Der Einfluss, welchen das erste Erscheinen der Menses in Bezug auf die Epilepsie äussert, ist ein sehr verschiedener. Wir begegnen

---

[1] Diese Erfahrung bezieht sich auch auf Fälle, in welchen organische Gehirnerkrankungen mit epileptischen Symptomen bestanden.

einerseits Fällen, in welchen die ersten epileptischen Anfälle sich mit dem Einsetzen der Menstruation zeigen; andererseits kommt es aber auch vor, dass bei an Epilepsie erkrankten Mädchen die Anfälle nach dem Beginne der Menstruation aufhören; ich habe dieses Verhalten namentlich in Fällen gefunden, in welchen lediglich Anfälle von Petit mal vorhanden waren. Auch auf die neuralgischen Affectionen äussert die Menstruation häufig eine ungünstige Wirkung; besonders auffällig macht sich dieselbe mitunter bei Trigeminusneuralgien bemerklich.

IV.

Die nervösen Störungen im natürlichen und künstlichen Klimakterium.

(Klimakterische Neurose.)

Im Durchschnitte zwischen dem 40. und 50. (zumeist zwischen dem 43. und 50.) Lebensjahre tritt in dem Geschlechtsleben des Weibes eine wichtige Veränderung (der sogenannte „Wechsel") ein, die sich am auffälligsten durch das Aufhören der Menstruation — die Menopause — kund giebt [1]. Auf den früheren oder späteren Eintritt der Wechselzeit haben verschiedene Umstände, insbesonders Rasse, vorhergehende sexuelle Thätigkeit, Allgemeinconstitution und äussere Lebensverhältnisse Einfluss. Plötzliches Sistiren der Menstruation ist selten; in der Regel gehen dem gänzlichen Ausbleiben der Blutung kürzere oder längere Zeit Unregelmässigkeiten der Periode vorher, Abkürzung oder Verlängerung der Intervalle zwischen denselben oder der Dauer des Blutabganges, Verringerung oder Mehrung des Blutverlustes. Die Dauer dieser Unregelmässigkeiten wechselt ebenfalls sehr erheblich; sie können sich nur

---

[1] Die Menopause tritt nicht selten schon in den 30er Jahren, andererseits aber auch nach dem 50. Jahre ein. Kisch fand unter 500 klimakterischen Frauen das Aufhören der Menses

im Alter vom 35.—40. Lebensjahre bei 48 Frauen
,,   ,,   ,, 41.—45.   ,,   ,, 141   ,,
,,   ,,   ,, 46.—50.   ,,   ,, 177   ,,
,,   ,,   ,, 51.—55.   ,,   ,, 89   ,,

über einige Monate erstrecken, im Durchschnitte währen dieselben 2—3 Jahre. Der weitaus grösste Theil der Frauen (Kisch glaubt sogar $^9/_{10}$ derselben) wird während dieser als Klimakterium bezeichneten Lebensepoche mehr oder minder von nervösen Beschwerden heimgesucht. Diese verschonen Frauen mit völlig gesunden Nerven ebensowenig als nervenschwache, wenn auch nicht zu leugnen ist, dass die nervöse Constitution für die Art, Intensität und Dauer der Störungen von erheblicher Bedeutung ist, und jungfräuliche Personen bleiben ebenso wenig frei als solche, welche zahlreiche Geburten hinter sich haben. In sehr vielen Fällen beschränken sich auch die in Frage stehenden, mit den regressiven Veränderungen in den Sexualorganen zusammenhängenden nervösen Störungen nicht auf die sogenannte Wechselzeit. Sie machen sich nicht selten schon einige Zeit vor Beginn der Menstruations-Unregelmässigkeiten bemerklich und überdauern das völlige Schwinden der Blutung oft noch jahrelang. Ich habe augenblicklich eine Frau von 60 Jahren in Beobachtung, bei welcher im 54. Jahre bereits die Menopause einsetzte und noch bis vor kurzem in mehrmonatlichen Zwischenräumen Anfälle von tagelangem, äusserst heftigem Herzklopfen mit allgemeiner Erschöpfung ohne jede äussere Veranlassung auftraten. Derartige Anfälle waren vor der Menopause nicht vorhanden. Man darf daher, wie dies schon von Börner betont wurde, die Bezeichnung „Wechsel" (Klimax oder Klimakterium) nicht auf jene Lebensepoche der Frau beschränken, welche zwischen Beginn der menstruellen Unregelmässigkeiten und dem völligen Ausbleiben der Menstruation liegt. Die in Betracht kommenden Veränderungen im weiblichen Organismus und speciell im Sexualapparat beginnen wenigstens häufig schon früher und endigen wahrscheinlich meist erst geraume Zeit nach dem Sistiren der Blutungen (Börner).

Die klimakterischen i. e. unter dem Einflusse des Klimakteriums sich entwickelnden nervösen Störungen sind nicht so zahlreich wie von manchen Autoren angenommen wird. Es handelt sich hiebei zum Theil um Erscheinungen, welche sich mehr oder minder ausgeprägt bei den meisten Frauen in der fraglichen Lebensepoche finden und so characteristisch sind, dass sie auch von Laien ohne weiters als Symptome des Wechsels diagnosticirt werden, zum Theil um Zufälle, welche wenigstens so häufig im Klimakterium vorkommen, dass man für dieselben einen Zusammenhang mit den um diese Zeit im weiblichen Organismus sich abspielenden Veränderungen annehmen darf.

Hieher gehören gewisse Veränderungen auf psychischem Gebiete: erhöhte gemüthliche Reizbarkeit, Launenhaftigkeit, häufiger noch Neigung zu melancholischer oder hypochondrischer Stimmung. Man hat diese Veränderungen in dem gemüthlichen Verhalten durch den Umstand erklärt, dass die Frauen in den kritischen Lebensjahren sich traurigen Reflexionen über den Verlust ihrer körperlichen Reize i. e. das Altern, sich kaum entschlagen können, häufig auch von Angst wegen der vermeintlichen Gefährlichkeit der Wechselzeit heimgesucht werden. Diese psychologische Erklärung der klimakterischen Verstimmung kann jedoch nur für eine Minderzahl von Fällen als berechtigt anerkannt werden. Gewiss fehlt es nicht an Frauen, welche sich nur höchst widerwillig in die für sie schmerzliche Erkenntniss finden, dass Jugend und Anziehungskraft für die Männerwelt unwiederbringlich dahin sind, auch nicht an solchen, welche sich wegen der Einwirkung des Wechsels auf ihr Befinden übertriebenen Sorgen hingeben; allein wir begegnen der Verstimmung auch bei Frauen, welche auf ihr Aeusseres nie grosses Gewicht gelegt und mit der Thatsache des Aelterwerdens schon lange sich abgefunden haben, wie nicht minder bei solchen, welche das Schwinden der Menstruation mit ihren Belästigungen sehnsüchtigst herbeiwünschen.

Häufiger als die eben erwähnten psychischen Erscheinungen sind gewisse circulatorische und secretorische Störungen. Vor Allem sind hier die Wallungen und fliegenden Hitzen zu erwähnen, plötzliches und ohne besondere Ursache auftretendes und oft von einer gewissen Beängstigung begleitetes intensives Hitzegefühl, welches zum Theil localisirt, insbesonders im Gesicht, am Halse und der Brust sich geltend macht und häufig auch mit Hautröthung einhergeht, zum Theil über den ganzen Körper sich ausbreitet. Beim Aufenthalt in einem geschlossenen Raume besteht dabei oft das Gefühl, als ob es in demselben zu heiss, oder nicht genügend Luft vorhanden sei. Mit den fliegenden Hitzen verknüpfen sich öfters Schweissausbrüche, die aber auch häufig isolirt auftreten, zum Theil ohne jede äussere Veranlassung, zum Theil in Folge gemüthlicher Erregungen oder geringer körperlicher Anstrengungen. Häufig sind ferner Herzbeschwerden zumeist in der Form von Herzklopfen, das anfallsweise in verschiedenen Intervallen, sehr oft ohne jede äussere Veranlassung bei voller gemüthlicher und körperlicher Ruhe eintritt. Die Beschleunigung der Herzaction ist hiebei nicht immer sehr erheblich; doch kommen auch tachycardische Anfälle mit einer Pulsfrequenz bis 180 und darüber vor. Die Anfälle können Minuten, Stunden, und, wie der erwähnte Fall zeigt, selbst Tage andauern, dabei bestehen oft peinliche Sensationen in der Herzgegend, Empfindungen von Brustbeklemmung, Angstzustände und hochgradige allgemeine Schwäche. Eine weitere sehr häufige Klage der Frauen in den Wechseljahren bilden Schwindelanfälle von geringerer oder grösserer Intensität und Dauer, die zum Theil in Zusammenhang mit den erwähnten Anwandlungen von Herzklopfen, häufiger jedoch unabhängig von solchen auftreten. Der Schwindel kann von solcher Stärke sein, dass es zum Taumeln, selbst zum Hinstürzen kommt. Man hat sich mit der Erklärung dieses klimakterischen Schwindels viel Kopfzerbrechen gemacht. Selbstverständlich mangelt bei den Frauen in der Wechselzeit keiner der Anlässe, die überhaupt und insbesonders bei nervösen Personen zu Schwindelanfällen führen (so gewisse Bewegungen des Kopfes und der Augen, gemüthliche Erregungen, Störungen im Verdauungsapparate, Alkoholgenuss etc.), und man darf daher keineswegs bei allen Frauen im betreffenden Alter den Schwindel auf eine reflectorische, von den Veränderungen in den Sexualorganen ausgehende Beeinflussung der Gehirncirculation zurückführen; allein für einen grossen Theil der Fälle dürfte diese Auffassung jedenfalls der Berechtigung nicht entbehren. Windscheid glaubt, dass man in einer Reihe von Fällen den Schwindel im Klimakterium durch arteriosclerotische Gefässveränderungen erklären müsse, weil solche in diesem Lebensalter nicht zu den

Seltenheiten gehören. Letzteres ist allerdings richtig, doch dürften die arteriosclerotischen Veränderungen der Gehirngefässe in den hier in Betracht kommenden Jahren nur sehr selten einen solchen Grad erreichen, dass sie Schwindelanfälle bedingen; der arteriosclerotische Schwindel tritt gewöhnlich erst im höheren Alter (in den 60er Jahren und später) auf.

Im Vorstehenden haben wir diejenigen nervösen Störungen zusammengefasst, welche mit einiger Sicherheit mit den klimakterischen Veränderungen des Sexualapparates in Zusammenhang gebracht werden können. Diese Störungen stimmen im Wesentlichen mit den nach operativer Entfernung der Ovarien (Castration) beobachteten überein, nur sind letztere im Allgemeinen von stürmischerem Character, entsprechend der jähen Unterbrechung der Ovarialfunction. Der erwähnte Eingriff hat bekanntlich zumeist (nach Glaeveke bei ungefähr 90 %, nach der Kuhn'schen Statistik bei 95 %) Erlöschen der Menstruation zur Folge. Man spricht daher auch von einem „künstlichen Klimax" (Hegar) als Folgezustand der Castration. Die nervösen Beschwerden (Ausfallerscheinungen, Glaeveke), welche durch die Entfernung der Ovarien und das hiedurch bedingte Aufhören der Menses hervorgerufen werden, treten zum Theil zur Zeit der nicht wiederkehrenden Menstrualblutung ein — Molimina menstrualia —, zum Theil in der intermenstruellen Zeit, wenn auch nicht ausschliesslich in dieser — klimakterische Beschwerden —. Glaeveke fand nur bei 50 % der castrirten Frauen (Pfister sogar nur bei 30 %) Beschwerden zur Menstruationszeit, die vorherrschend in ziehenden, krampfhaften Schmerzen zu beiden Seiten des Uterus und Kreuzschmerzen bestanden, welch letztere nach oben in den Rücken oder in die Oberschenkel ausstrahlten.

In der menstruationsfreien Zwischenzeit konnte Glaeveke constatiren: In erster Linie fliegende Hitzen oder Wallungen, gewöhnlich mit Angstgefühl und Beklemmung in der Herzgegend (bei 90 % der Fälle), dann unmotivirte Schweissausbrüche, Schwindel häufiger oder seltener (nur in 18,6 % der Fälle), Veränderungen der Gemüthsstimmung in 67 % der Fälle und zwar melancholische Verstimmung in 50 %; in mehreren

Fällen zeigte sich auffällige Gereiztheit und Heftigkeit oder fortwährender Stimmungswechsel, ein Gemüthsverhalten, das vor der Castration nicht bestand und sich später wieder verlor. Herzpalpitationen waren nur in 9 % der Fälle vorhanden, ebenso häufig wurde über Kopfschmerzen geklagt, die zum Theil sehr heftig waren [1]).

Pfister fand als Wirkungen der Castration auf das Nervensystem: Wallungen bei 98 %, die allerdings in etwa der Hälfte der Fälle schon vor der Operation bestanden hatten, dann Kopfschmerzen (bei ungefähr der Hälfte der Fälle), viel seltener nervöses Erbrechen, Neuralgien, Herzklopfen, Schlaflosigkeit und noch einige andere nervöse Beschwerden. Bei 90 von 116 Operirten bestanden Veränderungen der Gemüthsstimmung und zwar gemüthliche Depression, Reizbarkeit, Launischkeit bei 50%; 34 bezeichneten ihren Gemüthszustand als besser, heiterer als vor der Operation. Pfister betont jedoch, dass bei Vielen schon vor der Operation gemüthliche Verstimmung bestand und man das psychische Verhalten nach der Operation nicht ohne weiteres auf Rechnung der Castration setzen darf. Eine mit der Castration direct in Zusammenhang stehende Verschlechterung der Gemüthsverfassung ist nach den Zusammenstellungen Pfisters jedenfalls eine Ausnahme. Nach Pfister wird von castrirten Frauen häufig (in mehr als der Hälfte der Fälle) über Abnahme des Gedächtnisses geklagt; das Gleiche wird von anderen Beobachtern (Brodnitz, Péan etc.) erwähnt. In einem von mir beobachteten Falle von Castration und Totalexstirpation des Uterus bestanden während einer Anzahl von Wochen fast beständig Hitzegefühle und schwere Angstzustände.

Will man die vom Klimakterium ausgehenden nervösen Störungen als Aeusserungen einer besonderen Nervenaffection, einer klimakterischen Neurose auffassen, so können als Symptome dieser Neurose nur die im Obigen angeführten Erscheinungen

---

[1]) Kopfschmerzen (abgesehen von Migräne) figuriren auch nicht selten unter den Klagen der Frauen im natürlichen Klimakterium; ihr Zusammenhang mit den klimakterischen Veränderungen erscheint mir jedoch im Allgemeinen sehr zweifelhaft.

betrachtet werden. Von einzelnen Autoren, so insbesonders von Börner und Windscheid wird jedoch das Klimakterium auch als Quelle einer Menge von rein neurasthenischen und hysterischen Beschwerden angesehen. Als solche werden erwähnt: Hyperaesthesie der Sinnesorgane, Schmerzen, Paraesthesien und Anaesthesien an den Extremitäten, Rücken- und Kreuzschmerzen, motorische Schwächezustände, die Erscheinungen der nervösen Dyspepsie und Enteropathie, Singultus, Zwangsvorstellungen und Phobien etc. Alles dies soll das Verschwinden der Menstruation verschulden. „So entsteht im Klimakterium auf dem Boden des durch das Verschwinden der Menstruation erregten Nervensystems eine Neurasthenie, eine Hysterie, welche sich aber in keiner Weise von den durch andere Momente bedingten Neurasthenien oder Hysterien unterscheidet." (Windscheid.) [1]

Diese klimakterische Neurasthenie und Hysterie existirt jedoch nach meiner Erfahrung und der anderer competenter Beobachter nicht. Ihre Annahme beruht nicht auf exakten klinischen Beobachtungen, sondern lediglich auf irrthümlicher Deutung gelegentlicher Vorkommnisse bei Frauen in den kritischen Jahren. Ich habe in meiner Praxis nie einen Fall von Neurasthenie oder Hysterie gesehen, welcher auf die klimakterischen Vorgänge als einzige Ursache zurückzuführen gewesen wäre und, soweit ich die Literatur kenne, wird auch von keinem der Autoren, die sich eingehender mit der Aetiologie dieser Neurosen beschäftigt haben, das Klimakterium zu den Ursachen dieser Erkrankungen gezählt. Auch erfahrene Gynäkologen erklärten mir, dass sie von einer durch das Klimakterium allein verursachten Neurasthenie oder Hysterie nichts wüssten. Natürlich können Frauen in den klimakterischen Jahren so gut wie jüngere und ältere von

---

[1] Windscheid polemisirt auch gegen Matusch, welcher eine abweichende Ansicht vertritt, indem er fortfährt: „Ich kann daher nicht mit Matusch übereinstimmen, welcher die klimakterische Neurose als eine Fortsetzung oder Vermehrung einer schon früher vorhanden gewesenen Hysterie oder Neurasthenie bezeichnet wissen will und Fälle, in denen man das Klimakterium als Aetiologie der Neurose annehmen darf, für „recht selten" erklärt. Er deutet die klimakterische Neurose geradezu als eine theilweise Aeusserung einer krankhaften Constitution, nicht als Symptom des Klimakteriums."

neurasthenischen und hysterischen Zuständen heimgesucht werden oder solche Zustände, wenn dieselben schon früher bei ihnen vorhanden waren, durch die klimakterischen Jahre fortschleppen. Die klimakterischen Veränderungen im Organismus mögen das Auftreten solcher Leiden sogar einigermaassen begünstigen oder zur Steigerung derselben beitragen; allein für sich ohne Hinzutreten irgend welcher weiterer ursachlicher Momente, die auch unabhängig vom Klimakterium ihre schädigende Wirksamkeit entfalten würden, führen sie weder zur Neurasthenie noch zur Hysterie.

Das Verhalten der Libido im natürlichen und künstlichen Klimakterium verdient hier noch einige Bemerkungen. Im natürlichen Klimakterium darf man die Abnahme der Libido als das Normale betrachten; es entspricht dies den Jahren, in welchen die betreffenden Veränderungen im weiblichen Organismus vor sich gehen, und dem Umstande, dass auch beim Manne in den 40er Jahren (jedenfalls von der Mitte der 40er an) und mehr noch in den 50er Jahren gewöhnlich eine Verringerung des sexuellen Verlangens sich bemerklich macht. Dass auch nach der Menopause eine gewisse Geschlechtslust oft noch Jahre lang sich erhält, wie Kisch angiebt, erachte ich für ganz zutreffend. Es mangelt jedoch auch nicht an Fällen, in welchen während der Wechseljahre bei Frauen mit bis dahin normaler Libido sich eine ganz auffällige und jedenfalls krankhafte Steigerung der sexuellen Erregbarkeit einstellt, die zu bedeutenden Beschwerden führen kann. Börner konnte in diesen Fällen des öfteren abnorme Genitalbefunde (Fibrome, Knickungen etc.) nachweisen; auch der so lästige Pruritus genitalium ist mitunter im Spiel. Die Angaben über den Einfluss der Castration auf die Libido lauten nicht ganz übereinstimmend; einzelne Beobachter fanden nach diesem Eingriffe Abnahme oder Schwinden der sexuellen Neigungen, andere dagegen unverändertes Fortbestehen derselben. Nach den Ermittlungen Glaevekes, der über diesen Punkt eingehende Nachforschungen bei 27 castrirten Frauen anstellte, ist nicht nur bei der grössten Mehrzahl (fast 80 %) der castrirten Frauen das geschlechtliche Verlangen vermindert oder ganz erloschen, sondern auch (bei 70 %)

das Wollustgefühl beim sexuellen Verkehr bedeutend abgeschwächt. Pfister, welcher von 99 Castrirten zuverlässige Angaben über das Verhalten der Libido und des Wollustgefühles zu erhalten vermochte, fand: den Geschlechtstrieb unvermindert bei 19 (= 26 %), vermindert bei 24 (= 30 %), erloschen bei 35 (= 43 %) und überhaupt nie vorhanden bei 21, das Wollustgefühl unverändert bei 18 (= 22 %) und vermindert oder erloschen bei 60 (= 76,4 %). Libido und Orgasmus verhielten sich zumeist conform, nur in einer kleinen Zahl von Fällen wurden dieselben in ungleicher Weise beeinflusst. Um das differente Verhalten der Libido nach der Castration zu erklären, weist Pfister auf den Umstand hin, dass bei Frauen, die geschlechtlichen Verkehr kürzere oder längere Zeit geübt haben, die Erinnerungsbilder der sexuellen Acte (die Libido centralis) den Geschlechtstrieb unabhängig von peripheren Erregungen zu unterhalten im Stande sind. Beimler fand auch, dass Hündinnen, welche castrirt wurden, nachdem sie geboren hatten, noch brünstig wurden, während dies bei Hündinnen, welche nicht geworfen hatten, nach der Castration nicht der Fall war. Dann wird auch, wie Pfister mit Recht erwähnt, die geschlechtliche Neigung bei der Frau durch individuelle Anlage, Lebensweise und die Gesundheitsverhältnisse beeinflusst. Pfister schliesst aus seiner Statistik, dass bei jugendlichen und unverheiratheten Individuen der Geschlechtstrieb nach der Castration constant erlischt [1]), während bei Personen, welche bereits sexuellen Umgang hatten, sich die Libido nicht mit der gleichen Gesetzmässigkeit ändert.

Wenn wir uns die Frage vorlegen, in welcher Weise sich die verschiedenen im Gefolge des natürlichen und künstlichen Klimakteriums auftretenden nervösen Störungen erklären lassen, so können wir heutzutage uns mit der Annahme einer reflectorischen Entstehung derselben, ausgehend von den Nerven des

---

[1]) Bei vier Castrirten unter 25 Jahren, welche ledig und Virgines waren, war nach Pfister der Geschlechtstrieb vollständig „erloschen", bei zwei Verheiratheten im gleichen Lebensalter vermindert. Die Bezeichnung „erloschen" ist hier jedenfalls irrthümlich, sofern bei den betreffenden Virgines eine Libido nicht vorhanden war und daher auch nicht erlöschen konnte; die Operation konnte nur die spätere Entwicklung einer Libido verhindern.

anatomischen Veränderungen unterliegenden Sexualapparates nicht mehr begnügen. Verschiedene Thatsachen, nicht lediglich die Erfolge der Darreichung von Ovarialsubstanz bei den klimakterischen Beschwerden, weisen darauf hin, dass die Ovarien zu den Organen mit sogenannter innerer Secretion zählen i. e. nicht ohne Bedeutung für den Stoffwechsel sind. Wie es sich mit dieser inneren Secretion des Näheren verhält, steht allerdings noch ganz dahin. Es ist mir jedoch wahrscheinlich, dass im Ovarium Körper gebildet werden, welche entweder aus der Umwandlung an sich toxischer Stoffwechselproducte hervorgehen, oder die toxische Wirksamkeit solcher normal sich bildender Producte der regressiven Metamorphose aufheben, so dass also mit dem Wegfalle der Ovarialfunction eine Autointoxikation eintreten muss. Es ist bei dieser Auffassung verständlich, dass im natürlichen Klimakterium in Folge der allmählichen Verminderung der Ovarialthätigkeit und der dadurch ermöglichten Anpassung des Organismus an die veränderten Stoffwechselverhältnisse nur leichtere nervöse Störungen resultiren, während der brüske Eingriff in die Körperökonomie, der mit der operativen Wegnahme der Ovarien geschieht, zu stürmischeren Erscheinungen Anlass giebt. Dass von den Sexualorganen ausgehende reflectorische Erregungen nur eine untergeordnete Rolle bei der Verursachung der klimakterischen Beschwerden spielen, hiefür spricht auch der Umstand, dass nach Entfernung des ganzen Uterus (Totalexstirpation) viel geringfügigere Folgezustände beobachtet werden, als nach der Castration. Nach Glaeveke, der auch mit dieser Frage sich eingehend beschäftigte, bestehen dieselben zumeist lediglich in Molimina menstrualia i. e. Unterleib- und Kreuzschmerzen, welche zur Zeit der nicht mehr eintretenden Periode sich einstellen, allmählig sich verringern und gewöhnlich nach Jahresfrist verschwunden sind. Wo auch in der menstruationsfreien Zeit Beschwerden von der Art der klimakterischen sich zeigen, lassen sich dieselben auf zufällige Complicationen (Mitverletzung der Ovarien bei der Operation) zurückführen. Der Geschlechtstrieb wird durch die Entfernung des Uterus allein nie zum Erlöschen gebracht, erfährt hiedurch gewöhnlich sogar keine wesentliche Veränderung.

Gemüthliche Depression, selbst bis zur ausgesprochenen Melancholie gehend, wird dagegen nicht selten im Gefolge der Operation beobachtet. Es ist jedoch zu berücksichtigen, dass es sich in den betreffenden Fällen um Krebsleiden handelt, bei welchen die Furcht vor einem Recidiv etwas sehr Naheliegendes und Motivirtes ist und dieser Furcht, sowie den gemüthlichen Erregungen, welche der Operation vorhergehen, scheint der Hauptantheil an der Verursachung der in Frage stehenden psychischen Alterationen zuzufallen.

V.

Die sexuelle Abstinenz beim Manne.

Wenn wir den Einfluss der sexuellen Enthaltsamkeit auf das Nervensystem studiren wollen, müssen wir, um schwerwiegende Irrthümer zu vermeiden, auf die Verhältnisse sorgfältig Rücksicht nehmen, unter welchen die Abstinenz statthat. Wir haben nicht blos Alter, Geschlecht, körperliche (nervöse) Constitution, äussere Lebensstellung und Lebensweise des Individuums, sowie etwa gleichzeitig auf das Nervensystem einwirkende Schädlichkeiten, sondern auch den Umstand in Betracht zu ziehen, ob die Abstinenz eine absolute oder nur temporäre, nach vorhergehendem regelmässigen Geschlechtsverkehre eingetretene ist. Im Folgenden wollen wir uns zunächst mit dem Einflusse der Abstinenz bei Männern beschäftigen.

Man darf hier vor Allem die Thatsache weder ausser Acht lassen, noch verschleiern, dass die Zahl derjenigen Männer nicht sehr erheblich ist, welche bis in das reife Mannesalter jeden sexuellen Verkehr meiden und dabei auch Selbstüberwindung genug besitzen, um auf abnorme Befriedigung ihrer geschlechtlichen Bedürfnisse zu verzichten. Manche neuere Autoren sind in ihren Ansichten bezüglich des Vorkommens absoluter Abstinenz noch viel pessimistischer. Gyurkovechky erachtet dieselbe für eine solche Seltenheit, „dass darüber gar nicht werth ist zu sprechen"; die sogenannten Keuschen hält er „mit sehr, sehr geringen Ausnahmen" für Onanisten. Ich kann wie Fürbringer und Eulenburg diesen Pessimismus nicht theilen, muss aber sogleich zugeben, dass die Befriedigung, welche uns die nicht allzugrosse Seltenheit absoluter

Enthaltsamkeit bereiten könnte, durch einen Umstand einigermaassen beeinträchtigt wird. Schon Lallemand sprach sich dahin aus, dass diejenigen, welche in Handlungen und in Gedanken dem Ideale der Keuschheit am meisten sich nähern, desshalb keineswegs als Muster sittlicher Vollkommenheit zu erachten sind. „Eine solche vollkommene Tugend liegt nicht in der menschlichen Natur, oder, um genauer zu sprechen, es ist dies überhaupt keine Tugend; denn in allen diesen Fällen fand kein heftiger Kampf, kein dauerndes Ringen statt; wenn sich etwas dergleichen zeigte, so war die Versuchung so schwach, dass man sich eines Sieges gar nicht hätte rühmen können. Wenn es so leicht ist, sich so lange gut aufzuführen, so ist dies stets ein schlimmes Zeichen für die männliche Potenz."

Lallemand mag die Bedeutung fester Grundsätze und eines energischen Willens für die Beherrschung der sinnlichen Triebe zu gering taxirt haben. Indess erklären auch neuere Autoren, Gyurkovechky und Fürbringer, dass die Enthaltsamen recht häufig von Hause aus mit abnorm geringem sexuellem Vermögen ausgestattet sind und dass „hier gerne aus der Schwäche eine Tugend gemacht wird." Ich kann dieser Auffassung nach meinen Wahrnehmungen nur beipflichten. Für den gesunden, geschlechtlich normal veranlagten, in der Vollkraft des Lebens stehenden Mann machen einerseits die Stärke des Naturtriebes, andererseits die fast überall sich bietende Gelegenheit zum sexuellen Verkehre den Kampf gegen das eigene Fleisch zu einer keineswegs leichten Aufgabe, deren consequente Durchführung abgesehen von hygienischer Regelung der Lebensweise noch besondere geistige Hilfsmittel erheischt. Solche bilden in erster Linie religiöse Motive, in zweiter hygienische Rücksichten (Furcht vor Ansteckung), während rein ethische oder ästhetische Bedenken weit seltener den Ausschlag geben.

Man könnte, um den Einfluss der Abstinenz bei einer grösseren Gruppe von Personen festzustellen, zunächst die Gesundheitsverhältnisse des katholischen Clerus in Betracht ziehen. Diese würden für eine nachtheilige Einwirkung der Abstinenz auf das Nervensystem im Grossen und Ganzen jedenfalls nicht sprechen. Mir ist von besonderer Häufigkeit nervöser Erkrankungen, speciell der Neurasthenie beim katholischen Clerus nichts bekannt geworden, und namentlich unsere Landgeistlichen erfreuen sich zumeist sehr rüstiger Nerven. Bei den Neurasthenikern geistlichen Standes, die im Laufe der Jahre wegen ihres Nervenzustandes meinen Rath einholten, war mit sehr geringen Ausnahmen kein Anlass zu der Annahme gegeben, dass die sexuelle Continenz als Ursache der vorhandenen nervösen Beschwerden eine Rolle spiele; es fanden sich fast immer genügende andere Veranlassungen. Die exceptionelle Stellung, welche der katholische Clerus einnimmt, gestattet uns jedoch nicht, das, was bezüglich des Einflusses der sexuellen Abstinenz bei demselben beobachtet wird, ohne Weiteres auf andere Kreise zu übertragen. Der katholische Geistliche wird zumeist schon in früher Jugend für seinen künftigen Beruf ausersehen und dementsprechend seine Erziehung und sein Verkehr in einer Weise geleitet, welche der Unterdrückung sexueller Regungen möglichst förderlich ist. Dieses Moment fehlt bei der grossen Mehrzahl der in anderen Berufen thätigen und für solche sich vorbereitenden Männer. Das Weib bildet hier nicht physisch und psychisch das absolute Noli me tangere; Erziehung, Verkehr, Lectüre, Beschäftigung bilden keinen Damm gegen die natürliche Entwickelung des Sexualtriebes; ja wir können nicht leugnen, dass manche Einrichtungen und Erzeugnisse unseres modernen Culturlebens, deren Einwirkungen sich ein gebildeter junger Mann kaum entziehen kann — Bälle, Theater, Romanliteratur, Kunstwerke etc. — entschieden geeignet sind, schlummernde sinnliche Regungen wachzurufen. Trotz alledem muss ich constatiren, dass bei gesunden, nicht neuropathisch veranlagten Männern völlige Abstinenz ohne Schädigung des Nervensystems möglich ist, und dass die Durchführung derselben auch keineswegs zu jenen schweren Seelenkämpfen führen muss, die sich in manchen Heiligenlegenden und Erzählungen jüngeren Datums berichtet finden.

Ziehen wir das Lebensalter in Betracht, so ergibt sich aus meinen Beobachtungen, dass bei Männern unter dem 24. Jahre jedenfalls seltener nennenswerthe Belästigungen in Folge der Abstinenz erwachsen, als bei solchen im Alter von 24—36 Jahren, den Jahren voller Manneskraft und voller sexueller Leistungsfähigkeit. Auch bei diesen letzteren nehmen, wenn nicht gleichzeitig andere Schädlichkeiten auf das Nervensystem einwirken, die durch die Enthaltsamkeit allein bedingten Störungen äusserst selten einen Character an, der zu ärztlichem Eingreifen Anlass gibt. Zumeist handelt es sich um vermehrte Pollutionen, die sich mit lästigen Gefühlen im Bereiche der Samenstränge, Hoden und des Dammes verbinden können. Daneben macht sich mitunter eine gewisse Hyperaesthesie dem weiblichen Geschlechte gegenüber bemerklich; der Anblick an sich unverfänglicher Dinge erweckt sinnliche Vorstellungen, und das ewig Weibliche drängt sich in die Gedankenwelt mehr ein, als erwünscht ist. Die durch die Continenz hervorgerufenen Beschwerden können indess eine erhebliche Steigerung erfahren und sich zu einer ausgeprägten Neurasthenie entwickeln, wenn während des Festhaltens an der Abstinenz Umstände einwirken, welche die sexuelle Reizbarkeit in der einen oder anderen Weise erhöhen oder die Widerstandsfähigkeit des Nervensystems allgemein herabsetzen. Als solche Umstände müssen hier erwähnt werden: üppige Ernährung bei mehr sitzender Lebensweise, wodurch der Blutzufluss zu den Genitalien und den unteren Rückenparthien vermehrt wird, reichlicher Alkoholgenuss, habituelle Obstipation, Mangel regelmässiger Beschäftigung, Lectüre von Romanen mit sinnlich erregenden Schilderungen und anderen pornographischen Literaturerzeugnissen, Besuche von Tingel-Tangel-Vorstellungen mit den bekannten auf Sinnlichkeit berechneten Darbietungen, anhaltender intimerer Verkehr mit Angehörigen des anderen Geschlechts, wie ihn z. B. ein längerer Bräutigamstand bedingt, endlich ganz besonders die directe sinnliche Erregung ohne Befriedigung (frustrane Erregung) [1].

Andererseits sind verschiedene Umstände geeignet, die durch die Abstinenz bedingten Belästigungen erheblich zu beschränken und selbst ganz zu beseitigen: Meidung sinnlich

---

[1] v. Krafft-Ebing fand unter 114 Fällen von Neurasthenia sexualis 13 mal frustrane Erregung als Ursache (S. 191).

erregenden Umganges jeder Art, schlüpfriger Lectüre und derartiger Schaustellungen, frugale Ernährung, sehr mässiger Genuss und noch besser gänzliche Enthaltung von geistigen Getränken, körperliche Abhärtung und reichliche Bewegung, ganz besonders aber die volle geistige Hingabe an die Anforderungen und Interessen eines Berufes. Zwei französische Autoren, Grimand de Caux und Martin St. Ange glaubten speciell mathematische Studien als ein wirksames Mittel zur Unterdrückung übermässigen sexuellen Dranges empfehlen zu dürfen. Den gleichen Dienst leisten jedoch im Allgemeinen jede intensive und andauernde, das Interesse voll in Anspruch nehmende geistige Beschäftigung und noch mehr regelmässige, anstrengende körperliche Uebungen.

Es lässt sich eben nicht verkennen, dass das Gesetz der Accommodation an gegebene Anforderungen für das Sexualsystem wie für andere Körperorgane gilt. Die Functionsfähigkeit der Nervencentren, Muskeln und Drüsen wird durch ein gewisses Maass von Inanspruchnahme günstig beeinflusst. So wird auch durch einen mässigen geschlechtlichen Verkehr die Thätigkeit der samenbereitenden Organe angeregt, die sexuelle Leistungsfähigkeit unterhalten und gefördert, hiermit aber auch das Bedürfniss geschlechtlichen Verkehrs gesteigert; andererseits wirkt anhaltende Abstinenz im Laufe der Zeit jedenfalls auf die Spermaproduction (trotz zeitweiligen Auftretens häufigerer Pollutionen) und hiermit auf das sexuelle Verlangen, die Libido, beschränkend, soferne nicht geschlechtlich erregende Momente gleichzeitig einen Einfluss in entgegengesetzter Richtung äussern. Desshalb kann es nicht befremden, dass bei jüngeren Männern, welche nach längerer Uebung regelmässigen Geschlechtsverkehres aus irgend welchen Gründen zu gänzlicher Enthaltsamkeit für längere Zeit genöthigt sind, in der ersten Zeit der Entbehrung etwas erheblichere Molesten sich einstellen als bei solchen, die im Zustande anhaltender Abstinenz leben. Indess nehmen diese Belästigungen bei völlig gesunden Männern und zweckmässiger Einrichtung der Lebensweise nie einen ernsteren Character an; sie reduciren sich vielmehr allmählich auf das Niveau der Vorkommnisse bei anhaltender Abstinenz; die Accommodation an die neuen Verhältnisse kann sogar schliesslich, wie eine Beobachtung von

Gyurkovechky [1]) zeigt, zu einer Verringerung der Potenz führen.

Im Vorstehenden habe ich im Wesentlichen meine eigenen Erfahrungen berücksichtigt, welche Männer im Alter von 20—40 Jahren betreffen. Die populären Ansichten über die Vor- und Nachtheile des Verzichtes auf geschlechtlichen Verkehr gehen sehr auseinander. Im alten Rom wurde die sexuelle Abstinenz als ein Erforderniss der athletischen Ausbildung betrachtet; „abstinuit vino venereque", berichtet Horaz vom Wagenkämpfer. Die alten Germanen legten nach den Schilderungen, die uns Tacitus geliefert hat, Gewicht darauf, dass die jungen Leute erst spät zum Liebesgenusse gelangten. Tacitus bringt die inexhausta pubertas seiner germanischen Zeitgenossen mit dieser sera juvenum Venus in Zusammenhang. Diejenigen, welche die geschlechtliche Abstinenz in hygienischer Beziehung schlechterdings für eine Schädlichkeit erachten (und deren Zahl ist gegenwärtig noch eine sehr grosse), berufen sich gerne auf die bekannten Worte Luthers, mit welchen dieser das Bekämpfen des Naturtriebes als Unnatur bezeichnet, oder die Aeusserungen Buddha's über den Geschlechtstrieb. Allein auch die Anschauungen, denen man in den medicinischen Kreisen über den gesundheitlichen Einfluss der sexuellen Abstinenz huldigt, sind noch sehr widersprechend; auf der einen Seite wird andauernde Enthaltsamkeit unter allen Umständen als gesundheitsschädlich, auf der anderen Seite unter allen Umständen als das für den unverheiratheten Mann moralisch und hygienisch Zuträglichste bezeichnet. Von älteren Aerzten, die erstere Anschauung vertreten, ist hier insbesondere Lallemand zu nennen. Eine absolute Keuschheit, bemerkt Lallemand, ist früher oder später selbst jenen schädlich, die sie mit Leichtigkeit ertragen. Spermatorrhoe und Impotenz bilden nach diesem Autor die gewöhnliche und nothwendige Folge der Enthaltsamkeit; bei

---

[1]) Gyurkovechky erwähnt, dass die österreichischen Offiziere, welche den bosnischen Feldzug mitgemacht hatten und nach ihrer Rückkehr in Folge der langen Entbehrung sexueller Genüsse sich zu besonderen geschlechtlichen Leistungen befähigt glaubten, in dieser Hinsicht eine grosse Enttäuschung erlebten; ihre Potenz erwies sich entschieden verringert und erholte sich erst allmählich.

Personen mit sehr energischen Zeugungsorganen soll bei zu langer Ausdauer absoluter Enthaltsamkeit früher oder später der Organismus in eine allgemeine Aufregung gerathen, „die sich auf das Gehirn fortsetzend bis zum erotischen Wahnsinne gehen kann". Von Autoren der Neuzeit stellt Gyurkovechky die Continenz hinsichtlich ihrer schädlichen Wirkungen auf eine Stufe mit den sexuellen Excessen. Hammond spricht von Fällen, in welchen die Abstinenz, in abnormer Weise durch religiöse Gesetze oder durch Aberglauben veranlasst, im Laufe der Zeit zu dauernder Impotenz führt.

Nach v. Schrenk-Notzing kann erzwungene Abstinenz die Willensfreiheit gefährden und zu Satyriasis und Perversitäten des geschlechtlichen Handelns führen. Dieser Autor ist der Ansicht, dass der keusche Jüngling Enthaltsamkeit üben soll, so lange er seine Triebe zu zügeln vermag ohne Nachtheil für seine Gesundheit. „Läuft er aber Gefahr bei zunehmender Mächtigkeit des Triebes der Onanie, der Satyriasis oder einer perversen Bethätigung zum Opfer zu fallen, so ist es Pflicht seiner Erzieher und seines Arztes, die Ausübung des C. zu veranlassen". Freud betrachtet die sexuelle Abstinenz insbesonders bei erheblicher Libido (resp. Mangel sexueller Befriedigung) als eine Ursache der Angstzustände bei Neurasthenischen und Hysterischen (seiner Angstneurose); dieser Auffassung ist jüngst Gattel auf Grund einer Anzahl von Beobachtungen in dem v. Krafft-Ebing'schen Ambulatorium beigetreten.

Dagegen wird von einer Reihe hervorragender englischer Aerzte, Acton, Beale, Paget, Gowers und ebenso von dem schwedischen Arzte Seved Ribbing (Professor an der Universität Lund) mit Entschiedenheit in Abrede gestellt, dass der sexuellen Enthaltsamkeit irgend welche gesundheitsschädliche Folgen zukommen. Ihnen haben sich von deutschen Autoren Hegar, Eulenburg und Fürbinger im Wesentlichen angeschlossen. Hegar, dessen Polemik hauptsächlich gegen die Behauptungen Bebel's in dessen Buch „die Frau und der Socialismus" sich richtet, hält es unter Anderem für durchaus nicht berechtigt, die Nichtbefriedigung des Geschlechtstriebes als causales Moment der Satyriasis und Nymphomanie anzunehmen. Eulenburg bezweifelt es, dass schon irgend Jemand bei sonst vernünftiger Lebensweise durch geschlechtliche Abstinenz allein krank, speciell neurasthenisch oder sexualneurasthenisch geworden ist. Er hält auch die Freud'sche Annahme einer Angstneurose als Folge sexueller Abstinenz für verfehlt. Es lässt sich a priori annehmen, dass, wo sich solche Gegensätze offenbaren, die Wahrheit nicht ausschliesslich auf einer Seite liegt. Zweifellos trifft das, was wir im Obigen von den Folgen der Abstinenz erwähnten, völlig für Gesunde, nicht von Haus aus neuropathisch veranlagte Personen zu. Dass für die Nerven und Geistesgesundheit dieser die Abstinenz keine Gefahren bringt, wird auch von deutschen Irrenärzten (Arndt, Forel, v. Krafft-Ebing) zugegeben. Dagegen trifft das Bemerkte nicht mehr ganz zu für Individuen, welche durch sexuelle Missbräuche ihre geschlechtliche Reizbarkeit erhöht haben (Sexualneurastheniker) und noch weniger für jene neuropathisch Belasteten, welche in Folge ihrer constitutionellen Veranlassung mit einem sehr mächtigen (krankhaft gesteigerten) Sexualtrieb behaftet sind. v. Krafft-Ebing hat zuerst [1]) und jedenfalls mit Recht darauf hingewiesen, dass bei den Belasteten mit krankhaft gesteigertem Sexualtrieb erzwungene Abstinenz ernste Gefahren bezüglich der Entstehung von Nerven- und Geisteskrankheiten herbeiführen und durchaus antihygienisch sein kann. Nach diesem Autor kann hier als Folge der Unterdrückung des mächtigen Triebes ein allgemeiner nervöser Erregungszustand entstehen, aus dem sich bei längerer Andauer schwere Neurosen, Satyriasis (bei Frauen Nymphomanie) unter Umständen selbst Psychosen entwickeln [2]). Das Material für

---

[1]) „Ueber Neurosen und Psychosen durch Abstinenz", Jahrbücher für Psychiatrie, 8. Band 1889, S. 1.

[2]) An anderer Stelle (Psychopathia sexualis, 9. Aufl. S. 49) bemerkt der Autor: „Die Gewalt des Sexualtriebes kann bei ihnen (den Belasteten mit krankhaft gesteigertem Sexualtriebe) zeitweise geradezu die Bedeutung einer organischen Nöthigung gewinnen und die Willensfreiheit ernstlich gefährden. Die Nichtbefriedigung des Dranges kann hier eine wahre Brunst oder eine mit Angstempfindungen einhergehende psychische Situation herbeiführen, in welcher das Individuum dem Triebe erliegt und seine Zurechnungsfähigkeit zweifelhaft wird.

Unterliegt das Individuum nicht seinem mächtigen Drang, so steht es in Gefahr, durch die erzwungene Abstinenz sein Nervensystem im Sinne einer Neurasthenie zu ruiniren oder eine bereits vorhandene bedenklich zu steigern.

derartige Beobachtungen ist indess, wie v. Krafft-Ebing zugibt, ein sehr beschränktes, da in dem Kampfe zwischen Sinnlichkeit und Vernunft die erstere in der Regel Sieger bleibt und der Geschlechtstrieb alle Schranken der Sitte durchbricht oder wenigstens durch Masturbation befriedigt wird.

Ich habe eine Anzahl einschlägiger Fälle beobachtet, über welche ich mit Rücksicht auf die Seltenheit derartiger Beobachtungen hier wenigstens in Kürze berichten will.

Beobachtung 1.

Der Fall betrifft einen Ordensfrater, einen jungen Mann von 26 Jahren, dessen Gebahren im Laufe der Zeit so auffallend geworden war, dass seine Ordensvorgesetzten sich veranlasst sahen, mir denselben behufs ärztlicher Untersuchung zuführen zu lassen. Der Patient, in dessen Gesichtszügen sich ein gewisser Stupor ausprägte und der anfänglich sich sehr verschlossen und wortkarg zeigte, berichtete auf längeres eindringliches Befragen Folgendes. Er ist von bäuerlicher Herkunft und schon sehr jung (mit 18 oder 19 Jahren) ganz aus freiem Antriebe, lediglich einer religiösen Neigung folgend, in das Kloster eingetreten, woselbst er vorzugsweise mit Gartenarbeit beschäftigt wurde. Er hat nie sexuellen Verkehr gepflogen, nie Masturbation geübt. In den ersten Jahren seines klösterlichen Lebens war sein körperliches Befinden und sein Gemüthszustand ganz befriedigend. Seit längerer Zeit drängen sich jedoch in seine Gedankenwelt fortwährend und zwar stetig zunehmend sexuell-sinnliche Vorstellungen, die er als sündhaft erachtet und nach Kräften, aber vergebens, zurückzudrängen sich bemüht. Dieses unaufhörliche Ringen, die sich regenden sinnlichen Begehren zu unterdrücken, und die Seelenqualen, welche das stetig sich erneuernde Vordrängen der sündhaften Gedanken und die vermeintliche Schädigung seines Seelenheiles durch dieselben ihm bereiten, haben allmählich seinen Nervenzustand hochgradig alterirt und tiefe gemüthliche Depression herbeigeführt. Er erschrickt und zittert bei dem geringfügigsten Anlasse, ist zur Arbeit fast unbrauchbar und menschenscheu geworden und meidet sogar den Verkehr mit seinen Ordensbrüdern soweit als möglich. Der Schlaf ist mangelhaft, er kann nur auf einem sehr harten Lager sich der ihn quälenden sinnlichen Vorstellungen einigermaassen erwehren; der Anblick eines weiblichen Wesens versetzt ihn in die höchste Aufregung. Dabei bestehen keine übermässigen Pollutionen. Dieser krankhafte Zustand entwickelte sich trotz nothgedrungen sehr frugaler Lebensweise und reichlicher Beschäftigung im Freien. Ererbte Anlage zu Geisteskrankheiten ist bei dem Patienten nicht erweislich; doch ist derselbe wahrscheinlich von Hause aus nervenschwach. Da es sich um einen Laienbruder handelte, dem die Rückkehr in das weltliche Leben freistand, konnte ich bei dieser Sachlage mich nur dahin aussprechen, dass der

Patient in Folge seiner Constitution sich zur Fortsetzung des klösterlichen Lebens nicht eigne; dem jungen Manne selbst ertheilte ich den Rath, nach seinem Austritte aus dem Kloster eine Verheirathung anzustreben.

Beobachtung 2.

Herr L., 30 Jahre alt, ledig, im subalternen Staatsdienst. Die Mutter des Patienten war melancholisch, starb 74 Jahre alt; der Vater noch lebend und angeblich gesund; 3 Geschwister, von welchen eine Schwester melancholisch. Im Alter von 13 Jahren eine Kopfverletzung durch einen herabfallenden Stein mit folgender Bewusstlosigkeit; seitdem Schmerzen an der betreffenden Kopfstelle (rechtes Seitenwandbein). Vor 8 Jahren, während der Militärdienstzeit, luetische Infection. Masturbation früher viel geübt, jedoch seit mehreren Jahren bereits gänzlich aufgegeben. Vor 2 Jahren Versetzung auf das Land. Seitdem trotz bedeutender Libido völlige sexuelle Abstinenz, theils wegen mangelnder Gelegenheit, theils wegen religiöser Skrupel. Die dienstlichen Verhältnisse nöthigen den Patienten ausserdem zu vielem Alleinsein. Unter dem Einflusse dieser Momente entwickeln sich allmählich hochgradige nervöse Reizbarkeit und gemüthliche Depression mit Angstzuständen, namentlich beim Alleinsein, Kopfschmerzen, Schlafstörung, sexuelle Zwangsvorstellungen, zu welchen sich Nachts bei mangelndem Schlafe öfters erotische Hallucinationen gesellen. **Patient sieht eine nackte Frauengestalt vor sich oder neben sich im Bette**, wodurch seine Aufregung erheblich gesteigert wird. Unter anstaltlicher Behandlung erfolgte allmählich Besserung.

Beobachtung 3.

Herr I. M., Privatier, 43 Jahre alt, seit 19 Jahren verheirathet, Vater von 2 Kindern, ist erblich mütterlicherseits belastet (Mutter epileptisch). In den Kinderjahren Croup, Scharlach und andere Kinderkrankheiten, später keine schwere Erkrankung, auch keine Infection, dagegen Masturbation bis zum 18. Jahre. Seit 4 Jahren leidet Patient an nervösen Beschwerden, deren Auftreten er auf geistige Ueberanstrengung und gemüthliche Erregungen zurückführt, Kreuzschmerzen, Gefühl von Rieseln über den ganzen Körper, Ameisenkriechen an verschiedenen Stellen, grosse Empfindlichkeit für Geräusche etc. In neuerer Zeit macht sich oft ein **Gefühl bemerklich, als ob aus der Mündung der Harnröhre Käfer herauskröchen, oder als wenn die Mündung der Harnröhre sich schliessen und wieder öffnen würde**. Dieses Gefühl tritt namentlich gern auf, wenn sich Patient in Gesellschaft befindet. Oefters stellt sich auch ein Gefühl ein, **als ob das Glied immer kleiner und kleiner würde und sich ganz in den Bauch zurückziehen wollte**, während thatsächlich an dem Gliede nichts Besonderes zu bemerken war. Patient geräth in Aufregung, wenn er nackte weibliche Figuren (Zeichnungen, Gips oder dergl.) sicht; dabei zuckt es durch den Penis, und es tritt mitunter eine geringe schleimige Absonderung auf. Auch förmliche Tagespollutionen sind schon aufgetreten, nächtliche Pollutionen stellen sich alle 3—4 Tage ein.

Patient hat seit 10 Jahren auf jeden geschlechtlichen Verkehr verzichtet und zwar aus Schonung für seine Frau, welche bei dem letzten Kinde eine schwere Entbindung hatte. Diese Abstinenz fällt ihm gegenwärtig angeblich nicht mehr schwer, während sie anfänglich für ihn eine sehr harte Aufgabe bildete.

Beobachtung 4.

34jähriger Volksschullehrer vom Lande, ledig (erblich belastet). Hat bisher nach seiner Versicherung weder sexuellen Verkehr, noch Masturbation aus religiösen Gründen geübt. Seit einer Anzahl von Jahren leidet er an zunehmender sexueller Erregtheit, die sich anfänglich nur in der Schule älteren Schülerinnen gegenüber zeigte, in neuerer Zeit jedoch auch ausserhalb der Schule beim Verkehr mit jüngeren weiblichen Personen jeder Art in so lästiger Weise geltend macht, dass Patient diesen Verkehr möglichst meidet, weil er sich nicht mehr die nöthige Selbstbeherrschung zutraut; allmählich stellten sich unter der Einwirkung dieser sexuellen Hyperaesthesie gemüthliche Verstimmung, Angstzustände Schlafmangel, andauernde Kopfeingenommenheit ein, und diese Beschwerden haben in letzter Zeit so zugenommen, dass Patient um Urlaub nachsuchen musste. Pollutionen nicht abnorm häufig (etwa alle 14 Tage). Dem Patienten wurde zunächst ein Gebirgsaufenthalt und später Verheirathung empfohlen.

Beobachtung 5.

50jähriger Beamter, ledig, erblich belastet; zeigte schon in den Knabenjahren Hang zu sexuellen Phantasien und ergab sich vom 11. oder 12. bis zum 17. Lebensjahre der Masturbation. Er entsagte dem Laster, nachdem er an nervösen Magenbeschwerden erkrankt und von dem Arzte auf das Schädliche seiner Gepflogenheit aufmerksam gemacht worden war. In der Folge stellten sich öfters cerebrasthenische Beschwerden ein, welche ihn jedoch nicht hinderten, seine Studien zu vollenden und später als Beamter seinen Obliegenheiten zu genügen. Sexuellen Verkehr übte er nur selten aus Furcht vor Ansteckung und seit 6 Jahren lebt er in völliger Abstinenz. Seit fast 3 Jahren wird Patient durch sinnliche Vorstellungen belästigt, welche sich in seine Gedanken eindrängen; seine Phantasie malt sich sexuelle Vorgänge, z. B. frühere Beischlafsacte aus und er ist unfähig, sich von diesen Vorstellungen, deren Schädlichkeit er völlig einsieht, loszureissen; seit mehreren Monaten haben die sexuellen Zwangsgedanken so zugenommen, dass ihm das Arbeiten hochgradig erschwert ist und sein ganzes Befinden darunter gelitten hat. Der Kopf ist beständig eingenommen, und diese Eingenommenheit steigert sich bei geistigen Anstrengungen zu ausgesprochenen Kopfschmerzen, die von congestiven Erscheinungen (Hitzegefühlen im Kopf, Schwindel etc.) begleitet sind. Pollutionen treten nur alle 4—6 Wochen auf und bewirken gewöhnlich für kurze Zeit ein Nachlassen des sexuellen Zwangsdenkens. Nach geistigen und körperlichen Anstrengungen öfters Verschleierung des Gesichtes, der Gemüthszustand wechselnd, gewisse Zwangsbefürchtungen, insbesonders Nosophobien (Angst vor Schlaganfällen, vor dem Irrsinnigwerden, Herzleiden, auch Furcht vor Unglücksfällen) machen sich sehr häufig geltend. Der Schlaf ist nur dann leidlich, wenn Patient stundenlang vor dem Zubettgehen geistige Anstrengung und Unterhaltung meidet. Bromgebrauch und später Behandlung in einer Wasserheilanstalt brachte Besserung.

Beobachtung 6.

Ein weiterer Fall meiner Beobachtung, auf dessen Details ich hier nicht näher eingehen kann, betrifft einen in den 50er Jahren stehenden Herrn, bei welchem sich in den 30er Jahren schon in Folge erzwungener Abstinenz eine sexuelle Hyperaesthesie entwickelte, die sich im Laufe der Jahre nicht verminderte und allmählich zu einer hochgradigen Gynäkophobie führte.

Die im Vorstehenden mitgetheilten Fälle bedürfen keines weiteren Commentars. Eine besondere Berücksichtigung erheischt jedoch die Beziehung der sexuellen Abstinenz zu den neurotischen Angstzuständen (den Angstzuständen bei Neurasthenie, Hysterie, Angstneurose in dem von mir angenommenen Sinne). Schon Beard führt unter den Ursachen der krankhaften Furcht bei Neurasthenischen neben sexuellen Excessen langdauernde, qualvolle Enthaltsamkeit mit sexueller Erregung beim männlichen Geschlechte an. Freud und Gattel betrachten ebenfalls die Abstinenz (resp. Retention der Libido), wie wir sahen, als Ursache von Angstzuständen. Auch unter den mit Angstzuständen behafteten meiner Beobachtung sind Abstinente in erheblicher Zahl vertreten. Selbstverständlich darf man aus dem Zusammentreffen von sexueller Abstinenz mit Angstzuständen nicht ohne weiteres auf einen ursächlichen Zusammenhang schliessen. Eine scrupulöse Prüfung meiner Beobachtungen lässt jedoch keinen Zweifel, dass der Abstinenz eine ätiologische Rolle den Angstzuständen gegenüber und zwar bei beiden Geschlechtern thatsächlich zufällt. Unter den von mir behandelten Leidenden mit Angstzuständen befindet sich eine Anzahl, bei welchen, abgesehen von neuropathischer Constitution, keine weitere Ursache der Angstzustände als sexuelle Abstinenz zu ermitteln war. Es seien zum Belege hier nur einige Fälle angeführt.

Beobachtung 7.

Herr R., 32 Jahre alt, ledig, Kaufmann, mit angeborener neuropathischer Veranlagung (von Jugend auf etwas schwächlich, nervös und ängstlich) wurde vor etwa 4 Jahren dahier auf einem grösseren freien Platze plötzlich von Schwindel (Angst) befallen; in der Folge wiederholten sich diese Angstanfälle sowohl hier als beim Aufenthalte in anderen grösseren Städten. insbesonders beim Ueberschreiten von freien Plätzen, seltener beim Ueberschreiten von Strassen. In der Folge traten auch Kopfschmerzen öfters ein, diese haben sich jedoch seit einiger Zeit wieder verloren. Seit längerer Zeit stellen sich Angstzustände auch auswärts beim Uebernachten in Hotels, ferner beim Besuche von Theatern, Concerten, beim Aufenthalt in Restaurants etc. ein. Häufig werden die Angstzustände durch ein Frostgefühl eingeleitet, welches sich über den ganzen Körper ausbreitet und mit Zittern in den Beinen verknüpft ist. Dieses Angstgefühl mit Zittern befällt den Patienten seit mehreren Monaten auch schon, wenn derselbe sich in gewisse Situationen begeben, (z. B. in das Theater gehen, einen wichtigen Besuch machen oder eine Geschäftsreise antreten) will. Patient versichert nie Masturbation getrieben, auch nie geschlechtlichen Verkehr geübt zu haben, und diese Angaben werden auch von nahestehender Seite bestätigt. Die Abstinenz verursacht keine Beschwerden. Von Pollutionen wurde Patient in früherer Zeit ziemlich häufig heimgesucht; seit mehreren Jahren bereits sind dieselben viel seltener geworden.

Beobachtung 8.

Herr X., 42 Jahre alt, ledig, Privatgelehrter, erblich belastet (die Mutter in einer Irrenanstalt gestorben), war nie erheblich krank und hat sich nie geistig überanstrengt. Seit einer Reihe von Jahren wird er von Angstzuständen heimgesucht, wenn er irgend etwas öffentlich, z. B. in einer Vereins-Versammlung zu thun hat, was früher nicht der Fall war. Die Angst bezieht sich nicht auf die Möglichkeit einer Blamage, sondern den Eintritt irgend eines körperlichen Unwohlseins. Im Theater, Concert etc. kann er es nicht aushalten, wenn er nicht einen Platz in der Nähe der Thüre findet. Auch auf der Strasse machen sich mitunter Angstanwandlungen bemerklich, doch gelingt es gewöhnlich dem Patienten, dieselben durch seinen Willen zu überwinden. Patient hat vorzugsweise aus religiösen Motiven überhaupt nur wenig sexuellen Umgang gepflogen, seit einer Reihe von Jahren lebt er völlig abstinent; dabei mangelt es nicht an Libido. Pollutionen, früher häufig, sind seit Jahren bereits selten geworden.

Beobachtung 9.

Herr X., 24 Jahre alt, Medicinstudirender, erblich belastet (der Vater Sonderling, die Mutter nervös) hat Diphtherie, und Typhus vor

Jahren durchgemacht; Masturbation vom 9. bis 15. Lebensjahre häufig und auch noch später geübt. Vor 7 Jahren Gedächtnissschwäche, Zittern in den Händen bei Aufregungen, Schlafmangel. Der Zustand besserte sich, Patient konnte unbehindert seine Studien fortsetzen, er hat vor Kurzem seine Physikatsexamen bestanden. Gegenwärtig glaubt er, dass seine geistige Arbeitskraft vermindert sei; er kann jedoch studiren, ohne dabei rasch zu ermüden, auch das Gedächtnis erweist sich gut. Was ihn besonders belästigt, ist Angst in Gesellschaft von Menschen; diese Angst bezieht sich darauf, dass er glaubt, einen ungünstigen Eindruck zu machen, sich zu blamiren etc.; es ist ihm daher sehr peinlich beobachtet zu werden. Auch Nosophobien (speciell Angst vor Paralyse) suchen ihn zeitweilig heim. Sexuellen Verkehr hat Patient seit mehr als 2 Jahren aufgegeben, obwohl es nicht an Libido fehlt. Pollutionen waren noch vor 1 Jahre häufig, in letzterer Zeit etwa nur alle 2 Monate einmal.

Beobachtung 10.

Der hier folgende Fall ist desshalb von Interesse, weil aus demselben sich ergibt, dass unter Umständen Abstinenz von kurzer Dauer das Auftreten von Angstzuständen begünstigt. Der Fall betrifft einen 46jährigen Lehrer vom Lande, welcher wenigstens seit 15 Jahren schon an neurasthenischen (zum Theil cerebrasthenischen, zum Theil myelasthenischen, doch vorherrschend myelasthenischen) Beschwerden litt, dabei jedoch nie von Angstzuständen oder Erscheinungen, die man als Aequivalente solcher hätte betrachten können, heimgesucht wurde. Der Patient gebrauchte vor einigen Jahren — nicht auf mein Anrathen — längere Zeit eine Kur in Wörrishofen, wobei er, da seine Frau zu Hause blieb, auf den gewohnten ehelichen Verkehr verzichten musste. Die Güsse und anderen ihm verordneten Proceduren bekamen ihm vom Anfange an nicht gut, was ihn jedoch nicht abhielt, die Kur fortzusetzen, da er immer in der Erwartung lebte, dass doch noch ein günstiger Umschwung eintreten müsse. Das Endresultat war, dass die neurasthenischen Beschwerden, wegen welcher er Wörrishofen aufgesucht hatte, schlimmer als früher waren; zu denselben hatten sich jedoch schon während des Aufenthaltes in Wörrishofen noch schwere Angstzustände gesellt, die auch zu Hause, zumal sich der Patient wegen seines verschlimmerten Zustandes anfänglich sehr grosse Beschränkung im ehelichen Verkehre auferlegte, sich nicht sofort, sondern erst nach einiger Zeit wieder verloren.

Beobachtung 11.

Frau X., Professorswittwe, 37 Jahre alt, erblich belastet (war schon als Kind nervös), seit 7 Jahren verwittwet, kinderlos, lebt mit ihrer Mutter in sehr ruhigen, angenehmen Verhältnissen. Patientin hat keine ernstere Erkrankung durchgemacht. Seit mehreren Jahren wird sie von Angstzuständen, vergesellschaftet mit einem Gefühle, als ob sie wanken, umfallen würde, beim Gehen auf der Strasse heimgesucht; die Angst tritt meist schon beim Verlassen des Hauses ein; sie stellt sich aber auch beim Besuche des Theaters, der Kirche etc., mitunter auch in der Wohnung beim Alleinsein ein. Die Patientin leidet ferner häufig an Herzklopfen, womit sich gewöhnlich eine gewisse Erregung (Angst) verknüpft.

Objectiv: Abgesehen von mässiger Struma nichts.

Beobachtung 12.

Frau D., Kaufmannswittwe, 42 Jahre, Mutter von 3 Kindern, erblich in geringem Maasse belastet, jedoch von sehr ruhigem Temperamente, seit 1½ Jahren verwittwet. Patientin war nie ernstlich krank. Seit etwa ½ Jahre leidet sie an Angstzuständen mit Globus adscendens (früher derartiges nie vorhanden). Die Angstzustände treten insbesonders in der Zeit vor und nach den Menses, die ganz regelmässig sich verhalten, seltener in der Zwischenzeit auf. Patientin hat seit Ableben ihres Mannes nicht unerheblich an Gewicht zugenommen (etwa 10 ℔).

Der in Frage stehende ätiologische Einfluss der sexuellen Abstinenz äussert sich nicht nur in den Fällen, in welchen vor dem Verzicht auf geschlechtliche Genüsse kürzere oder längere Zeit sexueller Verkehr gepflogen oder Masturbation in mässiger Weise geübt wurde, sondern auch bei völligem und andauerndem Verzichte auf geschlechtlichen Verkehr sowohl, als auf Befriedigung durch Masturbation (wie in dem angeführten Falle 1). Auch eine erhebliche Beschränkung des sexuellen Verkehrs, welche den vorhandenen sexuellen Bedürfnissen keine Rechnung trägt, erweist sich als ein Umstand, der das Auftreten von Angstzuständen begünstigt. Ich habe mich hievon in einer Reihe von Fällen überzeugt. Bei den an Angstanfällen leidenden Männern, insbesonders bei verheiratheten, stellt sich häufig die Idee ein, dass ihnen sexueller Umgang schaden, oder Enthaltsamkeit in Bezug auf ihr Leiden nützen könnte, was sie gewöhnlich zu mehr oder minder weitgehender Einschränkung des Verkehrs veranlasst. Die erwartete vortheilhafte Wirkung dieser relativen Abstinenz bleibt jedoch in der Regel aus. Unter dem Einflusse derselben nimmt sogar die Intensität und Heftigkeit der Angstzustände oft zu. Bei Frauen ist die relative Abstinenz mitunter eine ganz unfreiwillige; die Folgen sind natürlich die gleichen. Bei mehreren Frauen meiner Beobachtung, welche ältere sexuell wenig leistungsfähige und bedürftige Männer geheirathet hatten, stellten sich schon in den ersten Jahren der Ehe Angstzustände ein.

Was nun die besonderen Umstände anbelangt, unter welchen die Abstinenz zu Angstzuständen führt, so haben meine Nachforschungen Folgendes ergeben: In allen Fällen meiner Beobachtung bestand eine gewisse ererbte oder wenigstens angeborene neuropathische Veranlagung. Bei den Männern waren von vereinzelten Ausnahmen abgesehen nur wenig Pollutionen vorhanden, und in den in Frage stehenden Ausnahmsfällen bestanden neben der Abstinenz Verhältnisse, welche das Auftreten der Angstzustände erklärten. So handelte es sich in einem Falle um einen Studirenden, welcher erblich schwer belastet war, schon in der Jugend an Angstzuständen gelitten hatte und durch die Vorbereitung für das Examen zu bedeutenden geistigen Anstrengungen veranlasst war. In einer grossen Zahl von Fällen wären früher häufigere Pollutionen vorhanden und stellten sich die Angstzustände offenbar erst mit dem Seltenerwerden derselben ein. Meine Erfahrungen stimmen daher bezüglich des Verhaltens der Samenverluste bei den an Angstzuständen leidenden Abstinenten mit denen Freud's in der Hauptsache überein [1]). Was das Verhalten der Libido in den in Betracht kommenden Fällen anbelangt, so war dasselbe kein gleichmässiges; in manchen Fällen wurde die Abstinenz als entschieden lästig empfunden und bestand wenigstens zeitweilig erhebliche Libido, in anderen war diese nur gering und wurde die Abstinenz ohne jede Beschwerde durchgeführt. Auf die Vorgänge, durch welche die sexuelle Abstinenz zu Angstzuständen den Anstoss gibt, werden wir an späterer Stelle näher eingehen [2]).

Wie wir aus Vorstehendem ersehen, ist die Behauptung Lallemand's, dass die Abstinenz unter Umständen die geistige

---

[1]) Wie es scheint, wirkt regelmässige, jedoch nicht zu häufige Wiederkehr von Pollutionen bei Abstinenten dem Auftreten von Angstzuständen entgegen; dies gilt jedoch nicht für übermässig häufige (krankhafte) Pollutionen, wie wir später sehen werden.

[2]) In einem Falle meiner Beobachtung bestanden neben Angstzuständen (vor sittlichem Falle) gewisse Zwangstriebe spec. zu sexuellen Handlungen Kindern gegenüber.

Gesundheit gefährdet, wenigstens nicht ganz aus der Luft gegriffen. Wir dürfen uns daher auch einer Prüfung der Frage nicht entziehen, wie es sich mit den übrigen Störungen verhält, die Lallemand als nothwendige Folgen der Abstinenz bezeichnet. Was zunächst die Spermatorrhoe betrifft, so wird das Auftreten krankhafter Samenverluste in Folge von sexueller Enthaltsamkeit von Fürbringer sehr bezweifelt. Nach Curschmann kommen dagegen derartige Fälle vor, aber äusserst selten und nur bei Zusammentreffen begünstigender Umstände, vor Allem bei allgemeiner constitutioneller oder acquirirter Nervosität und lebhaftem, durch äussere Eindrücke noch besonders genährtem Geschlechtstriebe.

Ich selbst habe von manchen Abstinenten, die der Masturbation zu verdächtigen keinerlei Grund vorlag, wie schon an früherer Stelle angedeutet wurde, Klagen über zeitweiliges häufigeres Auftreten der Pollutionen vernommen, dagegen nur einen Fall von Spermatorrhoe beobachtet, in welchem ein wahrscheinlich nur indirecter Zusammenhang mit der Abstinenz anzunehmen ist.

Beobachtung 13.

Es handelt sich um einen 50 jährigen Herrn, welcher, nachdem er von seinem 18. Lebensjahre an mehrere Jahre hindurch regelmässigen geschlechtlichen Verkehr geübt hatte, aus äusseren Gründen denselben für eine grosse Reihe von Jahren aufgab und dabei die in der ersten Zeit nicht sehr häufig auftretenden Pollutionen als krankhafte Erscheinungen durch äusserst spärliche Ernährung und Uebermaass von Muskelübungen bekämpfen zu müssen glaubte. Als unter diesem unvernünftigen Regime ein neurasthenischer Zustand sich entwickelte und die Pollutionen, statt zu weichen, sich noch vermehrten, bemühte er sich, wenn er Nachts vom Schlafe erwachend das Nahen oder den Beginn einer Pollution bemerkte, dieselbe mit aller Willensanstrengung zu hemmen. Die Pollutionen verringerten sich erst, als der Patient seine Lebensweise änderte und geschlechtlichen Umgang wieder in regelmässiger Weise pflog; allein es machte sich dafür eine Spermatorrhoe bemerklich, die in geringem Maasse auch noch nach Jahren bestand.

Bezüglich der Einwirkung der Abstinenz auf die geschlechtliche Potenz lässt sich wohl nicht bezweifeln, dass diese durch eine bis in die reiferen Jahre fortgesetzte vollkommene Enthaltsamkeit herabgesetzt werden kann; es ist dies eine einfache Folge des Nichtgebrauches der betreffenden Organe. Ob dem Einzelindividuum hierdurch ein wirklicher und nachhaltiger Schaden erwächst, ist jedoch fraglich. Für die Entstehung andauernder völliger Impotenz in Folge von Continenz allein liegen dagegen meines Erachtens keine stichhaltigen Beweise vor. Wenn Hammond in dieser Beziehung z. B. bemerkt, dass in gewissen Sekten die Priester, welche das Cölibat gelobt haben, mit der Zeit frei von jedem sexuellen Hange und impotent werden, so halte ich letztere Annahme für sehr problematisch. Wo Versuche zu sexuellem Verkehre nicht unternommen werden, lässt sich bei im Uebrigen gesunden und in entsprechendem Lebensalter befindlichen Männern ein völliger Verlust der Potenz nicht constatiren. v. Schrenk-Notzing theilt den Fall eines jungen Mannes mit, der schon mit 15 Jahren an übermässigem sexuellen Drange gelitten hatte und später auf energisches Zureden seines Bruders seinen Hang unterdrückt und 5 Jahre vollständige Abstinenz geübt hatte. Als derselbe dann wieder den sexuellen Verkehr aufnehmen wollte, erwies er sich als impotent. Der Fall stand jedoch nicht längere Zeit in Beobachtung, so dass es unentschieden bleibt, ob die Impotenz eine dauernde war. Ich selbst habe nur einen hier in Betracht kommenden Fall beobachtet.

Beobachtung 14.

Ein Anfangs der 30er Jahre stehender Officier, welcher sich immer einer sehr erheblichen Potenz erfreut und von derselben auch ausgiebigen Gebrauch gemacht hatte, verhielt sich in Folge einer Liaison, die er mit einem anständigen Mädchen angeknüpft hatte, mehrere Monate abstinent bei gleichzeitiger erheblicher sexueller Erregung. Die Folge war eine so bedeutende Abnahme der Erectionen, dass der Betreffende gänzlichen Verlust seiner Potenz befürchtete und in eine schwere gemüthliche Depression verfiel, welche natürlich die sexuelle Schwäche verstärkte. Die Potenzstörung verlor sich hier unter geeigneter Behandlung allmählich wieder.

Auf der andern Seite steht fest, dass selbst in den Jahren vorgeschrittene Männer vollständige sexuelle Carenz sehr lange Zeit ertragen können, ohne dadurch ihrer Potenz verlustig zu gehen. Fürbringer erwähnt, dass ihm Greise von 60—65 Jahren bekannt sind, die, nachdem sie ein Jahrzehnt lang abstinent gelebt, den Coitus in normaler Weise zu leisten vermochten. Ich selbst hatte vor mehreren Jahren Gelegenheit, einen Mitte der 50er Jahre stehenden verwittweten Herrn wegen eines hier nicht in Betracht kommenden Zustandes zu untersuchen. Derselbe theilte mir bei Erhebung der Anamnese mit, dass er nach etwa 8 jähriger Ehe in Folge von Erkrankung seiner Frau, an welcher er mit grösster Zärtlichkeit hing, bis zu deren Ableben — 16 Jahre hindurch — weiterem ehelichen Verkehre zu entsagen genöthigt war, dabei jedoch aus Rücksicht für seine Frau und moralischen Gründen, obwohl ihm die Abstinenz schwer fiel, auch auf jede anderweitige Entschädigung verzichtet hatte. Trotzdem fand er, als er, Wittwer geworden, wieder sexuellen Umgang aufsuchte, seine Potenz wohl erhalten; die Wiederaufnahme des sexuellen Verkehrs erwies sich auch für sein Befinden von entschieden günstigem Einflusse.

Wir haben uns im Vorhergehenden hauptsächlich mit den Folgen länger dauernder Abstinenz beschäftigt. Unter gewissen Umständen kann jedoch auch ein durch äussere Verhältnisse veranlasster Verzicht auf sexuellen Umgang schon nach kurzer Frist einen ungünstigen Einfluss auf das Befinden äussern. Verschiedenfach habe ich die Wahrnehmung gemacht, dass bei neurasthenischen Männern und zwar nicht lediglich bei mit sexueller Neurasthenie Behafteten zeitweilige Unterbrechung des gewohnten regelmässigen sexuellen Verkehrs durch Reisen, längeres Unwohlsein der Frau etc., entschieden verschlimmernd auf die vorhandenen Beschwerden wirkte, Steigerung von Rückenschmerzen, Kopfeingenommenheit, Hodenschmerzen (in einzelnen Fällen auch schon nach acht Tagen) nach sich zog. Derartige Fälle sind jedoch nicht sehr häufig und die dabei in Frage stehenden Verschlimmerungen in der Regel von vorübergehender Natur. —

Ueberblicken wir das im Vorstehenden bezüglich der Folgen der Abstinenz bei Männern dargelegte, so müssen wir zunächst zugeben, dass unter gewissen besonderen Umständen die Abstinenz beim Manne zu einer Schädlichkeit für das Nervensystem werden kann; wir müssen jedoch zugleich constatiren, dass im Grossen und Ganzen die aus der sexuellen Enthaltsamkeit resultirenden Beschwerden keineswegs schwerwiegender Art sind und nur selten — man darf wohl sagen ausnahmsweise — hiedurch ernste Störungen auf nervösem und psychischem Gebiete hervorgerufen werden. Der **sexuell normal veranlagte Mann, der seine Widerstandsfähigkeit gegen sinnlich erregende Eindrücke nicht durch sexuellen Missbrauch herabgedrückt hat, kann sogar bei arbeitsamer, hygienisch geregelter Lebensweise die Abstinenz dauernd ohne nennenswerthe Molesten ertragen und sicher fällt die Enthaltsamkeit im Allgemeinen um so leichter, je consequenter dieselbe unter allen Verhältnissen durchgeführt wird.**

Als nächstliegender Ausweg würde sich in Fällen, in welchen durch die Abstinenz anhaltende Belästigungen entstehen, natürlich die Verheirathung empfehlen. Leider ist bei unseren derzeitigen socialen Verhältnissen nur einem geringen Theile der in Frage stehenden Männer die Möglichkeit gegeben, ihren sexuellen Bedürfnissen auf diesem Wege Genüge zu leisten. Wo die Umstände eine Verheirathung nicht gestatten, müssen wir trachten, durch hygienische und therapeutische Maassnahmen die vorhandenen Molesten zu beseitigen oder wenigstens zu beschränken, was in den meisten Fällen gelingen wird. Dagegen müssen wir uns nachdrücklichst gegen die Unbedenklichkeit mancher Aerzte aussprechen, die es mit ihrem medicinischen Gewissen vereinbar finden, junge Menschen auf den Verkehr mit Prostituirten als eine Art Vorbeuge — oder Heilmittel für die aus der Abstinenz resultirenden Molesten zu verweisen.

Mit einer vereinzelten und gelegentlichen sexuellen Befriedigung ist den Bedürfnissen junger Männer nicht abgeholfen; hierdurch wird eher die sexuelle Appetenz gesteigert. Bei der derzeitigen enormen Verbreitung der Syphilis in den Kreisen der Prostituirten aber einem jungen Manne regelmässigen Verkehr mit solchen zu empfehlen, erscheint uns entschieden verwerflich. Die durch die Abstinenz verursachten Störungen sind, wie wir sahen, im Allgemeinen nicht von einer Art, dass wir einen Rath verantworten könnten, der irgend Jemand anhaltend den Gefahren syphilitischer Ansteckung aussetzt. Hierbei kommt noch der Umstand in Betracht, dass die Mittel, welche Männer anwenden können, um die Herbeiführung einer Conception zu verhüten, keineswegs einen genügenden Schutz der Syphilis gegenüber gewähren, da diese bekanntlich ihren Eingang an jeder Körperstelle finden kann.

VI.

Sexuelle Abstinenz und Mangel sexueller Befriedigung beim Weibe.

Ueber die Folgen mangelnden geschlechtlichen Verkehrs bei weiblichen Personen wurden von den alten Aerzten und Philosophen bekanntlich die seltsamsten Fabeln zu Tage gefördert. Der Uterus sollte nach Plato ein Thier sein, das ein glühendes Verlangen nach Schwängerung hegt, und wenn diesem Verlangen längere Zeit nach Entwicklung der Pubertät nicht entsprochen wird, aus Verdruss hierüber den ganzen Körper durchwandert, hiebei die Luftwege verlegt und die Athmung hemmt, dergestalt die grössten Gefahren für das Leben herbeiführend. Die Idee der Wanderung des Uterus in Folge sexueller Nichtbefriedigung erhielt sich durch das Mittelalter bis in die letzten Jahrhunderte und wurde allmählich durch die Anschauung verdrängt, dass sich bei mangelndem sexuellen Verkehre im Uterus eine grössere Ansammlung von (hypothetischem, weiblichem) Samen entwickle, der einem Zersetzungs- und Fäulnissprocesse unterliege und hierdurch eine Art Vergiftung des Körpers bedinge. In dieser Zurückhaltung des Samens (und des Menstrualblutes) erblickte man die Hauptursachen der hysterischen Zufälle. Mit der Erkenntniss, dass im weiblichen Körper keine Samenflüssigkeit producirt wird, musste diese Theorie natürlich hinfällig werden. Die Anschauung, dass die Abstinenz beim weiblichen Geschlechte unter allen Umständen ein den Nerven ungünstiges Moment und eine wichtige Quelle hysterischer Beschwerden bilde, hat sich jedoch in Laienkreisen (und in den Köpfen vereinzelter Aerzte) bis zum heutigen Tage erhalten. Für die Wissenschaft ist dieselbe jedoch seit lange bereits abgethan.

Für die Beurtheilung des Einflusses der absoluten Abstinenz steht beim weiblichen Geschlechte ein viel grösseres Erfahrungsmaterial zur Verfügung als beim männlichen. Unsere derzeitigen socialen Verhältnisse verurtheilen bekanntlich ein sehr grosses Contingent weiblicher Personen zur Ehelosigkeit, deren gesellschaftliche Stellung, Bildung und moralisches Niveau einen illegitimen Verkehr ausschliessen lassen und bei denen zur Annahme unnatürlicher Befriedigung auch keine Veranlassung vorliegt. Soweit meine Wahrnehmungen reichen, ertragen weibliche Personen die Abstinenz im Grossen und Ganzen noch viel leichter als Männer. Es erklärt sich dies aus dem Umstande, den wir an früherer Stelle schon erwähnten, dass die Jungfrau, welche von sexuellen Reizungen jeder Art unberührt bleibt, von einer eigentlichen Libido nichts weiss, was allerdings Neigung zum männlichen Geschlechte — Verliebtheit — nicht ausschliesst, und dass bei vielen Frauen nach Einleitung des ehelichen Verkehrs die Libido auf einer sehr niederen Stufe bleibt.

Allerdings bestehen beim zarten Geschlechte ähnliche Temperamentsunterschiede wie bei den Männern, und es fällt daher der Verzicht auf physischen Liebesgenuss, nachdem derselbe einmal gekostet oder die Libido in anderer Weise wachgerufen wurde, manchen schwer, während viele andere keinerlei ausgesprochenes Verlangen in dieser Hinsicht kennen. Wir müssen auch zugeben, dass durch ungeeignete Lebensweise, übelgewählte Lectüre, Bälle und Theater, unpassende Gesellschaft etc. bei an sich sinnlich veranlagten weiblichen Personen die sexuellen Begehren, nachdem dieselben einmal geweckt sind, eine Steigerung erfahren können, welche bei andauernder erzwungener Abstinenz im Vereine mit anderen, den Nerven schädlichen Momenten neurasthenisch-hysterische Zufälle herbeiführt. Allein dass die Abstinenz an sich bei von Hause aus gesunden, unverheiratheten weiblichen Personen als Krankheitsursache sich wirksam zeigt, hiefür liegt, soweit meine Kenntniss reicht, kein unumstösslicher Beweis vor. Die Zimpferlichkeit und Nervosität alter Jungfern, so vielfach Gegenstand des Spottes, hat ihre Quelle jedenfalls nicht in der Nichtbefriedigung sexueller Bedürfnisse, sonst würden sich diese Eigenthümlichkeiten viel häufiger bei jüngeren Frauenzimmern zeigen, bei denen doch ähnlich wie bei jüngeren Männern die geschlechtlichen Inclinationen sich eher geltend machen. Die Eheschliessung bildet für sehr viele, insbesonders der berufslosen weiblichen Personen das Lebensziel, da dieselbe materielle Versorgung und Befriedigung ideeller Bedürfnisse in sich schliesst, das Ledigbleiben auf der anderen Seite nicht bloss Verzicht auf geschlechtlichen Genuss und die Freuden des Familienlebens, sondern auch Unsicherheit der Lebensstellung für sie bedeutet.

Es ist daher wohl begreiflich, dass die Nichterreichung dieses Zieles häufig genug ein Gefühl der Verbitterung oder wenigstens nachhaltige Verstimmung erzeugt, die einen ungünstigen Einfluss auf das Verhalten des gesammten Nervenapparates äussert. Hierzu kommt der Umstand, dass den alten Jungfern zumeist die geistige Anregung des Familienlebens und hiemit die so nützliche Ablenkung der Aufmerksamkeit von dem eigenen Befinden durch die Fürsorge für andere mangelt.

Anders gestaltet sich die Sachlage bei weiblichen Personen von neuropathischer Disposition mit sehr starkem — krankhaft gesteigerten Sexualtriebe [1]). Die Mehrzahl dieser Personen ergiebt sich, wenn normale sexuelle Befriedigung unmöglich ist, der Masturbation. In den jedenfalls nicht häufigen Fällen dagegen, in welchen dem Triebe zur Selbstbefriedigung andauernd Widerstand geleistet oder das Laster nach kurzer oder längerer Uebung wieder ganz aufgegeben wird, entwickelt sich in Folge der Abstinenz wie bei Männern unter ähnlichen Verhältnissen

---

[1]) In derartigen Fällen begegnet man auch öfters einem abnorm frühzeitigen Auftreten der Libido. Ob dieselbe hier, soweit nicht Verführung vorliegt, in Folge der krankhaften Veranlagung spontan sich geltend macht, was unter normalen Verhältnissen nicht vorkommt, oder durch zufällige äussere Einwirkungen geweckt wird, welche bei normalen Individuen diese Folge nicht haben, muss ich dahingestellt sein lassen.

neben anderen mehr oder minder zahlreichen neurasthenischen Erscheinungen ein gewöhnlich sehr beschwerlicher Zustand sexueller Hyperaesthesie, welcher die Gemüthsverfassung in ungünstigster Weise beeinflusst.

Ehefrauen sind nicht selten durch die Gesundheits- und Potenzverhältnisse ihrer Gatten, mitunter auch durch andere Umstände (Abwesenheit des Gatten, Verkehr desselben mit Maitressen etc.) zu längerer oder dauernder Abstinenz verurtheilt, deren Einfluss auf die Gesundheit in den einzelnen Fällen sich sehr verschiedentlich gestaltet. Ich habe manche Fälle gesehen, in welchen Frauen durch das Zusammenleben mit impotenten Männern keinen Schaden an ihrer Gesundheit erlitten; ähnliche Beobachtungen wurden auch von anderen Aerzten gemacht. In anderen Fällen hinwiederum entwickeln sich unter dem Einflusse der Abstinenz hystero-neurasthenische Zufälle verschiedener Art, sowie Angst- und Verstimmungszustände, letztere insbesonders als Folge zeitweilig auftretenden stärkeren sexuellen Dranges. Ob derartige Störungen eintreten oder ausbleiben, hängt nicht bedinglich von der Constitution der Frau, dem Vorhandensein oder Mangel neuropathischer Veranlagung und dem Maasse der Libido derselben, sondern auch von dem Verhalten des Mannes ab. Eine Frau hat zweifellos viel mehr Aussicht, die ihr auferlegte Abstinenz ohne Nachtheil zu ertragen, wenn sie seitens des impotenten Mannes in sexueller Hinsicht völlig in Ruhe gelassen wird, als wenn sie öfteren sexuellen Erregungen ohne Befriedigung ausgesetzt ist. Auch Wittwen verhalten sich dem ihnen auferlegten Verzichte auf geschlechtlichen Genuss gegenüber verschieden. Bei jüngeren etwas sinnlich angelegten Personen, welche sich längere Zeit hindurch vollständiger sexueller Befriedigung zu erfreuen hatten, kommt es namentlich bei vorhandener neuropathischer Disposition und erheblicher Libido zur Entwicklung hystero-neurasthenischer Affectionen und insbesonders von Angstzuständen, wobei natürlich auch gemüthliche Momente, Kummer über den Verlust des Mannes, über die Aenderung der äusseren Verhältnisse etc. mitspielen mögen. Die grosse Mehrzahl der Wittwen erleidet jedoch durch die Entziehung geschlechtlicher Genüsse keinen auffälligen

Schaden an ihrer Gesundheit. Oft bedingt längere Erkrankung des Mannes schon eine Entwöhnung in Bezug auf sexuelle Befriedigung. Die Fürsorge für die Kinder und den Haushalt, materielle Sorgen und die Pflege gewisser Erinnerungen genügen wenigstens bei sehr vielen, die sinnlichen Regungen entsprechend niederzuhalten. Die Jahre thun das Uebrige, soferne es zu keiner Wiederverheirathung kommt.

Aehnliche Folgen wie die vollständige Abstinenz kann bei neuropathisch disponierten Frauen auch die relative Abstinenz i. e. seltener, dem vorhandenen Bedürfnisse keineswegs entsprechender sexueller Verkehr haben. Insbesonders sind es Angstzustände, die unter diesen Umständen, wie schon an früherer Stelle erwähnt wurde, auftreten; dabei scheint das Verhalten der Menses mitunter eine vermittelnde (oder begünstigende) Rolle zu spielen. Mehrfach fand ich bei Frauen, denen sehr selten sexuelle Befriedigung zu Theil wurde, dass die Menses ausserordentlich spärlich waren und das Befinden zur Zeit derselben eine auffallende Verschlimmerung erfuhr, insbesonders schwere Angstzustände sich einstellten.

Endlich haben wir hier noch des Umstandes zu gedenken, dass beim Weibe vorübergehend sowohl als dauernd die sexuelle Befriedigung trotz sexuellen Verkehrs mangeln kann. In dieser Beziehung befindet sich das Weib in einer entschieden ungünstigeren Lage als der Mann. Bei diesem findet der sexuelle Act, gleichgiltig ob derselbe in vollständig normaler oder abnormer Weise (präcipitirte Ejacul., Congress. interr. etc.) verläuft, durch den Vorgang der Ejaculation einen Abschluss, der mit einer gewissen Entladung der sexuell-nervösen Spannung einhergeht. Beim Weibe findet bei dem in normaler Weise sich abwickelnden Congressus ein ähnlicher Vorgang statt; durch Reizung der sensiblen Nerven der Clitoris und Vagina werden reflectorische Vorgänge im Centrum genitale im Lendenmarke ausgelöst, welche eine transitorische Erection der Portio vaginalis des Uterus und Ausstossung einer aus dem Uterus und den Bartholin'schen Drüsen stammenden Schleimmasse zur Folge haben. Mit letzterem, von einem specifischen Wollustgefühle begleiteten Vorgange gelangt ebenso wie bei der Ejaculation des Mannes, die zur maximalen Höhe gesteigerte sexuell-nervöse Erregung rasch zum Absinken und damit wird auch die Ausgleichung der durch den Act herbeigeführten Hyperaemie der Genitalorgane eingeleitet. Diese reflectorische Action (Orgasmus) mit ihren subjectiven Begleiterscheinungen kann aus verschiedenen Gründen ganz ausbleiben oder nur ungenügend oder zeitweilig eintreten und damit die sexuelle Befriedigung des Weibes mehr oder minder Noth leiden oder gänzlich zum Wegfalle kommen. Mit den in gesundheitlicher Beziehung sehr wichtigen Folgen dieses Missstandes werden wir uns an späterer Stelle (Congress. interr.) befassen. Hier sei nur bemerkt, dass, soweit für die mangelnde Befriedigung des Weibes überhaupt Krankheitszustände in Betracht kommen, die Ursache wohl vorherrschend auf der männlichen Seite und zwar in Potenzmängeln des Gatten (präcipit. Ejaculation), seltener auf Seiten der Frau zu suchen ist; bei letzterer kann in Folge ungünstiger Lagebeziehung der Clitoris zur Vagina, angeborener abnormer nervöser Veranlagung oder von sexuellen Missbräuchen (Masturbation, Excesse im natürlichen geschlechtlichen Verkehr) die Fähigkeit zur Auslösung des Orgasmus vermindert sein oder auch ganz fehlen (Anaphrodisie Eulenburg, Dyspareunie Kisch, sexuelle Anaesthesie). Mangelnde Zuneigung zum Partner des sexuellen Actes scheint auch in manchen Fällen eine Rolle zu spielen. Angeborener gänzlicher Mangel der Fähigkeit zum Orgasmus ist in der Regel mit Mangel der Libido verknüpft und bildet jedenfalls ein selteneres Vorkommniss als die mangelhafte Entwicklung der orgastischen Fähigkeit, die ziemlich verbreitet scheint und sowohl mit geringer als mit erheblicher Libido einhergehen kann. Letzterer Zustand kommt bei Frauen vor, welche im Uebrigen nichts Pathologisches aufweisen. Die Frauen mit angeborener vollständiger sexueller Anaesthesie leiden in der Regel von der sexuellen Nichtbefriedigung in keiner Weise. Ihr Nervensystem ist Schädigungen durch sexuelle Erregungen unzugänglich; die gesundheitlichen Nachtheile mangelnder sexueller Befriedigung, deren wir noch zu gedenken haben, betreffen nur Frauen, welche die Fähigkeit zur Auslösung des Orgasmus, wenn auch nur in sehr geringem Maasse besitzen oder dieselben wenigstens früher besassen; allein auch die Frauen, welche vom Hause aus mit geringer sexueller Empfindlichkeit ausgestattet sind, leiden unter diesem Zustande, wenn dabei keine rege Libido besteht, gewöhnlich durchaus nicht. Sie bescheiden sich mit ihrem kärglich bemessenen Theile an ehelichen Genüssen ohne Klagen, auch ohne nachtheilige Folgen, wenn nicht etwa der Gatte sich über ihre geringe Theilnahme an dem Acte beschwert oder dieselbe als Conceptionshinderniss in Frage kommt.

VII.
Sexuelle Excesse und ähnliche Schädlichkeiten.

Es ist wohl eine uralte medicinische Erfahrung, dass übermässige Hingabe an sexuelle Genüsse Gesundheitsstörungen nach sich zieht. Die ältesten medicinischen Schriftsteller theilen bereits bezügliche Beobachtungen mit, und manche derselben bemühten sich sogar, die Folgen allzueifrigen Venusdienstes in kräftigen Farben zu schildern. Auch der Volksinstinct hat, soweit sich derselbe in der Volkssage ausspricht, die Gefahren treffend gekennzeichnet, welche ein Uebermaass in sinnlicher Liebe für Leib und Seele nach sich zieht. Tannhäuser, der den Venusberg flieht und beim Papste für seine Sünden Ablass sucht, ist ein gebrochener Mann, und sein physisch-psychisches Elend erfährt durch den Umstand keine Milderung, dass er innerlich widerstrebend, lediglich durch die Künste eines dämonischen Weibes gefesselt wurde. Auch für die Neuzeit lässt sich nicht behaupten, dass dieselbe den pathogenetischen Einfluss sexueller Excesse aus den Augen verloren oder gering geschätzt hat. Insbesonders in den Werken über Impotenz und Spermatorrhoe ist denselben die eingehendste Berücksichtigung zu Theil geworden. Trotz alledem müssen wir zugestehen, dass unsere Kenntnisse über die Wirkungen, welche geschlechtliche Ausschweifungen auf das Nervensystem ausüben, noch in mehrfacher Hinsicht lückenhaft sind. Was aber noch auffallender ist, ist der Umstand, dass noch nicht entfernt irgend eine Uebereinstimmung unter den Schriftstellern darüber besteht, was als „sexueller Excess" aufzufassen ist. Von manchen wird als solcher sowohl Uebermaass im natürlichen Geschlechtsgenusse, als excessive Onanie bezeichnet. Dem gegenüber müssen wir hier zunächst bemerken, dass wir als „sexuellen Excess" nur die natürliche, aber übermässige Ausübung des Geschlechtsactes betrachten. Mit dieser Definition ist jedoch das Wesentliche der Sache nicht genügend charakterisirt. Eine bestimmte, etwa in Zahlen ausdrückbare Grenzlinie, wo der mässige Geschlechtsgenuss aufhört und die Ausschweifung beginnt, lässt sich nicht feststellen. Die sexuelle Leistungsfähigkeit unterliegt beim männlichen Geschlechte, wie wir sahen, ausserordentlichen Schwankungen, die durch das Lebensalter, den momentanen Gesundheitszustand, individuelle Anlage und Racenverschiedenheiten bedingt sind. Es hängt wohl mit letzterem Umstande zusammen, dass einzelne Beobachter ein gewisses Maass geschlechtlicher Leistungen bereits als krankhaft bezeichnen, das nach den Erfahrungen anderer noch in die Breite des Physiologischen fällt. So erwähnt Trousseau als eine Neurose der Zeugungsorgane bei Ataktikern eine merkwürdige Fähigkeit, den Beischlaf sehr oft und in sehr kurzer Zeit zu wiederholen; als Beispiele führt er zwei Tabetiker an, von welchen der eine vor seinem Eintritte in das Spital den Beischlaf in einer Nacht 8—9 Mal, der andere binnen 24 Stunden 9—10 Mal ausführen konnte. „Im physiologischen Zustande", bemerkt Trousseau, „finden wir keine solche herkulische Leistungen, und es kann der Zeugungsact weder so schnell, noch so leicht vollzogen werden." Was Trousseau unter physiologischen Verhältnissen für unmöglich hielt, bleibt jedoch noch erheblich hinter den mir bekannt gewordenen geschlechtlichen Leistungen einzelner junger Männer zurück, die sicher zur Zeit der fraglichen Potenzentfaltung sich voller Gesundheit erfreuten und auch Jahre hernach keine nervöse Krankheitserscheinung darboten. Es scheint mir dies darauf hinzuweisen, wofür auch die Bevölkerungsstatistik spricht, dass die germanische Race der französischen an sexuellem Vermögen überlegen ist.

Wenn wir nun auch mit Rücksicht auf die ausserordentlichen Schwankungen der geschlechtlichen Potenz bei den Einzelindividuen in ziffermässiger Weise nicht feststellen können, was als Uebermaas im Geschlechtsverkehre zu erachten ist, so haben wir doch gewisse Kriterien, aus welchen sich ergibt, ob die Grenze des Rathsamen überschritten ist. Als Excess ist nach meinem Dafürhalten jeder Einzelact oder jede Häufung von Acten zu erachten, welche längerdauernde ungünstige Wirkungen irgend welcher Art hinterlässt. Wo der sexuelle Verkehr einem thatsächlichen Bedürfnisse entspricht und in adäquatem Verhältnisse zu dem vorhandenen geschlechtlichen Vermögen und zu den übrigen Leistungen des Körpers steht, dürfen, abgesehen von der vorübergehenden Ermüdung nach dem Acte, unerwünschte Folgeerscheinungen nicht auftreten; das Gesammtbefinden darf hierdurch nicht in ungünstiger Weise verändert werden. Bei Beurtheilung der Folgen sexueller Ausschweifungen müssen wir in erster Linie die Zeitdauer derselben, sodann aber auch Alter und Gesundheitszustand des Individuums in Betracht ziehen.

Excesse in Venere, die sich über eine Anzahl von Tagen und selbst von Wochen erstrecken, werden von jüngeren, völlig gesunden Männern im Allgemeinen ohne bleibenden Nachtheil ertragen. Es lässt sich ja nicht verhehlen, dass wenigstens ein grosser Theil der Neuvermählten sich derartiger Sünden schuldig macht und doch der Arzt selten Gelegenheit hat, sich mit den Folgen derselben zu beschäftigen. Allerdings ist immerhin noch ein Unterschied zwischen den sozusagen bescheidenen Excessen vieler Neuvermählter und dem mitunter ganz sinnlosen, brutalen Venusdienste, dem manche junge Männer im Verkehre mit Halbweltdamen obliegen. Ich habe nach solchen unverantwortlichen Extravaganzen bei einzelnen vordem ganz gesunden jungen Männern hochgradige Erschöpfungszustände des ganzen Nervensystems beobachtet und möchte nicht behaupten, dass sich an derartiges Vorgehen nicht auch ernstere und bleibende Schädigungen des Nervensystems knüpfen können [1]). Bei neuropathisch veranlagten Personen und gleichzeitiger Einwirkung

---

[1]) Wenigstens spricht eine Beobachtung Hammond's dafür. Ein Patient H.'s übte in kaum 8 Stunden 11 Mal den C. aus, wobei nur die ersten 3 Acte eine Emissio seminis zur Folge hatten. Kurz nach dem 11. Male hatte Patient eine epileptischen Anfall und wurde dauernd impotent, indem er niemals mehr eine Erection zu Stande bringen konnte.

anderer Schädlichkeiten — von Trinkexcessen, Aufregungen, geistiger Ueberanstrengung — bilden selbst mässige transitorische Excesse nicht selten den Anstoss zur Entwickelung hartnäckiger und schwerer nervöser Schwächezustände, speciell spinaler Neurasthenien. Da von einer gewissen Altersgrenze — wie wir sahen, vom 36. Lebensjahre an — die Potenz in stetiger Weise abnimmt und zugleich die Fähigkeit des Nervensystems, irgendwie in seinem Bereiche verursachte Störungen auszugleichen, sich stetig verringert, so erweisen sich geschlechtliche Excesse von kurzer Dauer bei Personen, welche das 40. Lebenjahr überschritten haben, relativ viel häufiger von nachtheiliger Wirkung auf das Nervensystem als bei jüngeren Männern. Indess handelt es sich wenigstens bei den noch im mittleren Alter stehenden Personen zumeist nur um Störungen, die in das Gebiet der Neurasthenie gehören.

Viel ernster kann sich die Sachlage bei Leuten gestalten, welche in die senile Periode eingetreten und deren Gehirngefässe durch Atheromatose oder andere Veränderungen brüchig geworden sind. Hier kann der Coitus bekanntlich zu Gefässruptur und Bluterguss in's Gehirn führen. Um Excesse im medicinischen Sinne braucht es sich hiebei nicht immer zu handeln; es ist ohne Weiteres verständlich, dass unter der energischen Verstärkung der Herzaction (von den Stauungsvorgängen ganz abzusehen), welche der Geschlechtsact bedingt, ein Blutschwall nach dem Gehirn dringt, der zerreissliche Gefässe zum Bersten bringt. Je grösser die Anstrengung und Aufregung, die der Act erheischt, um so leichter tritt natürlich dieses Resultat ein.

Allein auch ernstere Zufälle anderer Art können sich an sexuelle Excesse im höheren Lebensalter, und zwar schon nach kurzer Zeit knüpfen. Einen Fall dieser Art habe ich vor nicht sehr langer Zeit beobachtet. Ein Mitte der 60er Jahre stehender Herr heirathete eine etwa um 30 Jahre jüngere Frau, mit welcher er in den ersten vier Wochen nach der Vermählung 7 oder 8 Mal ehelichen Umgang hatte. Schon alsbald nach der Hochzeit stellten sich bei dem Herrn Verdauungsstörungen und Schwindelanfälle ein, hiezu gesellten sich Schwäche und Ohnmachtsanwandlungen, die ihn nöthigten, das Bett zu hüten, das er erst nach mehreren Wochen wieder verlassen konnte. Auch dann zeigte sich noch längere Zeit ein Schwächezustand der Beine, der früher nie vorhanden war.

Sehen wir von den eben erwähnten, mehr exceptionellen Vorkommnissen ab, so erweisen sich im Ganzen die Folgen andauernder, über Monate und Jahre sich erstreckender sexueller Ueberanstrengungen ungleich schwerer und nachhaltiger, als die der transitorischen Extravaganzen. Lebensalter und allgemeiner Gesundheitszustand spielen aber auch hier eine wichtige Rolle. Noch sehr jugendliche, körperlich nicht völlig entwickelte Individuen und solche, welche die Jahre der vollen Manneskraft schon hinter sich haben, werden im Allgemeinen rascher und intensiver geschädigt, als robuste, noch in der Blüte des Lebens stehende Männer. Die Erscheinungen, mit welchen wir es in diesen Fällen zu thun haben, gehen meist zunächst vom Rückenmarke aus: Gefühle von Schwäche in den Beinen, denen anfänglich keine erhebliche Abnahme der Leistungsfähigkeit entspricht, alsbald aber deutliche und auffällige Verringerung der Gehfähigkeit, Gefühle von Unsicherheit, Taubsein und Kälte in den Beinen, Schwäche und dumpfe Schmerzen im Rücken, die durch ihre Hartnäckigkeit sehr lästig werden und oft nach abwärts in die Oberschenkel oder nach vorne in die Samenstranggegend und die Hoden ausstrahlen. Hierzu gesellen sich früher oder später die Erscheinungen der geschlechtlichen Schwäche: erhöhte Reizbarkeit gegenüber sexuell-sinnlichen Eindrücken, häufigere Pollutionen [1]), verfrühte Ejaculation, Abnahme und selbst Verlust der Erectionsfähigkeit (Impotenz).

Ob diese Erscheinungen, wie z. B. Rosenthal annahm, von einer Hyperämie, oder nach Hammond von einer Anämie des Rückenmarkes (speciell des Lendenmarkes) abhängen, will ich dahingestellt sein lassen. Sicher ist, dass die vielen und

---

[1]) Von Gyurkovechky wird das Auftreten häufigerer Pollutionen und von Spermatorrhoe als Folge übermässigen sexuellen Verkehrs allein bestritten, während Fürbringer auf Grund zahlreicher eindeutiger Beobachtungen für deren Vorkommen in Folge sexueller Excesse (ohne Onanie) eintritt. Ich muss nach meinen Beobachtungen, soweit wenigstens die Pollutiones nimiae in Frage sind, die Anschauung Gyurkovechky's ebenfalls als unstichhaltig bezeichnen.

intensiven Erregungen des Rückenmarkes durch Excesse in Venere eine Veränderung in diesem Organe und zwar zunächst in den Lendenmarkscentren herbeiführen, die — nach den Folgen zu schliessen — sich als ein Zustand gesteigerter Reizbarkeit und functioneller Schwäche (reizbare Schwäche) darstellt. Das Wesen der fraglichen Veränderung entzieht sich vorerst noch gänzlich unserer Erkenntniss. Es ist aber jedenfalls von Interesse, dass ich nach Ueberanstrengung der Arme durch Schreiben, Zeichnen, Violin- und Klavierspiel, sowie durch feine Handarbeiten genau dieselben Erscheinungen an den Armen beobachten konnte, wie sie an den Beinen nach Excessen in Venere auftreten. Die sexuelle Ueberreizung wirkt also auf das Lendenmark wie übermässige Inanspruchnahme anderer Rückenmarkspartien durch Ueberanstrengung gewisser Muskelgruppen.

Indess beschränken sich die Folgen des unmässigen Venusdienstes nicht auf das spinale Gebiet. Sehr bald treten neben den Rückenmarks-Symptomen, mitunter auch gleich anfangs, Störungen von Seiten des Gehirns auf: Kopfeingenommenheit, seltener eigentlicher Kopfschmerz, Schwindel, Sehstörungen, Schlafmangel, Angstanwandlungen u. s. w.; hierzu können sich nervöse Functionsstörungen von Seiten des Herzens, des Magens, der Därme und der Blase und Steigerung der Haut- und Sehnenreflexe gesellen. Es entsteht dergestalt das Bild der allgemeinen Neurasthenie, dessen Züge in jedem Einzelfalle variiren, aber auch bei demselben Patienten im Laufe der Zeit erheblich wechseln. Bald sind die Beschwerden von Seiten des Kopfes, bald die von Seiten des Rückens und der Beine, bald die Erscheinungen der nervösen Herzschwäche, bald die der nervösen Dyspepsie im Vordergrunde. Zufällige, oft nicht näher eruirbare Umstände drängen den einen Symptomencomplex zurück, während sie den anderen mehr hervortreten lassen.

Dass anhaltende Unmässigkeit im sexuellen Genusse die vorstehend angeführten Störungen nach sich ziehen kann, hierüber besteht unter den competenten Beobachtern kaum ein Zweifel. Man darf es auch als feststehend erachten, dass der Schaden sich nicht in allen Fällen hierauf beschränkt. Allein wenn wir uns bemühen, die Krankheitszustände genauer zu ermitteln, die sich, abgesehen von der Neurasthenie und ihren Anhängseln (Pollutionen, Spermatorrhoe, Impotenz), an die sexuellen Excesse knüpfen, so stossen wir auf eine Reihe von Schwierigkeiten. Geschlechtliche Ausschweifungen sollen nach zahlreichen Autoren bei Entstehung von Geisteskrankheiten, Epilepsie und manchen organischen Rückenmarksleiden eine Rolle spielen. Daneben fehlt es aber nicht an Stimmen, welche die Excesse in Venere in den betreffenden Fällen schon als Aeusserung eines Krankheitszustandes des Nervensystems betrachten und in den Folgen derselben nur einen circulus vitiosus gegeben sehen. Ausserdem finden wir sehr häufig neben geschlechtlichen Extravaganzen andere Schädlichkeiten wirksam, vor Allem Missbrauch geistiger Getränke, Syphilis, Aufregungen und geistige Ueberanstrengung, körperliche Strapazen. Es ist bei einer solchen Concurrenz von Ursachen jedenfalls sehr schwierig, oft sogar ganz unmöglich auszuscheiden, was dem einen und was dem anderen ätiologischen Momente zur Last fällt.

Betrachten wir zunächst den Einfluss sexueller Excesse auf die Entstehung von Psychosen, so müssen wir constatiren, dass derselbe nach den genaueren Ermittlungen der neueren Zeit in der Aetiologie dieser Erkrankungen nicht die hervorragende Rolle spielt, die man früher demselben zuzuschreiben geneigt war, und jedenfalls hinter dem der Onanie bedeutend zurücksteht.

Nach v. Krafft-Ebing können sich schwere Cerebrasthenien, Senium praecox und schwere Melancholie mit hypochondrischer Färbung unter dem erschöpfenden Einflusse übermässiger Cohabitationen entwickeln. „In der Regel sind aber dabei noch andere Hilfsursachen wirksam." Diese Hilfsmomente sind sicher oft von überwiegendem Einflusse.

Früher wurde von manchen geschlechtliche Unmässigkeit als eine der wichtigsten Ursachen der Paralyse betrachtet. Diese Auffassung hat gegenwärtig kaum mehr Anhänger. Man kann sexuellen Excessen in der Aetiologie der Paralyse nicht mehr als die Bedeutung eines prädisponirenden Momentes zugestehen. In den meisten Fällen, in welchen bei Paralytikern die in Frage stehenden Excesse nachweisbar sind, fallen dieselben übrigens in die Anfangsperiode der Erkrankung und bilden sonach ein Symptom, nicht eine Ursache derselben. Auf der anderen Seite lässt sich aber nicht bezweifeln, dass der durch sexuelle Ueberreizung bedingte neurasthenische Gehirnzustand eine günstige Basis für die Wirksamkeit weiterer Schädlichkeiten, speciell des Alkohols (wahrscheinlich auch der Syphilis), bildet.

Von älteren Beobachtern wurden Excesse in Venere als eine häufige und wichtige Ursache der Epilepsie bezeichnet. Man verglich auch vielfach oder identificirte in gewissem Maasse den Geschlechtsact mit der Epilepsie (Coitus epilepsia parva oder brevis, Caelius Aurelianus, Sennert, Ettmüller u. A.); Boerhave ging noch weiter, indem er geradezu erklärte, coitum esse veram epilepsiam [1]). In neuerer Zeit ist man allgemein in der Taxirung der ätiologischen Rolle sexueller Excesse in Bezug auf die Epilepsie sehr zurückhaltend geworden. Nothnagel bemerkt, dass auch anhaltende und starke Excesse in Venere, wenn je überhaupt, so nur als sehr seltene Ursache der epileptischen Veränderung betrachtet werden dürfen. Von manchen (so in jüngster Zeit von Strümpell und Christian) wird geschlechtlichen Ausschweifungen eine Bedeutung als Ursache der Epilepsie ganz abgesprochen. Halten wir uns an das thatsächlich Festgestellte, so finden wir, dass der erste Coitus bei hereditär veranlagten Personen öfters den ersten Anfall herbeiführte und dass es bei anderen bei jedem Beischlafe oder Versuche hierzu zu einem Anfalle kam, so dass der geschlechtliche Verkehr ganz aufgegeben werden musste. Sicher ist auch, dass häufiger geschlechtlicher Umgang bei Epileptischen die Anfälle vermehrt. Delasiauve bemerkte, dass Kranke, die während ihres Aufenthaltes in Asylen nahezu frei von Anfällen sind, nach dem Verlassen der Anstalt und Wiederaufnahme selbst mässigen sexuellen Verkehrs neuerdings von Anfällen heimgesucht werden, bei Excessen natürlich um so stärker. Ich

---

[1]) Auch einige neuere Autoren (Roubaud, Hammond, Kowalewsky und selbst Féré) wollen eine gewisse Aehnlichkeit zwischen dem C. und dem epileptischen Anfalle finden. Ich kann nur Christian (Epilepsie, Folie épileptique 1890. S. 91) beipflichten, wenn er erklärt: „Rien, absolument rien, à mon sens n'autorise à rapprocher ces deux ordres de faits".

selbst beobachtete einen Patienten mit hereditärer Belastung, bei welchem der erste epileptische Anfall kurze Zeit nach der Verheirathung auftrat. Bei zwei anderen Kranken, die während ihrer ersten Ehe nur an seltenen Anfällen von Petit Mal gelitten hatten, stellten sich alsbald nach ihrer Wiederverheirathung mit einer erheblich jüngeren Frau häufigere und stärkere Krampfanfälle ein. In einem 4. Falle endlich kehrten Anfälle von Petit Mal, die in den Kinderjahren in Folge von Masturbation entstanden, dann aber viele Jahre weggeblieben waren, zurück, nachdem der Patient einige Zeit hindurch mit ungewohntem Eifer seinen ehelichen Pflichten nachgekommen war. Andererseits hatte ich aber Gelegenheit, eine Anzahl Epileptischer zu beobachten, bei welchen sexueller Verkehr sich in Bezug auf Auslösung von Anfällen unwirksam erwies. Nach alledem dürfen wir wohl sagen, dass Excesse in Venere eine bestehende Epilepsie verschlimmern, das latent gewordene Leiden wieder wachrufen, unter Umständen auch die erste Explosion der Krankheit herbeiführen können; ein Beweis dafür, dass dieselben bei nicht veranlagten Personen Epilepsie erzeugen können, liegt jedoch nicht vor[1]).

Für keine Krankheitsgruppe wurde seit alter Zeit mit solcher Bestimmtheit ein ursächlicher Zusammenhang mit sexuellen Excessen behauptet, als für die (organischen) Erkrankungen des Rückenmarkes. Die Grundlage dieser Anschauung bildet unleugbar die Schilderung, welche Hippokrates von der als Rückendarre (Νωτιάς φθίσις) bezeichneten Erkrankung gibt: „Die Rückenschwindsucht entspringt aus dem Rückenmarke. Sie ergreift vornehmlich Unverheirathete und Wollüstlinge. Sie sind ohne Fieber, essen gut, aber sie schwinden dahin. Wenn man sie fragt, so werden sie angeben, dass sie das Gefühl haben, als ob ihnen Ameisen vom Kopfe längs des Rückens herablaufen. Wenn sie uriniren oder zu Stuhl gehen, so verlieren sie viel wässerige Samenflüssigkeit; aber Fruchtbarkeit findet nicht mehr

---

[1]) Auch die oben erwähnte Beobachtung Hammonds kann nicht als Beweis in dieser Beziehung angesehen werden. Es handelte sich hier offenbar um einen vereinzelten Krampfanfall, nicht um eine andauernde epileptische Veränderung.

statt. Im Schlafe haben sie wollüstige Träume. Beim Gehen oder Laufen, besonders beim Berg- oder Treppensteigen, stellt sich Asthma und Schwäche ein, Schwere im Kopf und Sausen in den Ohren. Später werden sie von hitzigem Fieber ergriffen und gehen schwindsüchtig zu Grunde." Dass diese Schilderung dem Bilde der heutzutage als Tabes dorsalis bekannten Erkrankung nicht entspricht, unterliegt wohl keinem Zweifel. Allein die Anschauungen der Aerzte hinsichtlich der Ursachen der Tabes dorsalis wurden noch in den ersten Decennien dieses Jahrhunderts völlig durch die hippokratische Lehre von der Rückendarre beherrscht. Sexuelle Excesse und Onanie galten als häufigste Veranlassung der Rückenmarksschwindsucht und anderer Rückenmarksleiden. Johannes Müller, der berühmte Physiologe, bezeichnete die Tabes als eine nur von Ausschweifungen herrührende Krankheit. Schon Niemeyer wandte sich mit Nachdruck gegen diese Behauptung und wies auf die ungerechtfertigten Verdächtigungen hin, denen hierdurch so manche bedauernswerthe Rückenmarkskranke ausgesetzt würden. Schultze konnte sogar unter 46 Fällen von Tabes nur bei einem sexuelle Ausschweifungen als Ursache finden.

In den letzten Decennien hat sich die grosse Mehrzahl der Beobachter hinsichtlich der Bedeutung geschlechtlicher Unmässigkeit als einer Ursache organischer Rückenmarkskrankheiten und speciell der Tabes zu einer der früher herrschenden ganz entgegengesetzten Anschauung bekannt. Eine Reihe von Autoren (Beard, Curschmann, Seligmüller, Gowers, Hirth, Leyden, Goldscheider) gesteht den sexuellen Excessen in der Aetiologie der Tabes entweder überhaupt keine Bedeutung, oder nur die eines prädisponirenden Momentes zu. Nach Raymond scheinen Excesse in Venere ähnlich Erkältungen, Ueberanstrengungen und Traumen mitunter eine Gelegenheitsursache zur Entwickelung der Tabes bei durch hereditäre Belastung Disponirten zu bilden. Erb fand, dass unter 271 Tabesfällen seiner Beobachtung nur bei 15,8 % sexuelle Excesse zugestanden wurden. Er hält diese Excesse für ein entschieden wirksames Moment in Bezug auf die Verursachung von Tabes, doch fast ausschliesslich bei luetisch Inficirten. Nur in drei Fällen seiner

Beobachtung bildeten sexuelle Excesse die einzig nachweisbare Schädlichkeit. Wenn dagegen ein amerikanischer Beobachter Neftel in seinen sämmtlichen Tabesfällen allzureichliche Bethätigung des Geschlechtstriebes constatiren konnte, so handelt es sich hier wohl um eine Zufälligkeit des Materiales, die nicht weiter in Betracht kommen kann.

Meine eigenen Erfahrungen sprechen zwar nicht dafür, dass bei der Verursachung organischer Rückenmarkskrankheiten Excesse in Venere eine hervorragende Rolle spielen, sie gestatten mir aber auch nicht, diese Excesse in fraglicher Beziehung für ganz belanglos anzusehen. Wir müssen zunächst berücksichtigen, dass andauernde geschlechtliche Ausschweifungen nicht so häufig sind, als wohl viele glauben mögen; es hängt dies damit zusammen, dass die Natur selbst für eine Art von Hemmvorrichtung gesorgt hat, welche den zu sexueller Misswirthschaft Geneigten in gewissem Maasse gegen fortgesetzte Selbstschädigung schützt. Auf die Uebersättigung mit sexuellen Genüssen folgt bei dem Gesunden naturgemäss die Erschöpfung und damit ein zeitweiliges erhebliches Sinken (wenn nicht Erlöschen) der Libido wie der Potenz, wodurch das Individuum von weiterer Kraftvergeudung vor seiner Wiedererholung abgehalten wird, soferne nicht äussere Anreize die sexuelle Appetenz anfachen [1]). Bei dieser Sachlage erscheint es mir immerhin beachtenswerth, dass unter den von mir beobachteten Tabetikern sich eine gewisse, allerdings beschränkte Anzahl von solchen befindet, welche andauernd sich geschlechtlichen Excessen hingegeben hatten und zwar lange Zeit vor dem Auftreten der ersten Krankheitserscheinungen, so dass das Verhalten der Betreffenden in sexueller Beziehung nicht als Aeusserung der Erkrankung betrachtet werden kann. Manche dieser Patienten hatten selbst den Eindruck, dass ihr lockeres Leben nicht ganz ohne Zusammenhang mit ihrer Erkrankung sei, und dieser Annahme konnte ich mich ebenfalls nicht entziehen. Was dieselbe noch erheblich stützt, ist der

---

[1]) Die Fälle, in welchen auf ein Uebermaass sexueller Leistung keine entsprechend nachhaltige Minderung der geschlechtlichen Appetenz erfolgt, sind meines Erachtens durchgehends pathologischer Natur.

Umstand, dass die Mehrzahl der betreffenden Leidenden durch ihren Beruf genöthigt war, viel auf den Beinen zu sein (Agenten), und es bei denselben auch an mancherlei geschäftlichen Aufregungen nicht fehlte. Es ist wohl nicht zu bezweifeln, dass unter dem Einflusse geschlechtlicher Excesse das Rückenmark namentlich bei solchen Individuen leiden muss, die nicht in der Lage sind, in der Zwischenzeit dem erschöpften Organe die nöthige Ruhe zu gönnen. Andererseits muss ich aber zugestehen, dass meine Beobachtungen keinen stricten Beweis dafür liefern, dass geschlechtliche Unmässigkeit ohne Mitwirkung anderer Schädlichkeiten bei ursprünglich gesunden Personen Tabes hervorzurufen vermag. Das Gleiche gilt für andere organische Rückenmarkskrankheiten, speciell die chronische Myelitis. Ich beobachtete unter einer immerhin ansehnlichen Zahl von Fällen letzterer Erkrankung nur einen einzigen (schwere Myelitis transversa), in welchem sexuelle Ausschweifung sicher vorhanden und ein anderes ätiologisches Moment nicht zu eruiren war, woraus jedoch noch nicht gefolgert werden darf, dass erstere die alleinige Ursache der Erkrankung war. Im Allgemeinen scheinen mir daher sexuelle Excesse eher der Entwicklung der Tabes als irgend einer anderen organischen Rückenmarkserkrankung Vorschub zu leisten [1]).

In ähnlicher Weise wie übermässige Häufigkeit geschlechtlichen Umganges können auch bei mässigem sexuellen Verkehre gewisse denselben begleitende oder demselben folgende Umstände nachtheilig werden. Die Schädlichkeit des Coitus in statione ist fast allgemein zugegeben.

Schon ältere Autoren (Sanctorius, Morgagni, Tissot) haben auf dieselbe aufmerksam gemacht. Tissot und Ollivier d'Angers berichten über Fälle, in welchen Lähmung der

---

[1]) Mehrere Beobachter (Oran, Oppenheimer, Diemer) wollten auch die progressive Muskelatrophie in ursächlichen Zusammenhang mit geschlechtlichen Excessen bringen. Eine meiner Beobachtungen von spinaler progressiver Muskelatrophie liesse sich zu Gunsten dieser Auffassung verwerthen. Doch kann es sich jedenfalls nur darum handeln, dass die durch die geschlechtlichen Vorgänge erschöpften Rückenmarkscentren der Einwirkung anderer Schädlichkeiten gegenüber der Widerstandsfähigkeit ermangeln.

Beine im Gefolge gewohnheitsmässiger Uebung des geschlechtlichen Verkehrs im Stehen eintrat. Carré führte sexuelle Excesse, insbesonders solche, die im Stehen begangen werden, als Ursache der Tabes (Ataxie locomotrice) an; nach der Meinung dieses Autors sollen hiedurch Congestionen des Rückenmarkes (erstes Stadium der Tabes) herbeigeführt werden. Hammond erwähnt, dass er wiederholt ernste Folgen von der beständigen Uebung der Cohabitation in der erwähnten Stellung sah. Ein ältlicher Herr seiner Beobachtung, der längere Zeit der in Frage stehenden Art des sexuellen Verkehrs gehuldigt hatte, wurde bei dieser Gelegenheit von einem heftigen Tremor in beiden Beinen ergriffen, der zwei Tage anhielt, nach welcher Zeit Lähmung der Beine und Impotenz sich bemerklich machte. Die Lähmung besserte sich bedeutend, während die Impotenz verblieb. Ein anderer Patient, der an den Coitus in statione nicht gewöhnt war, wurde nach demselben von einer Ohnmacht befallen, an welche sich partielle Lähmung beider Beine und Incontinentia urinae anschloss. Die Lähmung der Beine verlor sich in wenigen Wochen, der Sphincter vesicae war noch nach 5 Jahren geschwächt. Wenn ich meine eigenen Erfahrungen berücksichtige, so verhalten sich manche jüngere Männer wenigstens auffällig resistent gegen die Schädlichkeit des in Frage stehenden Vorgehens, während andere schon nach Kurzem dasselbe büssen müssen. Indess handelt es sich hiebei gewöhnlich nur um Erscheinungen spinaler Neurasthenie.

Sexueller Umgang nach dem Essen wird ebenfalls von den älteren Aerzten als schädlich bezeichnet. Féré erwähnt, dass bei manchen Personen der Beischlaf nach der Mahlzeit eine Erschöpfung der Magenthätigkeit und Verdauungsstörungen herbeiführt.

Körperliche Anstrengungen unmittelbar nach dem Actus erweisen sich ebenfalls häufig von entschieden ungünstiger Wirkung. Curschmann erwähnt eines jüngeren kräftigen Mannes, der Jahre lang ohne Nachtheil für seine Gesundheit 4 mal wöchentlich mit seiner Geliebten Umgang hatte; als diese jedoch eine entferntere Wohnung bezog und der Betreffende genöthigt war, einen Weg von einer Stunde nach dem Acte zurückzulegen, wurde er alsbald von sehr angreifenden Nacht- und Tagespollutionen heimgesucht. Vereinzelte ähnliche Beobachtungen habe ich ebenfalls gemacht.

Manche Männer besitzen die Fähigkeit, den Eintritt der Ejaculation beim Copulationsacte willkürlich hinauszuschieben und dadurch den Act nach Belieben zu verlängern. Namentlich bei der Uebung des Congr. interr. wird von dieser Kunstfertigkeit Gebrauch gemacht und hiedurch die nachtheilige Wirkung dieser Art des Congr. gesteigert. Allein auch bei normaler Beendigung des Actes muss die übermässige Ausdehnung desselben als ein den Nerven schädliches Moment bezeichnet werden.

Unstreitig wird das Nervensystem des Weibes durch den Geschlechtsact weniger nachhaltig ergriffen, als das des Mannes. Man darf hier nur auf das naheliegende Verhalten der öffentlichen Frauenzimmer hinweisen. Es mag sein, dass das Nervensystem dieser etwas robuster veranlagt ist, als das der durchschnittlichen weiblichen Person und dass speciell die Nerven der Sexualsphäre bei denselben eine Abstumpfung der Empfindung aufweisen. Allein dies zugestanden, verbleibt es immerhin bemerkenswerth, dass bei diesen Geschöpfen Fälle nervöser Ueberreizung in Folge von Ausübung ihres Gewerbes sehr selten vorkommen, und wo sich neurasthenische oder hysterische Zustände bei denselben finden, zumeist andere Ursachen im Spiele sind. Auch bei gesunden Frauen, die nicht der Venus vulgivaga huldigen, ist häufig wiederholter geschlechtlicher Verkehr, soferne derselbe in ganz normaler Weise statthat, im Allgemeinen ohne jeden nachtheiligen Einfluss. Das Verhalten des Mannes und der Frau contrastirt in diesem Punkte in manchen Fällen in sehr auffälliger Weise. Ich habe mehrfach Gelegenheit gehabt, junge Ehepaare zu sehen, wobei der Gatte in Folge des Eifers, mit welchem er der Erfüllung seiner ehelichen Pflichten oblag, in seinem Allgemeinbefinden und Nervenzustande in beklagenswerther Weise heruntergekommen war, während die Gattin zugenommen hatte und fortdauernd der besten Gesundheit sich erfreute.

Indess bleibt auch bei Frauen Uebermass im sexuellen Verkehr nicht immer ohne nachtheilige Folgen für das Nervensystem. Mitunter kommt es dadurch ähnlich wie beim Manne zu einer Erschöpfung der genitalen Lendenmarkscentren, in Folge welcher beim Geschlechtsacte der Orgasmus sich schwerer und in geringerem Maasse einstellt oder auch ganz ausbleibt. Diese mangelhafte Befriedigung oder Nichtbefriedigung kann, wie aus meinen Beobachtungen sich ergibt, zur Entwickelung von Angstzuständen führen oder dieselbe begünstigen. Hammond berichtet, dass er in zwei Fällen Lähmung beider Beine bei Frauen beobachtete, die in einer Nacht sich übermässig oft dem sexuellen Genusse hingegeben hatten, und ausserdem sehr häufig Spinalirritation und andere nervöse Störungen als Folgeerscheinungen der gleichen Ursache sah. Bei der von Hammond erwähnten Lähmung der Beine dürfte es sich lediglich um Symptome eines hochgradigen spinalen Erschöpfungszustandes oder hysterische Erscheinungen gehandelt haben. Für das Vorkommen organischer Erkrankungen des Nervensystems im Gefolge sexueller Excesse beim Weibe liegen keinerlei stichhaltige Beweise vor.

VIII.

Onanie.

Unter den verschiedenen Uebeln, deren Quelle der Geschlechtstrieb bildet, ist unstreitig das verbreiteste und verderblichste: die Onanie; wir verstehen unter letzterer jede künstlich, nicht vermittelst geschlechtlichen Verkehres geschehende Herbeiführung der normaler Weise an die Cohabitation sich knüpfenden nervösen Erregungen und Empfindungen. Die in Rede stehende Art sexueller Befriedigung ist nicht, wie von verschiedenen Seiten behauptet wird, lediglich ein Ausfluss der modernen Cultur oder eine Theilerscheinung der sogenannten modernen Sittenverderbniss. Das Uebel beschränkt sich gegenwärtig auch keineswegs auf die civilisirten Nationen; es hat bei halbwilden Völkerschaften, selbst bei auf der niedersten Stufe menschlicher Cultur stehenden Wilden Eingang gefunden. Auch bei Thieren wird dasselbe beobachtet. Affen sind bekanntlich der Masturbation in sehr hohem Maasse ergeben, und es ist kein seltenes Vorkommniss, dass solche in unfreiem Zustande ihren onanistischen Neigungen in einem Maasse fröhnen, dass sie an den Folgen zu Grunde gehen. Auch bei Pferden, insbesonders Rassepferden und Hunden begegnet man nicht selten onanistischen Acten.

Im classischen Alterthume scheint die Selbstbefriedigung allerdings weniger in Uebung gewesen zu sein; dieser Umstand ist jedoch keineswegs auf einen höheren moral standard jener Zeit, sondern wesentlich darauf zurückzuführen, dass Päderastie und reichlichere Gelegenheit zur natürlichen Befriedigung der sexuellen Bedürfnisse die Veranlassungen zur Masturbation minderten. Die Frage, ob letztere in der Gegenwart bei den Culturvölkern eine grössere Ausbreitung erlangt hat als in früheren Jahrhunderten, ist nicht mit voller Bestimmtheit zu beantworten. Sicher ist, dass das Uebel derzeit eine ungeheure Verbreitung in allen Schichten der Bevölkerung, namentlich in den Städten erreicht hat. Wenn wir neben dieser Thatsache die unverkennbare Zunahme der Nervenkrankheiten, speciell der Neurasthenie in den letzten Decennien, die Steigerung der Concurrenz auf allen Erwerbsgebieten und die dadurch bedingte Erschwerung und Verzögerung der Verehelichung für zahllose Individuen berücksichtigen, so dürfen wir jedenfalls eher auf eine Zunahme denn eine Verringerung des Uebels schliessen.

Wie übel es jedoch auch mit der Verbreitung der Masturbation gegenwärtig stehen mag, so schlimm ist es nach meinen Erfahrungen keineswegs, wie es die Uebertreibungen mancher Autoren erscheinen lassen. O. Berger z. B. bemerkte vor Jahren (1876), „die Masturbation ist eine so verbreitete Manipulation, dass von 100 jungen Männern und Mädchen 99 sich zeitweilig damit abgeben und der Hundertste, wie ich zu sagen pflege, der reine Mensch, die Wahrheit verheimlicht". In Berger's Fussstapfen sind jüngst Mc. Clanahan und Rohleder getreten. Ersterer Autor ist der Ansicht, dass fast alle männlichen Individuen einmal der Masturbation ergeben waren. Nach Rohleder onaniren mindestens 95% aller Menschen zur Zeit der Pubertätsentwicklung und in den nächst folgenden Jahren. „Fast jedes Kind wird während der Schulzeit von dem Laster angesteckt." Diese und ähnliche Behauptungen sind in gar keiner Weise begründet und charakterisiren sich als auf Sensation berechnete Uebertreibungen, wie sich leicht zeigen lässt. Die Erfahrungen des Einzelnen mögen bezüglich des Vorkommens der Onanie unter der Jugend beider Geschlechter noch so ausgedehnt und noch so ungünstig sein, sie können immer nur einen sehr beschränkten Kreis betreffen und lassen daher absolut keine Verallgemeinerung zu. Wenn ich, der ich auf eine mehr als zwei Decennien umfassende ärztliche Thätigkeit in München zurückblicken kann, auch durch den Schul- resp. Gymnasiumbesuch meiner Kinder sowie durch den Verkehr mit Lehrern und Lehrerinnen an Volks- und Mittelschulen und mit Collegen viele Aufschlüsse über das Verhalten der hiesigen Jugend erhalten habe, wenn ich ein bestimmtes, in Procenten auszudrückendes Urtheil über die Verbreitung der Onanie unter der hiesigen Jugend im Alter bis zu 18 Jahren abgeben sollte, so würde ich mich hiezu ausser Stande sehen. Um wie viel weniger ist irgend Jemand in der Lage, die Verbreitung der Onanie in dem in Frage stehenden Alter ganz allgemein für Stadt und Land, auch nur für irgend eine Provinz Deutschlands (von weiteren Gebieten ganz abzusehen) abzuschätzen; hiefür fehlt jegliche thatsächliche Grundlage, und die Angaben verschiedener Beobachter über ihre

Erfahrungen an diesem oder jenem Orte, so interessant sie im Einzelnen sein mögen, haben nicht die geringste Geltung für irgend eine andere Gegend. Meine eigenen, an verschiedenen Orten, nicht lediglich in München gesammelten Erfahrungen und die Aufklärungen, die ich von zahlreichen Patienten aus den verschiedensten Gegenden Deutschlands und ausserdeutschen Ländern erhalten habe, will ich hier nur dahin resümiren, dass nach denselben die oben angeführten Behauptungen Rohleders, soweit sie sich auf das männliche Geschlecht beziehen, schon jedenfalls eine sehr bedeutende, soweit sie das weibliche Geschlecht berühren, dagegen eine geradezu ungeheuerliche Uebertreibung in sich schliessen. Soweit stimmen meine Erfahrungen mit denen verschiedener Beobachter überein, dass in den Pensionaten, insbesonders den Knabenpensionaten und Seminarien die Onanie infolge des Einflusses einzelner verderbter Schüler auf ihre Mitschüler häufig arg grassirt, dagegen ist mir kein Fall bekannt geworden, dass ausserhalb eines Internats unter den Schülern oder Schülerinnen irgend einer Klasse einer Volks- oder Mittelschule hier oder andernorts die Onanie eine grössere Verbreitung erlangte. Was Schiller, H. Cohn, Rohleder u. A. über Onanieepidemien an einzelnen Gymnasien mittheilen, halte ich für mehr exceptionelle Vorkommnisse, die durch bessere Ueberwachung der Schüler leicht hätten vermieden werden können.

Die ärztliche Beurtheilung der Onanie und ihrer Folgen hat im Laufe der Jahre manche Wandlungen erfahren und zeigt noch heutzutage erhebliche Abweichungen. Bekannt ist das düstere Gemälde, das Tissot von den Folgen geheimer Sünden entwarf, und die ebenfalls noch sehr mit Uebertreibungen behaftete Darstellung Lallemands in dessen Werke über die unwillkürlichen Samenverluste (3. Theil). Diese Arbeiten bildeten die Hauptfundgrube für jene zahlreichen populären Schriften (der persönliche Schutz, die Selbstbewahrung, der Jugendspiegel etc.), deren unheilvollen Einfluss auf die Gemüthsstimmung der ohnedies zum Pessimismus sehr neigenden Gewohnheitsonanisten wir noch jetzt häufig genug zu constatiren in der Lage sind. Indess dürfen wir nicht übersehen, dass die ältere wissenschaftliche Medicin in dieser Hinsicht nicht viel weniger auf dem Kerbholze hat. In den Werken über specielle Pathologie, Nerven- und Geisteskrankheiten aus der ersten Hälfte dieses Jahrhunderts finden wir noch fast überall die Folgen der Onanie in höchst kritikloser und übertriebener Weise geschildert. So bemerkt von Hoven in seinem „Versuche über die Nervenkrankheiten" 1813, nachdem er die zerrüttende

Einwirkung sexueller Excesse auf das Nervensystem geschildert: „Aber die fürchterlichen Folgen dieser Schwäche und Erschöpfung der Nervenkräfte, Epilepsie, Katalepsie, Blödsinn etc., zeigen sich vorzüglich nur bei den Onanisten. Die meisten Epileptischen, Kataleptischen, Blödsinnigen, ja selbst die meisten Wahnsinnigen waren, wie die Geschichte der Irrenhäuser lehrt, in ihrer Jugend Onanisten, und wenn nichts beweist, wie sehr dieses Laster das Nervensystem angreift, so beweist es die schlimmste aller Nervenkrankheiten, die Rückendarre (tabes dorsalis), eine Krankheit, wodurch die Natur dasselbe noch strenger bestraft, als die Unzucht durch die Lustseuche". Ellis [1]) führte auf Onanie die Mehrzahl aller in öffentlichen Irrenanstalten behandelten Fälle zurück, und noch bei Canstatt [2]) finden wir dieses Uebel als die bei Weitem häufigste, alle übrigen ätiologischen Momente in den Schatten stellende Ursache der Tabes dorsalis erwähnt. Erst die genauere Kenntniss der Symptomatologie der organischen Rückenmarkskrankheiten und der verschiedenen nervösen Schwächezustände, welche uns die letzten Decennien brachten, führte zu einer sachgemässen Beurtheilung der Folgen der Masturbation. Es unterliegt für uns heutzutage keinem Zweifel, dass das Schreckbild der Tabes, das unsere Vorgänger den eingefleischten Onanisten vorhielten, nicht auf thatsächlicher Beobachtung, sondern auf einer Verwechselung schwerer spinaler Erschöpfungszustände mit Tabes beruhte. Von den neueren Autoren (Christian, Leyden, Erb, Rosenthal, Beard, Hammod, Curschmann, Fürbringer, v. Krafft-Ebing u. A.) wird allgemein die Entstehung spinaler Neurasthenie als Folge von Onanie zugegeben. Für eine Verursachung von Tabes durch excessive Masturbation sind dagegen von keiner Seite stichhaltige Beweise beigebracht worden [3]). Auch die Rolle,

---

[1]) Ellis, traité de l'aliénation, trad. p. Archambault, Paris 1840, p. 133.

[2]) Canstatt, Handbuch der medicinischen Klinik, 3. Band, I. Abth. 1843, S. 202.

[3]) Auch eine von Hammond mitgetheilte an sich sehr bemerkenswerthe Beobachtung ist durchaus nicht einwandfrei. Ein junger Mann gab sich während einer Orgie in einem Bordell etwa neun Mal in einer Stunde dem Onan fälschlicherweise zugeschriebenen Laster hin, wobei nur die ersten 3 Male Ejaculation

welche man der Selbstbefriedigung bei der Entstehung von Psychosen früher zuschrieb, ist durch die neueren Ermittelungen gewaltig eingeschränkt worden. Man ist auch in dieser Hinsicht früher offenbar häufig dem Irrthum unterlegen, dass man als Ursache der Erkrankung ansah, was bereits Symptom derselben war.

Der Akt der Selbstbefriedigung wird von männlichen sowohl als weiblichen Individuen auf sehr verschiedene Weise geübt und man kann nach der Art der dabei hauptsächlich einwirkenden Reize zwei Formen der Masturbation unterscheiden: a) eine peripher-mechanische, b) eine psychische (geistige, Gedankenonanie).

a) Die peripher-mechanische Onanie.

Der sexuelle Orgasmus wird hier ausschliesslich oder hauptsächlich durch mechanische, auf die Haut, resp. Schleimhäute der Genitalien einwirkende Reize ausgelöst. Die gewöhnlichste Art dieser Onanieform und der Onanie überhaupt und zwar bei beiden Geschlechtern ist die manuelle, auf deren Details wir nicht weiter einzugehen brauchen. Auch bei der mutuellen Form der Onanie, wie sie vorzugsweise von Conträrsexualen geübt wird, handelt es sich gewöhnlich um die manuelle Art der Procedur. Von Frauen werden zum Zwecke masturbatorischer Reizung auch die verschiedensten und sonderbarsten Gegenstände von weicher und harter Beschaffenheit in die Vagina eingeführt, wodurch dann auch öfters entzündliche Processe im Genitaltract hervorgerufen werden. Manche weibliche Personen erreichen die Selbstbefriedigung, indem sie durch reibende, drückende Bewegungen der Oberschenkel gegen einander auf die Clitoris einwirken. Ungleich seltener werden Fremdkörper zum Behufe onanister Reizung von Frauen in die Harnröhre eingeführt und noch seltener von Männern. Dass letzteres Vor-

---

eintrat. Am nächsten Morgen hatte er bereits Incontinentia urinae, und allmählich entwickelte sich eine Tabes. Meines Erachtens ist ein so ungewöhnlicher und sinnloser Excess nur bei einem krankhaften Zustande erklärlich, und so halte ich es für das Wahrscheinlichere, dass bei dem Betreffenden bereits beginnende Tabes vorlag, als er sich die erwähnte Unbill zufügte.

gehen wegen der Möglichkeit, dass die eingeführten Fremdkörper in die Harnblase gelangen, besonders gefährlich ist, liegt nahe. Bei Erwachsenen, die Kenntniss von sexuellen Dingen haben, wird der masturbatorische Act wohl zumeist von sexuell-sinnlichen Vorstellungen (erotischen Bildern) begleitet, welche als unterstützendes Moment bei der Auslösung des Orgasmus betheiligt sind.

b) Psychische Onanie [1]).

Bei dieser Form der Masturbation wird der Orgasmus lediglich durch centrale Reize — Vorstellungen — ohne Mitwirkung irgend welcher Manipulationen an den Genitalien ausgelöst. Die in dieser Richtung wirksamen Vorstellungen sind zumeist Phantasievorstellungen lasciven Inhalts oder Erinnerungen an sexuelle Erlebnisse, bei welchen der Masturbant absichtlich verweilt und auf welche er seine ganze Aufmerksamkeit concentrirt; nur dadurch erlangen diese Vorstellungen die Intensität, dass sie, ähnlich den erotischen Traumvorstellungen, Orgasmus herbeiführen. In manchen Fällen wird der Anblick weiblicher Personen zur Anknüpfung der entsprechenden sexuellen Phantasien (einer ideellen Cohabitation) benützt. Im Vergleich zur peripher-mechanischen (insbesondere der manuellen) Form der Masturbation ist die rein psychische eine Rarität und zwar aus dem einfachen Grunde, weil dieselbe seitens der Practicirenden Eigenthümlichkeiten auf nervösem und psychischem Gebiete erheischt, die sich nicht allzu häufig finden. Die psychische Onanie erfordert auf geistigem Gebiete eine grosse Lebhaftigkeit der Phantasie und die Fähigkeit, die Aufmerksamkeit ganz und gar auf das Phantasiegebiet zu concentriren, dadurch allein können die auslösenden sinnlichen Vorstellungen die nöthige Lebhaftigkeit erlangen; die Wirksamkeit derselben setzt jedoch noch einen Zustand sexueller Schwäche, eine abnorme Erreg-

---

[1]) Die Ausdrücke „psychische Onanie", „Gedankenonanie" werden in verschiedenem Sinne gebraucht. Man versteht darunter nicht lediglich die Herbeiführung des sexuellen Orgasmus durch Vorstellungen, sondern auch die Neigung des Vorstellens, fortwährend auf sexuelle Dinge abzuschweifen, sich lascive Bilder auszumalen und bei solchen mit Behagen zu verweilen.

barkeit des Ejaculationscentrums im Lendenmarke voraus; ohne diese würden Vorstellungen des Wachbewusstseins nie genügen, den Orgasmus auszulösen. Die Gedankenonanie kann als erster und einziger Modus der Selbstbefriedigung geübt werden[1]; ich habe zwei Fälle dieser Art beobachtet. In der Mehrzahl der Fälle geht jedoch, wie es scheint, derselben manuelle Masturbation vorher und wird erst durch diese die Basis zur Ausführung rein psychisch-onanistischer Acte geschaffen (die oben erwähnte sexuelle Schwäche).

Wenn man die Schädlichkeit der verschiedenen Arten der Masturbation für die Psyche und das Nervensystem taxiren will, muss man die geistige zweifellos als die an sich schlimmste erklären. Ihre grössere Schädlichkeit wird viel weniger dadurch bedingt, dass bei derselben wegen der nothwendigen Erhitzung der Phantasie wahrscheinlich ein grösserer Verbrauch von Nervenkräften statt hat, als bei anderen Arten der Masturbation, als durch andere Umstände. Es ist begreiflich, dass das häufige Sichausmalen sexueller Vorgänge oder sinnlich erregender Bilder und die absichtliche Steigerung solcher Bilder zur grössten Lebhaftigkeit dem sexuell-sinnlichen Elemente im Vorstellen eine ganz aussergewöhnliche Reproductionstendenz verleiht, in Folge welcher beim Denken fortwährend ein Abschweifen auf das sexuelle Gebiet sich bemerklich macht und jede ernstere geistige Arbeit hochgradig erschwert wird. Wir werden auf diesen Punkt an späterer Stelle zurückkommen. Es ist ferner ohne Weiteres begreiflich, dass bei einem Menschen, welcher es dahin gebracht hat, dass er durch reine Phantasievorstellungen willkürlich Ejaculationen herbeizuführen vermag, solche auch unwillkürlich durch zufällig einwirkende sinnliche Eindrücke ausgelöst werden, also auch Tagespollutionen auftreten und bei Coitusversuchen es zu präcipitirter Ejaculation kommt. Diese Erscheinungen figuriren auch als Folgezustände der gewöhnlichen (manuellen) Art der

---

[1] Rohleder bezweifelt, aber jedenfalls mit Unrecht, das primäre Vorkommen der psychischen Onanie. „Ganz abnorm selten, bemerkt er, oder richtiger überhaupt nicht, gibt es Neurastheniker, die von Anfang ihres Lasters an der geistigen Onanie fröhnten."

Onanie, doch finden wir sie hier nicht als gewissermassen nothwendige Folge, wie bei der psychischen Onanie, sondern lediglich abhängig von excessiver onanistischer Thätigkeit.

Die Onanie wird unstreitig in der grossen Mehrzahl der Fälle von Gesunden geübt und kann bei diesen, soferne es sich um eine unnatürliche oder besser gesagt, abnorme Art sexueller Befriedigung handelt, je nach dem Maasse der Uebung nur als Verirrung oder Laster angesehen werden. In einer nicht geringen Anzahl von Fällen steht die masturbatorische Thätigkeit jedoch in ursächlichem Zusammenhange mit einem vorhandenen Krankheitszustande. Zunächst kommen hier örtliche Veränderungen an den Genitalien in Betracht, die an sich unbedeutend sein mögen (Ekzem, Prurigo, Phimosis mit consecutiver Smegmaanhäufung, Vulvitis bei jungen Mädchen, Oxyuris), aber, indem sie öftere Berührungen der Genitalien veranlassen, namentlich bei Kindern oft zur Masturbation führen. Bei Erwachsenen und namentlich beim weiblichen Geschlechte bildet auch der Pruritus genitalium eine häufige Veranlassung zur Masturbation. Wir begegnen dieser Affection bei jungen sowohl als bei älteren weiblichen Personen, doch vorwaltend nach dem 40. Lebensjahre und die grossen mit dem Leiden an sich zumeist verknüpften Beschwerden erfahren durch die onanistischen Acte, zu welchen der fortwährende Juckreiz den Anstoss gibt, gewöhnlich eine erhebliche Zunahme. Unter den Ursachen des Pruritus figurirt aber namentlich bei Mädchen nicht selten die Masturbation, und es ist begreiflich, dass in diesen Fällen der Hang zur Selbstbefriedigung und die sexuelle Erregtheit durch den Juckreiz bedeutend gesteigert wird.

Sehr häufig müssen abnorme Zustände des Nervensystems als Ursache oder wenigstens prädisponirende Momente in Anspruch genommen werden. Vor Allem ist hier die angeborene reizbare Schwäche des Nervensystems — die neuropathische Disposition — zu nennen, die für sich bestehen, aber auch mit allgemeiner constitutioneller Schwäche einhergehen kann. Soweit meine Erfahrung reicht, ist in der Mehrzahl der Fälle, in welchen Onanie bereits in den Knabenjahren lange vor der Pubertätsentwicklung getrieben wird, die neuropathische Disposition vorhanden;

das Gleiche gilt für die Fälle, in welchen ältere Knaben bereits in excessiver Weise der Masturbation sich ergeben. Den nächsten Anstoss zur Entwicklung des Uebels mögen auch hier äussere Einflüsse, schlechtes Beispiel von Mitschülern, zufällige Einwirkungen auf die Genitalien etc. geben. Es ist hier eine Beobachtung von Interesse, deren Kenntniss ich einem befreundeten Herrn verdanke. Derselbe, früher Director einer Correctionsanstalt für jugendliche Verbrecher, theilte mir mit, dass unter diesen zumeist noch im Knabenalter stehenden Criminellen die Masturbation in einer wahrhaft erschreckenden Weise verbreitet sei und von einzelnen bis zum Abgange blutiger Entleerungen betrieben werde. Unter den jugendlichen Verbrechern befinden sich aber erfahrungsgemäss viele erblich belastete, degenerirte Individuen. Schon Trousseau erwähnt, dass unter den mit Spermatorrhoe und Impotenz Behafteten häufig solche sich finden, die von geistes- oder nervenkranken Eltern stammen, sohin hereditär neuropathisch belastet sind, als Kinder an nächtlichem Bettpissen und später an übermässigen Pollutionen litten oder der Onanie excessiv huldigten. Letztere ist in diesen Fällen nach Trousseau ebenso von einem abnormen Zustande der Innervation abhängig, wie das nächtliche Bettpissen und die Pollutionen. Christian hält die habituelle (chronische) Masturbation überhaupt für Symptom einer bereits bestehenden nervösen Störung. Einer ähnlichen Auffassung begegnen wir auch bei anderen Irrenärzten, so bei Kräpelin, der sich dahin äusserte, dass sexuelle Excesse und Onanie nur dort sehr erhebliche Dimensionen annehmen und nur dort einen wirklich verderblichen Einfluss auszuüben vermögen, wo sie auf bereits prädisponirtem Boden erwachsen sind, bei Forel, nach dessen Ansicht bei weitaus den meisten Fällen, wo sich die Onanie mit nervösen Symptomen combinirt, sie nicht Ursache, sondern Mitsymptom ist. Auch Oppenheim ist der Ansicht, dass der Hang zur Masturbation vielfach Symptom einer neuropathischen Diathese ist, und er hält es für nicht zweifelhaft, dass dieser Hang auch direct vererbt werden kann.

Es lässt sich nun allerdings nicht leugnen, dass die excessive Masturbation sich besonders häufig bei neuro- und psychopathisch Belasteten (den Déséquilibrés und Dégénerés der Franzosen) findet, doch beschränken sich die onanistischen Ausschreitungen nach meinen Erfahrungen nicht auf solche Individuen. Auch ursprünglich gesunde und von gesunden Eltern stammende junge Leute können allgemach tiefer und tiefer in den Sumpf der Masturbation sich hineinarbeiten, und auf der anderen Seite muss betont werden, dass die neuropathische Belastung nicht nothwendig und regelmässig zur Onanie führt, sondern nur in jenen Fällen, in welchen als Theilerscheinungen derselben gewisse Anomalien auf nervösem und psychischem Gebiete bestehen. Am häufigsten spielt die Rolle des ursächlichen Momentes ein ererbter übermässiger (abnorm mächtiger) Sexualtrieb. **Einem solchen begegnen wir jedoch weder überhaupt bei allen erblich neuropathisch Disponirten, noch bei allen erblich belasteten Onanisten**[1]. Bei einem ansehnlichen Theile dieser hängen die onanistischen Gewohnheiten mit einer ererbten Willensschwäche zusammen, auf Grund welcher dieselben, nachdem einmal durch irgend welche Einwirkung der Anstoss zur Masturbation gegeben wurde, nicht mehr im Stande sind, von der Uebung derselben sich los zu reissen. In sehr seltenen Fällen endlich macht sich bei Belasteten periodisch ein Zwangstrieb zur Onanie geltend, der so mächtig zur Befriedigung drängen kann, dass das Individuum selbst alle Rücksicht auf seine momentane Umgebung und die etwaigen Folgen seines Vorgehens bei Seite lässt. In Anbetracht der Seltenheit dieser Fälle will ich zwei Beobachtungen dieser Art hier folgen lassen, von welchen die eine um so mehr Interesse beansprucht, als dieselbe einen im Greisenalter stehenden Mann betrifft.

Beobachtung 15.

Herr X., 33 Jahre alt, den gebildeten Ständen angehörig, seit 11 Jahren verheirathet, Vater eines gesunden Kindes, ist erblich von

---

[1] Wenn Rohleder behauptet, es sei eine wissenschaftlich wie praktisch festgestellte Erfahrungsthatsache, dass nervös belastete Individuen auch für gewöhnlich eine erhöhte Libido sexualis zeigen, so ist dies entschieden unrichtig; weder die Wissenschaft, noch die Praxis weiss etwas von einer derartigen Erfahrungsthatsache; die nervös belasteten weiblichen Personen z. B. zeigen ungemein viel häufiger in sexueller Beziehung Frigidität als erhöhte Libido.

beiden Seiten belastet. Sein Vater war nervenleidend und von sehr hitzigem Temperament, mehrere Geschwister seiner Mutter starben in Irrenanstalten, auch seine Grossmutter mütterlicherseits war vor ihrem Tode geisteskrank. Pat. hat mit 10 Jahren einen Typhus durchgemacht, mit 16 Jahren erlitt er durch einen Sprung von Stockwerkshöhe, wobei er bewusstlos liegen blieb, eine Gehirnerschütterung, und vor 8 Jahren wurde er mit Lues inficirt. Patient ist seit vielen Jahren der Onanie ergeben und setzte diese Gewohnheit auch nach seiner Verheirathung fort, obwohl er an der Befriedigung seiner sexuellen Bedürfnisse durch den ehelichen Verkehr in keiner Weise gehindert ist. Es machte sich bei ihm auch bei regelmässiger Ausübung des Congressus bis in die jüngste Zeit der Drang zur Masturbation zeitweilig in überaus mächtiger Weise geltend. Mitunter überfällt ihn der onanistische Impuls sogar mit solcher Gewalt, dass er demselben sofort, ohne Rücksicht auf die augenblickliche Umgebung und die etwaigen Folgen nachgeben muss; diese Anwandlungen sind von Kopfschmerzen, Zusammenschnüren im Halse, Herzklopfen und lebhaften Angstgefühlen begleitet. Pat. ist durch seinen Zwangstrieb auch bereits in gerichtliche Fatalitäten gerathen. Ausserdem leidet er in Folge seiner onanistischen Excesse an einer Reihe neurasthenischer Beschwerden, Kopfschmerzen, Schwindel, Kreuzschmerzen, Ziehen in den Beinen etc. In diesem Falle äusserte hypnotische Behandlung einen sehr günstigen Einfluss, doch blieb der Patient nicht lange genug in Beobachtung, dass ein dauernder Erfolg constatirt werden konnte.

Beobachtung 16.

Herr ....., Privatier, 69 Jahre alt, ist erblich von mütterlicher Seite belastet. Seine Mutter litt an periodischer Melancholie und Anthropophobie; Patient hat ausser einer Lungenentzündung vor vielen Jahren keine schwere Erkrankung durchgemacht. Mit 30 Jahren übte er zum ersten Male Masturbation und befriedigte dann etwa 20 Jahre auf diesem Wege seine geschlechtlichen Bedürfnisse, ohne dabei besondere Excesse zu begehen. Mit 50 Jahren hatte er zum ersten Male geschlechtlichen Verkehr, mit 51 Jahren verheirathete er sich. Er vertrug sich jedoch mit seiner Frau nicht und liess sich desshalb nach einigen Jahren von derselben scheiden. In der Folge ergab er sich wieder der Masturbation und konnte von dieser sich auch nicht losmachen, als er in die 60er Jahre kam und mit Rücksicht auf sein Alter und die möglichen gesundheitlichen Nachtheile ernsthaft gegen seine onanistische Neigung anzukämpfen versuchte. Bromkali längere Zeit gebraucht und eine Wasserkur hatten keinen Erfolg. Noch gegenwärtig im 69. Lebensjahre macht sich periodisch, etwa alle 11—12 Tage der Drang zur Masturbation mit solcher Vehemenz geltend, dass Patient trotz aller Bemühungen demselben in der Regel unterliegt.

Wir begegnen ferner dem Hange zu excessiver Onanie bei Zuständen ausgesprochener Geistesstörung, insbesonders bei

Maniakalischen, ferner bei Idioten, Schwachsinnigen und Epileptischen. Bei letzteren werden masturbatorische Acte als Theilerscheinung von Anfällen (psychischen Aequivalenten) beobachtet[1]). Bei den auf tiefster Stufe stehenden Idioten bildet die Masturbation einen rein automatischen Act, eine Art Tic, wie Sollier bemerkt, der mit dem Geschlechtstrieb nichts zu thun hat. Das Gleiche gilt für die Onanie der Kinder in den ersten Lebensjahren. Dann ist auch nicht in Abrede zu stellen, dass bei geistig normalen Erwachsenen und älteren Kindern in Folge zufälliger Umstände (Juckreiz an den Genitalien insbesondere) Masturbation unbewusst im Schlafe ausgeübt werden kann. Hiebei erfolgt bei männlichen Individuen wenigstens gewöhnlich in den letzten Momenten des Actes das Erwachen. Fürbringer erwähnt eines würdigen verheiratheten Verwaltungsbeamten, der im deutsch-französischen Kriege der Onanie im Schlafe verfiel und ausser Stande war, der Gewohnheit zu entsagen. Ich selbst beobachtete nur einen hiehergehörigen Fall bei einer sehr achtbaren und völlig glaubwürdigen unverheiratheten Dame in den 30er Jahren. Dieselbe war sehr peinlich berührt von dem Umstande, dass sie zur Zeit der Menses öfters ihre Finger des Morgens mit Blut verunreinigt fand. Der Ernst, mit welchem sie gegen die Wiederholung derartiger Vorkommnisse vorging — sie schaffte sich eine sackartige Umhüllung für den Unterleib und die Beine an, welche jede Berührung der Genitalien ausschloss — zeugt zur Genüge dafür, dass hier lediglich unbewusste Manipulationen vorlagen.

Endlich haben wir hier noch des Umstandes zu gedenken, dass bei Frauen eine nicht seltene Ursache der Masturbation Mangel der sexuellen Befriedigung bei ehelichem Verkehr bildet. Dieser kann, wie wir schon an früherer Stelle sahen, durch sehr verschiedene Umstände bedingt sein, solche die auf Seiten des Mannes liegen (Congr. interr., praec. Ejacul.), wie solche, welche

---

[1]) Die Zustände psychischer Erregung, in welchen ein ganz ausserordentlich gesteigerter Sexualtrieb das hervorstechendste Symptom bildet und zumeist zu excessiver Masturbation führt — Satyriasis beim Manne und Nymphomanie beim Weibe — bilden nach v. Krafft-Ebing immer Theilerscheinungen einer allgemeinen Psychose (Manie, hallucinatorischer Wahnsinn?).

die Frau selbst betreffen. Ist der Act beim Manne bereits beendet, während die Frau noch in der Phase zunehmender sexueller Erregung sich befindet, so ist dies für ihr Befinden in der nächsten Zeit meist nicht ganz gleichgiltig. Die sexuelle Erregung, welche keine Entladung findet, kann durch ihre Andauer den Schlaf stören, zu Kopf- und Rückenschmerzen, allgemeinem Unbehagen etc. führen. Es ist daher begreiflich, dass die Frauen nicht selten durch manuelle oder sonstige Frictionen den Abschluss herbeizuführen suchen, den ihnen der Coitus nicht gewährt; mitunter hilft auch der Ehegatte manuell nach.

Betrachten wir die Folgen der Onanie für das Nervensystem des Näheren, so zeigt sich, dass dieselben von verschiedenen Umständen beeinflusst werden. Zunächst kommt auch hier das Lebensalter in Betracht. Es ist an sich naheliegend, dass das verschiedene Verhalten des Nervensystems in den verschiedenen Lebensepochen für den Effect der onanistischen Reizungen mit bestimmend ist. So sehen wir, dass bei Kindern in Folge der grösseren Erregbarkeit des unentwickelten Nervensystems die Masturbation Erscheinungen herbeiführt, die sie bei Erwachsenen nicht verursacht. Aber auch bei Kindern gestalten sich die Wirkungen der Masturbation einigermassen verschieden, je nachdem dieselbe früher oder später geübt wird. Eine Anzahl neuerer Autoren (Steiner, Jacobi, Hirschsprung, Fleischmann, Curschmann u. A.) bezeugt, dass schon in den ersten Lebensjahren bei Knaben sowohl als Mädchen keineswegs selten Vorgänge beobachtet werden, die unverkennbar in das Gebiet der Masturbation gehören. Jacobi betont, dass alle Umstände, welche direct oder indirect eine Reizung der Nerven des Urogenitalapparates bedingen, geeignet sind, bei jungen Kindern Masturbation zu veranlassen. Als solche Umstände sind besonders oft juckende Ausschläge an den Geschlechtstheilen und in deren Umgebung und Verengerung der Vorhaut (bei Mädchen Oxyuren) wirksam, Momente, auf welche wir bereits hingewiesen haben. Hirschsprung erwähnt als weitere häufige Ursachen Saugen an den Fingern, Lippen und Zehen (Ludeln, Wonne saugen), Reibung verschiedener Körpertheile aneinander, worauf bereits von Steiner und Lindner die Aufmerksamkeit gelenkt worden war, und Stuhlverstopfung. Als prädisponirendes Moment liegt, wie auch Hirschsprung erwähnt, in vielen Fällen zweifellos angeborene erhöhte Reizbarkeit des Nervensystems vor. Mit den Folgen der Masturbation in der Kindheit beschäftigte sich bereits Lallemand, der auch hierbei seiner Neigung zur Uebertreibung keine Zügel anlegte. „So jung die Kinder auch sein mögen", bemerkt dieser Autor, „so magern sie stets in „Folge der Masturbation ab, werden blass, wunderlich, mürrisch, „zornig, ihr Schlaf ist kurz, unruhig, unterbrochen; sie verfallen „in den completesten Marasmus, und können selbst unterliegen, „wenn man sie nicht ihrer schädlichen Leidenschaft entzieht. „Fälle solcher Art sind allgemein bekannt; und ich brauche sie „deshalb nicht anzuführen.

„Analoge Symptome manifestiren sich bei Erwachsenen, „sie haben ungefähr denselben Verlauf und können zu dem näm- „lichen Ende führen. Allein bei den Kindern beobachtet man „zugleich mehr oder weniger bedeutende Nervenzufälle, was nicht „leicht bei solchen der Fall ist, die nach der Pubertätszeit Mastur- „bation treiben, jedenfalls nicht in so hohem Grade. Nerven- „zufälle obiger Art sind spasmodische Contractionen, örtliche „oder allgemeine Convulsionen, Eklampsie, Epilepsie, und eine „Art mit Contractur der Glieder begleiteter Paralyse. Solche „spasmodische Erscheinungen habe ich bei allen Kindern ge- „sehen, die ich zu beobachten Gelegenheit hatte, und die Schrift- „steller sind voll ähnlicher Fälle." —

Den spasmodischen Charakter der Symptome in Folge Missbrauches der Geschlechtstheile in der Kindheit betont Lallemand auch an anderer Stelle. Zur Beseitigung der Masturbation bei Kindern empfiehlt Lallemand ein Mittel, das heutzutage nicht viele Verehrer [1]) finden dürfte, das Einlegen eines elastischen Katheters, um eine Entzündung in der Harnröhre hervorzurufen, wodurch die Berührung der Geschlechtstheile sehr

---

[1]) Soviel ich ersehen kann, empfiehlt von neueren Autoren nur Ultzmann (Eulenburg's Realencyclopädie, Art. Onanie) ein ähnliches Mittel gegen Onanie bei Kindern, nämlich die Einführung von Metallsonden in die Harnröhre. Fürbringer bemerkt bezüglich dieses Verfahrens, dass dasselbe kaum je von Nutzen ist.

schmerzhaft gemacht werden soll. Jacobi, welcher die Wirkungen der Onanie im jugendlichen Alter etwas nüchterner beurtheilt als Lallemand, sah im Gefolge derselben bei Kindern Migräne und heftige Trigeminusneuralgien, Erscheinungen von Spinalirritation, Gelenkneurosen, hysterischen Husten und in vereinzelten Fällen auch Lähmungen auftreten. Ich selbst beobachtete mehrfach bei der Masturbation ergebenen Kindern im Alter von 7—10 Jahren Zustände von hochgradiger allgemeiner Nervosität, Schlafstörung, Angstanfälle und Zurückbleiben der geistigen Entwicklung; in einem Falle kam es zu Anfällen von Petit Mal, die mit dem Aussetzen der üblen Gewohnheit schwanden. Ich muss indess hier betonen, dass nach den Mittheilungen, die mir zahlreiche Patienten über in ihren Knabenjahren geübte Onanie machten, diese Verirrung, wenn in bescheidenen Grenzen verbleibend, wenigstens bei älteren von Hause aus gesunden Knaben meist nicht zu auffälligen Störungen von Seiten des Nervensystems führt. Wo sich solche in der späteren Kindheit bei mässiger Masturbation bereits einstellen, liegt gewöhnlich neuropathische Disposition oder allgemeine constitutionelle Schwäche vor. Im Allgemeinen nähert sich die Masturbation der Jahre unmittelbar vor der Pubertätsentwicklung in ihren Folgen dem bei Jünglingen unter den gleichen Verhältnissen Beobachteten. Nur dürfen wir nicht ausser Acht lassen, dass die vor der Mannbarkeit begonnene Selbstbefriedigung auch bei Mangel unmittelbarer ungünstiger Folgen noch leichter und entschiedener als die in späteren Jahren geübte eine Schwäche des Nervensystems begründet, die sich noch lange Zeit nach Aufgabe der üblen Gewohnheit documentiren kann, wenn die Anforderungen des Berufes höher gespannt werden oder der Kampf ums Dasein mit seinen Sorgen und Aufregungen den Nerven zusetzt.

Nächst dem Lebensalter ist die Frequenz der masturbatorischen Acte hinsichtlich der Folgen von grösstem Belang. Es verhält sich hier ähnlich wie beim normalen sexuellen Verkehr. Der an sich unschädliche Einzelact kann durch seine Häufung selbst bei ursprünglich völlig gesunden Personen erhebliche Störungen hervorrufen. Da die Onanie weder an die Mitwirkung, noch an die Zustimmung einer zweiten Person gebunden ist, ja, wie vielfache Erfahrungen zeigen, ihre Bethätigung nicht einmal eine gewisse Potenz erheischt, soferne dieselbe noch bei mangelnder Erection möglich ist, so kann es auf dem Gebiete der Masturbation natürlich viel leichter zu einem Uebermaasse kommen als auf dem des natürlichen sexuellen Genusses. Zweifellos finden auch in der Jetztzeit wenigstens unendlich häufigere und wüstere Excesse auf dem Wege der Selbstbefriedigung als im normalen Geschlechtsverkehre statt. Nach den Mittheilungen, die ich von verschiedenen Patienten erhielt, bildet mehrmalige Masturbation, täglich eine Anzahl von Jahren hindurch geübt, kein allzuseltenes Vorkommniss; manche Beobachter waren in der Lage, noch viel erheblichere Leistungen auf dem Gebiete der Jugendsünden zu verzeichnen. Dass solche rücksichtslose Kraft- und Stoffvergeudung den Organismus ungeschädigt lässt, ist jedenfalls sehr selten; aber es liegen vereinzelte unbestreitbare derartige Beobachtungen vor. Curschmann erwähnt eines jungen geistvollen Schriftstellers, der bei seit dem 11. Lebensjahre in excessiver Weise geübter Onanie körperlich und geistig frisch verblieben war und eine sehr erfolgreiche literarische Thätigkeit entfaltete. Fürbringer berichtet Aehnliches von einem Docenten, der sogar in der Ehe nicht von masturbatorischen Rückfällen freigeblieben war und trotz alledem seine robuste Constitution und geistige Arbeitskraft sich gewahrt hatte. Im Ganzen ist es jedoch ein Glück — wir dürfen dies getrost sagen —, dass die höheren Grade onanistischer Verirrung doch nicht allzu häufig über längere Jahre sich erstrecken. Zumeist bilden irgendwie erlangte Aufklärungen über das Schädliche und Unmoralische des geheimen Treibens, wachsende sittlich-religiöse Scrupel, oder bereits in der einen oder andern Sphäre sich fühlbar machende ungünstige Folgen, mitunter auch Gelegenheit zu normalem sexuellem Verkehre den Anlass zur Beschränkung oder Aufgabe der üblen Gewohnheit. **Und so ist der Arzt denn doch nicht so häufig veranlasst, sich mit den Folgen der Onanie für das Nervensystem therapeutisch zu beschäftigen, als man bei der ausserordentlichen Verbreitung dieses Uebels annehmen könnte.**

Schon aus dem eben Bemerkten geht hervor, dass neben dem Lebensalter und der Häufigkeit des Actes für die Wirkung der Onanie auf das Nervensystem noch weitere Factoren bestimmend sein müssen. Wenn ich die Reihe mir bekannter Personen, die sich durch Jugendsünden schädigten, Revue passiren lasse, so findet sich unter denselben eine nicht unerhebliche Zahl solcher, die erst im Jünglingsalter (z. Th. noch später) der schlimmen Gewohnheit anheimfielen und derselben weder sehr lange Zeit, noch in excessiver Weise ergeben waren. Es können also unter Umständen auch mässige onanistische Verirrungen nach relativ kurzer Zeit schon zu Gesundheitsstörungen führen. Dieser auffallende Umstand erklärt sich z. Th. aus der physischen, z. Th. aus der geistigen Constitution der betreffenden Individuen. Die sexuelle Leistungsfähigkeit ist bei Männern, wie schon erwähnt wurde, sehr verschieden, und so wird der Grad von Masturbation, der dem sexuellen Vermögen des Einen sozusagen entspricht, dieses Vermögen beim Anderen bereits erheblich übersteigen (Vermögen = Fähigkeit der Leistung ohne Nachtheil). Hierzu kommt der Umstand, dass bei manchen dieser sexuell schwach Veranlagten noch angeborene neuropathische Disposition besteht, in Folge welcher nervenerschöpfende Einflüsse jeder Art bei denselben eine intensivere und nachhaltigere Wirkung ausüben als bei anderen Individuen. Häufiger ist jedoch in den hier in Frage stehenden Fällen die geistige Constitution des der Selbstbefriedigung Huldigenden für die Folgen derselben in Anspruch zu nehmen. Der Gedanke, dass das Verübte eine schwere Sünde bildet und das Seelenheil gefährdet, verfolgt den religiös Gesinnten unablässig, verursacht ihm die grössten Seelenqualen und ist trotzdem oft genug nicht im Stande, den Hang zur Masturbation zu unterdrücken[1]). Jedem neuen Acte folgen neue Vorwürfe, neue Gewissensbisse; diese selbstauferlegte, andauernde geistige Tortur versetzt allmählich das Nervensystem in einen Zustand reizbarer Schwäche, auf Grund

---

[1]) Treffend charakterisirt Tolstoj in seiner Kreuzersonate mit wenigen Worten diesen Seelenzustand: „Ich quälte mich und Sie haben sich gewiss auch gequält, und so quälen sich neunundneunzig von hundert unter unseren Knaben. Ich entsetzte mich, ich litt, ich betete — und fiel immer wieder zurück."

dessen die Masturbation einen schädigenden Einfluss ausübt, der ihr an sich nicht zukommen würde. Aehnlich verhält es sich in den Fällen, in welchen lediglich das Bewusstsein der moralischen Verwerflichkeit der Selbstbefriedigung oder die Kenntniss ihrer gesundheitsschädigenden Folgen das Gemüth bedrückt. Auch hier sehen wir, dass das moralische oder vernünftige Ego das Thun des Onanisten verurtheilt, selbst perhorrescirt, trotzdem jedoch nicht die Kraft hat, das sinnliche Ego zu überwältigen. Die Kämpfe, welche die zwei Seelen in der Brust gegeneinander führen, haben auch hier unstreitig den grössten Antheil an der Zerrüttung der Nerven, die sich als Folge der Selbstbefriedigung einstellt. Endlich ereignet es sich nicht ganz selten, dass junge Männer, welche nur mässig der Masturbation huldigten und eine merkliche Schädigung ihrer Gesundheit hierdurch nicht herbeiführten, durch Mittheilungen, welche sie zufällig von Bekannten erhalten, oder durch die Lectüre von Schriften der oben erwähnten unheilvollen Art (persönlicher Schutz etc.), in Angst und Sorgen über die möglichen Folgen ihrer geheimen Sünden versetzt werden und unter dem Einflusse dieser gemüthlichen Erregungen erst sich bei denselben neurasthenische Zustände, gewöhnlich mit exquisit hypochondrischer Verstimmung, entwickeln.

Wenn wir nunmehr zur näheren Betrachtung der Folgen der Onanie für das Nervensystem übergehen, so müssen wir zuvörderst mit anderen Beobachtern (Christian, Erb, Fürbringer, Forel u. A.) constatiren, dass die Selbstbefriedigung in beschränktem Maasse, d. h. in grösseren Zwischenräumen geübt, bei gesunden jüngeren Männern in der grössten Zahl der Fälle keine nachtheiligen Folgen für die Gesundheit hat, und wo sich solche zeigen, gewöhnlich complicirende Umstände, auf die wir bereits eingingen, vorliegen. Auch jene Grade der Verirrung, die über das sexuelle Bedürfniss des Durchschnittsgesunden sicher hinausgehen, wobei es zu täglicher Samenvergeudung durch Jahre hindurch kommt, bedingen häufig, wie ich hervorheben muss, zunächst keine auffälligen Störungen von Seiten des Nervensystems. Wird hier der sexuelle Missbrauch noch relativ zeitig eingestellt, so können unter günstigen Verhältnissen, i. e. wenn auf das Nervensystem des Betreffenden keine weiteren Schädlichkeiten einwirken, günstige Ernährungs- und Arbeitsverhältnisse obwalten und ein mässiger normaler Geschlechtsverkehr eingeleitet wird, sogar für die Dauer üble Folgen ausbleiben. Hiermit will ich jedoch keineswegs behaupten, dass in diesen Fällen die Onanie das Nervensystem ganz unbeeinflusst liess. Meine Wahrnehmungen sprechen vielmehr dafür, dass dies nicht der Fall ist, dass auch hier das Nervensystem eine Verminderung seiner Widerstands- und Leistungsfähigkeit erfährt, die sich aber wegen der vorhandenen günstigen Aussenverhältnisse nicht auffällig fühlbar macht und bei Fortdauer dieser Umstände allmählich wieder ausgleicht. In der grossen Mehrzahl der Fälle nehmen die Dinge jedoch keine so befriedigende Gestaltung, weil die hierzu nöthigen günstigen äusseren Umstände mangeln, und so sehen wir, dass bei einer weiteren zahlreichen Gruppe von Individuen die Masturbation zwar nicht unmittelbar zu lästigen nervösen Symptomen führt, aber den Boden für die Wirksamkeit weiterer Schädlichkeiten in entschiedener Weise vorbereitet. Bei einem grossen, sehr grossen Procentsatze der Neurastheniker, mit welchen wir alltäglich zu thun haben, figurirt Onanie, kürzere oder längere Zeit in jedenfalls über das geschlechtliche Bedürfniss hinausgehender Weise geübt, unter den ursächlichen Momenten, die wir eruiren. Dabei zeigt sich oft deutlich, dass erst der Hinzutritt weiterer Noxen, geistiger Ueberanstrengung, Sorgen, körperlicher Strapazen etc., zu der excessiven Onanie, also eine Combination nervenzerrüttender Momente den Ausbruch des bestehenden Leidens herbeiführte, oder dass die Neurasthenie erst geraume Zeit nach dem Sistiren der masturbatorischen Thätigkeit in Folge der Einwirkung neuer Schädlichkeiten, für welche erstere das Terrain ebnete, sich entwickelte.

In einer dritten Gruppe von Fällen führt endlich die Onanie direct und als einzige Ursache zu Schädigungen des Nervensystems mehr oder minder weitgehender Natur.

Wenn man die nervösen Vorgänge beim Geschlechtsacte in Betracht zieht, so zeigt sich, dass hierbei von den Centralorganen das Rückenmark in erster Linie betheiligt ist. Im Lendenmarke, im Bereiche des Centrum genito-spinale spielen sich die Vorgänge ab, welche die Ejaculation unmittelbar herbeiführen. Man sollte daher a priori glauben, dass, wo es überhaupt zu einer Schädigung des Nervensystems durch Masturbation kommt, immer das Rückenmark zuerst und am intensivsten betroffen ist. v. Krafft-Ebing unterschied auch zwei Phasen der sexuellen Neurasthenie, von welchen die erste als genitale Neurose mit Betheiligung der Lendenmarkscentren, die zweite als allgemeine Neurasthenie sich darstellt. Eine derartige Reihenfolge der durch Onanie bedingten nervösen Störungen kommt unleugbar oft vor, allein dass dieselbe die Regel bildet, kann ich nach meinen Erfahrungen nicht zugeben[1]).

Die ersten Erscheinungen von Seiten des Rückenmarkes bei Masturbanten sind gewöhnlich Gefühle von Müdigkeit, Abgeschlagenheit, Schwere, Kälte oder Taubsein in den Beinen, die sich anfänglich nur an einzelne onanistische Acte knüpfen, später aber andauernd werden; hiermit ist zunächst noch keine auffällige Verringerung in der Leistungsfähigkeit der Beine verknüpft, doch kommt es zu solcher im Laufe der Zeit, so dass nach kurzen Spaziergängen schon hochgradige Ermüdung eintritt. Hierzu gesellen sich Schmerzen oder lästige Gefühle von Druck oder Spannung im Rücken, die häufig Tabesbefürchtungen wachrufen. Nach dem Aufgeben der Masturbation, ebenso auch bei erheblicher Beschränkung derselben, stellen sich häufigere Pollutionen ein, anfänglich nur nächtliche, später auch Tagespollutionen, womit sich dann auch Spermatorrhoe verbinden kann. Zu gleicher Zeit mit den häufigeren Pollutionen kommt es bei den Versuchen zu natürlichem sexuellem Verkehr zu verfrühter Ejaculation, des Weiteren zur Abnahme der Erectionsfähigkeit, schliesslich zum Verluste derselben, der völligen Impotenz. Diese Reihenfolge der Symptome findet sich jedoch durchaus nicht bei allen oder nur der Majorität der excessiven Onanisten. In der Mehrzahl der Fälle bleibt es, soweit die

---

[1]) Dies wurde bereits in der ersten Auflage dieser Schrift constatirt. Inzwischen hat sich auch Fürbringer dahin ausgesprochen, dass er das von v. Krafft-Ebing angenommene Schema für die Entwicklung der sexuellen Neurasthenie nicht als die Regel, sondern nur als einen häufig zu beobachtenden Entwicklungsgang betrachten kann.

Störungen in der Sexualsphäre in Betracht kommen, bei der präcipitirten Ejaculation und den vermehrten Pollutionen, aber an diese schliesst sich eine Reihe weiterer Symptome in andern Innervationsgebieten an. Es ist hier zunächst die für Viele so unheilvolle Wechselwirkung zu berücksichtigen, die sich zwischen den durch die fortwährenden onanistischen Reizungen in einem Zustande gesteigerter Erregbarkeit erhaltenen lumbalen Centren des Geschlechtsactes und dem Gehirne resp. der Psyche ausbildet. Die krankhafte Reizbarkeit der spinalen Centren bewirkt, dass eine Menge psychischer Acte, Vorstellungen, Wahrnehmungen äusserer Eindrücke, die den normalen Menschen sexuell gleichgültig lassen, beim Masturbanten zu geschlechtlichen Erregungen (mit und ohne Erection) durch Einwirkung auf die spinalen Centren führen, wodurch die abnorme Erregbarkeit dieser erhöht wird. Andererseits wirkt der krankhafte Zustand dieser Centren auf das Gehirn und hiermit auf die geistige Sphäre zurück. Die Gefühle ständiger sexueller Erregtheit (Appetenz), die sich an den fraglichen Zustand der Lendenmarkscentren knüpfen, beeinflussen, wenn sie auch nicht immer deutlich zum Bewusstsein gelangen, wie andere Organgefühle die Gedankenrichtung, indem sie dieselbe selbst bei entfernten Berührungspunkten auf das Sexuellsinnliche hinüberlenken und zugleich von ernsteren, sittlichen Vorstellungsreihen abziehen. So entsteht das, was man auch als Gedankenonanie[1]) (Gedankenunzucht) bezeichnet hat, jene Tendenz des Vorstellens, fortwährend auf sexuelle Dinge abzuschweifen und an diesen haften zu bleiben, eine Tendenz, unter welcher Wille und Fähigkeit zu ernsterer geistiger Thätigkeit mehr und mehr abnehmen und schliesslich ganz schwinden. Hier handelt es sich zweifellos schon um psychopathische Zustände, allerdings noch nicht von einer Art, die die Ueberweisung an geschlossene Anstalten nöthig macht; aber die Basis für die Entwicklung ausgesprochener Psychosen ist hiemit jedenfalls gegeben.

Die fragliche psychische Anomalie findet sich ebenfalls nur bei einem Theile der Onanisten. Da, wo dieselbe besteht, er-

---

[1]) S. S. 81.

schwert sie natürlich in ausserordentlich hohem Maasse das Aufgeben der schlimmen Gewohnheit. Mitunter kommt es aber erst nach letzterem zu dem Ueberwuchern des Lasciven in der Phantasie; dieser Umstand trägt dann zu dem Auftreten der Pollutiones nimiae und der Spermatorrhoe sehr wesentlich bei.

In vielen Fällen stellen sich Erscheinungen von Seiten des Gehirns als erste Störung im Nervensystem ein und in anderen treten sie schon auf, nachdem die Rückenmarkssymptome sich nur kurze Zeit und in geringfügiger Weise geltend machten. Zum Theil sind hier jedenfalls individuelle Verschiedenheiten in der Widerstandsfähigkeit des Rückenmarkes und Gehirnes und in der psychischen Constitution der Masturbanten im Spiele. Personen, welche sich ernste Scrupel über ihr geheimes Treiben machen, sind im Allgemeinen mehr disponirt, cerebrasthenisch zu werden, als andere, die sich über ihr Thun keinen weiteren Gedanken hingeben. Das psychische Verhalten der ersteren macht deren Gehirn zu einem Locus minoris resistentiae für die Wirkungen der Onanie. Den gleichen Einfluss äussern andere Umstände. Es ist gewiss kein Zufall, dass bei einer grossen Anzahl von jungen Leuten meiner Beobachtung, vor Allem bei Studirenden, aber auch bei jungen Lehrern, Amtsgehilfen, Commis, sich lediglich oder vorwaltend Erscheinungen cerebraler Neurasthenie (Kopfeingenommenheit, Kopfschmerz, verringerte geistige Arbeitskraft, Schwindel, Sehstörungen, Gemüthsverstimmung, Angstzustände etc.) als Folgen andauernder onanistischer Gepflogenheiten einstellten. Die ausschliessliche oder vorwaltende Betheiligung des Gehirns in diesen Fällen erklärt sich aus dem Umstande, dass die Betreffenden ausnahmslos schon während ihrer Schul- (resp. Gymnasial- oder Seminar-)jahre der Masturbation sich ergaben. Es ist naheliegend, dass das Zusammentreffen geistiger Anstrengungen und onanistischer Reizungen während der Entwickelungsperiode des Gehirns speciell dieses Organ in seiner Widerstands- und Leistungsfähigkeit schädigt[1]). Diese

---

[1]) Dass der erschöpfende Einfluss der Onanie vorzugsweise im Bereiche solcher Centraltheile sich geltend macht, die sich anhaltend in Thätigkeit befinden, zeigt auch das Vorkommen von Schreibekrampf bei der Masturbation ergebenen

Schädigung kann soweit gehen, dass jede ernstere geistige Thätigkeit zur Unmöglichkeit wird. Meist tritt jedoch die Schwächung des Gehirns erst deutlich zu Tage, wenn erhöhte Arbeitsanforderungen herantreten oder Sorgen, Aufregungen, anhaltender Aerger, grössere oder kleinere Verdriesslichkeiten einwirken. Einige Zeit mag auch dann noch ein energischer Wille die verlangten Leistungen erzwingen; aber das Arbeiten wird immer mühsamer, das Resultat unbefriedigender, während die mit dem Arbeiten verknüpften Beschwerden stetig anwachsen. In dieser Weise kommt es schliesslich nothwendig zu höheren Graden von Hirnerschöpfung und damit zu völliger Arbeitsunfähigkeit.

In einer erheblichen Zahl von Fällen treten, wie schon erwähnt wurde, nach der Aufgabe oder erheblichen Beschränkung der Masturbation reichlichere Pollutionen auf und stellen sich erst während der Periode dieser Samenabgänge Kopfbeschwerden ein. Gewöhnlich kommt es im Anschlusse an die Pollutionen zu einer auffälligen Verschlimmerung der Kopfsymptome (stärkerer Kopfeingenommenheit und Gemüthsverstimmung insbes.), so dass es erklärlich wird, dass die Leidenden nunmehr in diesen die Quelle aller sie heimsuchenden Uebel erblicken. Es scheint, dass hier die spinalen Vorgänge, welche die Pollution herbeiführen, ähnlich onanistischen Acten zu einer weithin irradiirenden und daher auch das Gehirn in Mitleidenschaft ziehenden Nervenerschütterung führen.

Neben den Erscheinungen, die man auf Neurasthenie des Gehirns und Rückenmarks zu beziehen zweifellos berechtigt ist, begegnen wir unter den Folgezuständen der Onanie noch einer Reihe nervöser Functionsstörungen innerer Organe, die z. Th. aber ebenfalls auf Erschöpfung von Gehirn- und Rückenmarkscentren zurückzuführen sind. Hier sind zu erwähnen: die mannigfachen Erscheinungen der Herzneurasthenie (unregel-

---

Schreibern. Berger (Eulenburgs Encyclopädie Band II, Artikel Beschäftigungsneurosen) beobachtete zwei jugendliche Individuen, welche von ihrem bis zur vollständigen Schreibunfähigkeit fortgeschrittenen Leiden dauernd geheilt wurden, nachdem diese Schädlichkeit möglichst beseitigt war. Auch bei einem der O. ergebenen jungen Kaufmann meiner Beobachtung trat als erste Störung Erschwerung des Schreibens durch Schmerzen und rasches Ermüden des Armes auf.

mässiger, aussetzender Puls, Anfälle von Tachycardie, Schmerzen und Beklemmungsgefühle in der Herzgegend etc.)[1], das nervöse Asthma, die nervöse Dyspepsie mit ihren zahlreichen, mehr minder beschwerlichen Varietäten, die nervöse Enteropathie, die reizbare Blase und die reizbare Prostata, Symptomencomplexe, die häufig ernstere organische Leiden vortäuschen und auf deren genauere Detailirung wir hier verzichten müssen. Auch die Sinnesorgane werden bei Masturbation in das Bereich der Neurasthenie gezogen. Die bezüglichen Erscheinungen sind: Gefühle von Druck und Schwere oder Schmerzen in den Lidern und Augäpfeln, spontan und bei geringfügiger Augenanstrengung auftretend, Lidkrämpfe, gesteigerte Lichtempfindlichkeit, subjective Lichterscheinungen (Photopsien H. Cohn), Herabsetzung der centralen Sehschärfe — nervöse oder neurasthenische Asthenopie —, ferner Ohrensausen, Hyperästhesie des Gehörorgans, auch Herabsetzung der Hörschärfe. Endlich ist zu erwähnen, dass sowohl die einfache als die sogenannte Augenmigräne zu den durch Masturbation herbeizuführenden nervösen Störungen zählen. Für die Entstehung organischer Rückenmarkskrankheiten lediglich in Folge von Onanie gewährt andererseits meine Erfahrung keinen Beleg; in dieser Hinsicht völlig beweiskräftige Beobachtungen sind auch in der Literatur nicht enthalten.

Wir haben oben bereits erwähnt, dass die Rolle der Onanie als Ursache von Psychosen früher entschieden überschätzt wurde. Indess ist die Zahl der Fälle geistiger Erkrankung, bei welchen Masturbation als ursächlicher Factor wirksam ist, auch nach den genaueren Erhebungen der Neuzeit immerhin eine beachtenswerthe. Ellinger fand Masturbation unter 383 Geisteskranken

---

[1] Diese Erscheinungen können als Folge der Masturbation auch ganz isolirt auftreten. Ein 30jähriger Herr, den ich wegen Herzneurasthenie in Behandlung hatte, hatte von seinem 12. bis 18. Lebensjahre Masturbation geübt. Im 16. Lebensjahre stellten sich bei demselben ohne Vorhergang irgend welcher anderer Krankheitssymptome erhebliche nervöse Herzbeschwerden (Anfälle von hochgradigem Herzklopfen mit Beklemmung, Ohnmachtsanwandlungen etc.) ein. Seitdem litt dieser Herr öfters für kürzere oder längere Zeit an Erscheinungen der Herzneurasthenie, während spinale Symptome (Lendenmarkneurose) bei demselben sich nie zeigten. Hier muss wohl eine individuelle Prädisposition des Herznervensystems (resp. der bulbären Herzinnervationscentren) vorliegen.

in 83 Fällen (= 21,5%), Hagenbach unter 800 Kranken 69 mal, Peretti unter 300 männlichen Irren in 59 Fällen (= $19^2/_3$%) als mitwirkende Ursache der Geistestörung. Nach Burr (Pontiac im nordamerikanischen Staate Michigan) ist bei 10% aller im Eastern Michigan Asylum behandelten Geisteskranken Masturbation als causa morbi zu betrachten. Geringer sind die Zahlen, welche in Schweden und England ermittelt wurden. Nach einer Notiz, die sich bei Ribbing angeführt findet, betrug die Zahl der in den Hospitälern Schwedens aufgenommenen Geistesgestörten, deren Leiden durch Masturbation herbeigeführt war, in den Jahren 1883—1887 3,7% der Gesammtzahl der aufgenommenen Irrsinnigen. In England betrug die Procentzahl der Fälle von Geistesstörung in Folge von Onanie 1885: 1,2, 1886: 1,1, 1887: 1,4% der Gesammtzahl.

Das Irrsein der Onanisten stellt gewöhnlich eine Weiterentwicklung primär neurasthenischer Zustände dar. Nach v. Krafft-Ebing ist für die Umgestaltung der Neurasthenie zur Psychose bei Masturbanten ausser verschiedenen Hilfsursachen fast immer eine originär neuropathische Constitution (Belastung) erforderlich und wird bei Unbelasteten durch onanistische Excesse kaum je das Gebiet der asthenischen Neuropsychose (Neurasthenie) überschritten. Die Vorgänge, welche zur Entwicklung der Psychose führen, sind in den einzelnen Fällen verschieden, zum Theil somatischer, zum Theil psychischer Natur und ihre specielle Beschaffenheit ist für die Art des sich entwickelnden Leidens von erheblichem Belang.

v. Krafft-Ebing schildert die Pathogenese der onanistischen Psychosen i. e. derjenigen Psychosen, die sich auf der Grundlage einer durch Masturbation erworbenen Neurasthenie entwickeln, in folgender Weise:

„a) Sie ist eine psychische, durch Vermittlung psychischer Hilfsursachen. Diese sind spontane Affecte der Reue, Scham, Angst vor den Folgen des Lasters in Verbindung mit dem peinlichen Bewusstsein, demselben aus eigener Kraft nicht entsagen zu können. Oder diese Gemüthsbewegungen sind durch die Lectüre gewisser populärer speculativer, die Folgen der Selbstschändung in übertriebener Weise darstellender Bücher hervorgerufen. Ueberdies kann bei Ehestandscandidaten u. s. w. die wirkliche oder relative organische oder die psychische Impotenz ex masturbatione die bezügliche psychische Ursache darstellen.

In diesen Fällen entstehen Melancholien mit stark (hypochondrisch) nosophobischer Ausprägung im Sinne von Tabes-, Phthisis- oder Vesaniafurcht, je nach vorwaltenden Symptomen der begleitenden Neurasthenie.

b) Die Vermittlung ist eine somatische durch Hinzutreten schwächender Ursachen (ungenügende Nahrung, Schlaflosigkeit, körperliche Erkrankung, geistige oder körperliche Ueberanstrengung, u. s. w.). Die Gestaltung des Krankheitsbildes scheint hier wesentlich bedingt durch constitutionelle belastende Momente.

Sind diese geringgradig, so entstehen als reine Erschöpfungspsychoneurosen Stupidität oder Wahnsinnszustände.

Auf degenerativer Grundlage (vielleicht auch ohne solche bei excessiver Onanie in sehr jugendlichem Alter) entwickeln sich Zustände primärer progressiver Demenz. Einleitend und episodisch können hier hallucinatorisch-delirante Zustände, Raptus, Primordialdelirien, katatonische Erscheinungen, manieartige Erregungszustände mit ganz impulsiven Acten bestehen. Früh zeigen sich schon in diesem Entartungszustande sittlicher Schwachsinn, Verlust der ethischen und ästhetischen Gefühle (Unreinlichkeit, Trieb zum Eckelhaften), absolute Gemüthlosigkeit und Abulie, mit dem Ausgang in tiefste Verblödung.

Als weitere entschieden degenerative Krankheitsbilder sind gewisse Zustände von Paranoia und von Irrsinn in Zwangsvorstellungen zu erwähnen.

Die Formen, in welchen das masturbatorische Irrsein sich darstellt, sind sehr mannigfaltig, was zum Theil mit der Verschiedenheit der Genese des Leidens, zum Theil mit den constitutionellen Verhältnissen der Erkrankten zusammenhängen dürfte. Dass Zustände von Melancholie, namentlich mit hypochondrischer Färbung, Manie, Paranoia und gewisse Demenzformen auf onanistischer Basis vorkommen, wird allseitig zugegeben[1]). Manche Beobachter beschrieben auch besondere Formen von geistiger Störung als Folge der Masturbation, so Peretti und Skae ein „onanistisches Irrsein", Spitzka einen „mastur-

---

[1]) „Am häufigsten", bemerkt Kräpelin, „stellt sich bei Onanisten eine progressive Abnahme der psychischen Leistungsfähigkeit ein, Unvermögen zur Auffassung und intellectuellen Verarbeitung äusserer Eindrücke, Gedächtnissschwäche, Interesselosigkeit, Gemüthsstumpfheit; in anderen Fällen treten mehr die Erscheinungen erhöhter Reizbarkeit in den Vordergrund, barocke Ideenverbindungen, Neigung zu Mysticismus und exaltirter Schwärmerei oder hypochondrische und melancholische Depression. Dazu gesellen sich dann mannigfaltige nervöse Störungen, besonders abnorme Sensationen, aus denen sich nicht selten absurde Wahnideen von dämonischer oder geheimnissvoller physikalischer (magnetischer, elektrischer, sympathischer) Beeinflussung herausentwickeln."

batorischen Wahnsinn". Von anderer Seite wird dagegen das Vorkommen einer onanistischen Psychose sui generis bestritten [2]).

Häufig bei Onanisten zu beobachtende psychopathische Erscheinungen sind Zwangsvorstellungen und andere Zwangsphänomene, die bald nur als untergeordnete Theilerscheinungen des neurasthenischen Zustandes sich geltend machen, bald im Krankheitsbilde stärker hervortreten und durch ihre Hartnäckigkeit zu einer ernsten Belästigung für den Kranken werden, mitunter aber auch durch ihre Menge oder Andauer alle übrigen Krankheitssymptome in den Schatten stellen und das ganze geistige Leben und Handeln des Kranken beherrschen (Zwangsvorstellungskrankheit, Irrsein in Zwangsvorstellungen). Ueber einen interessanten Fall letzterer Art, den ich vor mehreren Jahren beobachtete, will ich hier wenigstens in Kürze berichten.

Beobachtung 17.

Franz G., Functionär an einem Gerichte, 18 Jahre alt (durch College Dr. Sch. an mich verwiesen), gibt an, dass er seit etwa 6 Wochen mit folgenden Störungen behaftet ist. Er kann seinem Dienste als Schreiber nicht mehr nachkommen, da er nur wenige Zeilen ohne Unterbrechung zu schreiben vermag. Versucht er das Schreiben länger fortzusetzen, so muss er mit der Feder immer dieselben Stellen des Papiers wieder berühren; ein unwiderstehlicher Zwang nöthigt ihn hiezu; dabei befällt ihn eine heftige Beklemmung auf der Brust, Hitze und Druck im Kopfe, und er wird so erschöpft, dass er erst nach einer halben Stunde im Stande ist, die Arbeit wieder aufzunehmen. Berührt er mit einem Beine zufälligerweise einen Gegenstand, so muss er nach demselben wiederholt mit dem Beine stossen. Bei Tische ist er nicht im Stande, sich von seinem Teller, beim Morgenkaffee von seiner Tasse zu trennen. Aehnliche Zwangshandlungen und Zwangsvorstellungen existiren in Menge bei dem Patienten; die verschiedensten Anlässe geben den Anstoss zu deren Auftreten. So erwähnt die Mutter des G., dass derselbe nie Nachts vor 2 Uhr zu Bette geht, dass er stundenlang Nachts in der Wohnung sich herumtreibt, fortwährend damit beschäftigt, Thüren und Thürschlösser zu untersuchen, und durch kein Zureden bestimmt werden kann, von

---

[1]) Seltsamer Weise hat sich in jüngster Zeit ein Nichtfachmann auf psychiatrischem Gebiete, Rohleder, veranlasst gesehen, die Bedeutung der Masturbation als ursächliches Moment für schwerere Psychosen in Abrede zu stellen. Seine Ansicht kann natürlich den bestimmten Angaben zahlreicher erfahrener Psychiater (v. Krafft-Ebing, Ellinger, Peretti, Spitzka, Kräpelin u. A.) gegenüber nicht weiter in Betracht kommen.

diesem Gebahren abzustehen. G. sieht das Krankhafte seines Zustandes völlig ein und wünscht sehnlichst von demselben befreit zu werden. Seine Gemüthsstimmung ist sowohl wegen des Leidens an sich, als wegen drohenden Verlustes seiner Stellung eine sehr deprimirte; er äussert gelegentlich sogar Selbstmordgedanken, die jedoch kaum ernst zu nehmen sind. Die Geschwister des Patienten sind gesund (Eltern?); er selbst litt in seiner Jugend an Krampfanfällen, ist also jedenfalls von neuropathischer Constitution und gesteht zu, erheblich Onanie getrieben zu haben.

Da eine Behandlung des Patienten in häuslichen Verhältnissen keinen Erfolg versprach und demselben in Anbetracht seiner Mittellosigkeit der Eintritt in eine Nervenheilanstalt unmöglich war, wurde er mit seiner vollen Zustimmung für die Aufnahme in die Kreisirrenanstalt begutachtet.

Vorstehender Fall ist dadurch ausgezeichnet, dass die massenhaft vorhandenen, an sich ganz verschiedenen Zwangshandlungen wesentlich auf einer Grundstörung beruhten, der Unfähigkeit, eine einmal begonnene Handlung zur gehörigen Zeit zu unterbrechen. Diese Störung führte auch zu einer Behinderung beim Schreiben, ähnlich dem Schreibekrampfe und damit zur Dienstesunfähigkeit des Kranken.

Ein Umstand, der bisher noch wenig Beachtung gefunden hat, ist, dass Masturbation bei jugendlichen Individuen auch zu Zufällen führen kann, welche in das Gebiet der Epilepsie gehören (Petit mal). Ich habe mehrere Fälle beobachtet, in welchen masturbatorische Gepflogenheiten zweifellos den Anstoss zum Auftreten epileptischer Anwandlungen gaben. Zwei hieher gehörige Fälle wurden von mir schon vor Jahren a. O. mitgetheilt.

Beobachtung 18[1]).

J. M., Volksschullehrer in B.; 38 Jahre alt, verheirathet; aufgenommen 27. März 1888. Der Vater des Patienten verunglückte durch einen Schuss, seine Mutter ist noch lebend und magenleidend. Von den vier Geschwistern desselben starben zwei an Phthisis. Von Nervenleiden ist in dessen Familie nichts bekannt. In seiner Kindheit machte Patient Masern und Scharlach mit Nephritis durch. Im Alter von 10 oder 11 Jahren litt er circa ½ Jahr häufig an Anfällen, die mit Röthung des Gesichts einhergingen und im Uebrigen sich ähnlich den jetzt vorhandenen verhielten. Diese Anfälle, welche Patient selbst mit der in jener Zeit geübten Onanie in Zusammenhang bringt, verloren sich in der Folge

---

[1]) Schon S. 69 kurz erwähnt.

vollständig, nachdem er von seinen onanistischen Gewohnheiten abgekommen war, und kehrten erst vor circa drei Jahren wieder. Patient verheirathete sich in ziemlich frühem Lebensalter; Lues und Potatorium stellt er entschieden in Abrede, auch erlitt er nie eine Kopfverletzung. Die in Frage stehenden Anfälle haben seit ihrem Wiederauftreten nie für längere Zeit pausirt. Unter dem Gebrauche von Bromkali wurden dieselben jedesmal seltener. Doch stellten sie sich nach dem Aussetzen dieses Mittels alsbald wieder in der früheren Häufigkeit ein. Mitunter traten sie bis zu 15 Malen an einem Tage auf. Seit einem Jahre kommt es gewöhnlich nur zu einem Anfalle innerhalb 24 Stunden. Das Bewusstsein geht bei den Attacken nie ganz verloren, und als Aura tritt meist ein Gefühl von Beklommenheit ein, an welches sich eine Empfindung des Aufsteigens von der Magengegend nach dem Schlunde zu anschliesst. Im Uebrigen zeigen jedoch die Anfälle grosse Verschiedenheiten je nach der Situation, in welcher der Patient von denselben überrascht wird: Im Sitzen Drehung des Körpers nach rechts; im Gehen Gefühle der Erlahmung der linksseitigen Extremitäten, mitunter nur Zuckungen einer Hand etc. Patient gesteht, dass er vor dem Wiederauftreten des Leidens in sexueller Beziehung einige Zeit hindurch sich Excessen hingab. In den letzten Monaten hatte er ausserdem viel von einseitigem Kopfschmerz zu leiden (zumeist linke Kopfseite). Die Untersuchung des über mittelgrossen, mässig genährten Patienten ergibt ausser hochgradiger Calvities nichts Bemerkenswerthes.

Beobachtung 19.

Herr F. (aufgenommen Juni 1894), 20 Jahre alt, Kaufmann, ist der Sohn eines gesunden und sehr rüstigen Vaters und einer etwas nervenschwachen Mutter; in der Familie beider Eltern sind weder Nerven-, noch Geisteskrankheiten bisher vorgekommen. Der Patient, welcher von Kinderkrankheiten nur Masern durchmachte, ist im fernen Wild-West der Vereinigten Staaten und zwar unter Verhältnissen aufgewachsen, welche alles eher als Nervosität begünstigen konnten. Trotzdem leidet der junge Mann seit seinem 13. oder 14. Lebensjahre an Erscheinungen, die in das Gebiet des Petit mal gehören: Anfälle von Bewusstlosigkeit von kurzer Dauer (einige Minuten höchstens) mit leichten Zuckungen im Gesichte, zum Theil auch nur leichte Absenzen mit Gesichtsblässe und Starrwerden des Blickes, die nur eine Anzahl von Secunden währen, oder Anfälle, in welchen das Bewusstsein nicht ganz verloren geht, aber das Sprechen behindert ist. Die Anwandlungen stellten sich in den ersten Jahren nach ihrem Auftreten häufig, mitunter auch mehrere Male an einem Tage ein und sind in den letzten Jahren viel seltener geworden; sie kehren aber noch immer wenigstens in Pausen von mehreren Monaten wieder. Die geistige Entwicklung des Patienten hat durch dieselben in keiner Weise gelitten. Der Pat. gesteht, dass er von Kameraden verleitet im Alter von 11 Jahren der Masturbation sich ergab und dieselbe in den ersten Jahren häufig betrieb; seitdem er älter und verständiger geworden, habe er die Excesse zwar aufgegeben, doch sich von seinem Hang noch nicht ganz frei zu machen gewusst. Kein sexueller Verkehr bisher. Objectiv = 0.

Das eingehendste Examen des Pat. und dessen Vaters ergibt für die im Vorstehenden erwähnten Anfälle kein anderes veranlassendes Moment als die Masturbation.

Beobachtung 20.

Herr X., 24 Jahre alt, Chemiker (aufgenommen 4. Januar 1892), ist nicht ganz ohne erbliche Belastung: Der Vater von sehr erregbarem Naturell, leicht aufbrausend, die Mutter und zwei Schwestern nervenschwach.

Patient war, abgesehen von leichten Kinderkrankheiten, bis zu seinem 16. oder 17. Lebensjahre immer gesund. Vom 14. Jahre an trieb er Onanie und zwar sehr erheblich, und seit dem 16. oder 17. Lebensjahre bestehen bei ihm die im Folgenden näher zu beschreibenden Krampferscheinungen, deren Auftreten er selbst mit der geübten Onanie in Zusammenhang bringt. Pat. absolvirte das Gymnasium, brachte auch seine Universitätsstudien zu einem günstigen Abschlusse. In die Universitätszeit fallen manche sexuelle Excesse, zu welchen der Patient durch seinen ungemein lebhaften Sexualtrieb verleitet wurde. Excesse in Alcoholicis werden negirt, auch specifische Infection.

Bezüglich der Umstände, unter welchen die fraglichen Krampferscheinungen auftreten, gibt Patient Folgendes an: Die Anfälle stellen sich zumeist auf der Strasse ein, wenn ein Bekannter ihm unversehens begegnet oder ihn unversehens anspricht, oder wenn sonst etwas ganz Unerwartetes plötzlich an ihn herantritt. Ausserdem werden dieselben regelmässig durch das Aufstehen nach längerem Sitzen unter Leuten hervorgerufen. Eingeleitet werden die Anfälle gewöhnlich durch ein eigenartiges Gefühl (eine Art Angstgefühl) in der Herzgegend, welches sich mit Herzklopfen vergesellschaftet; dann erfolgen krampfhafte Bewegungen der Finger des linken Armes — diese nehmen eine Art Krallenstellung ein —, der Vorderarm wird gegen den Oberarm gebeugt, die linke Gesichtshälfte etwas verzogen, auch die Zunge weicht nach links ab und die Sprache ist etwas behindert. Gewöhnlich dauern diese Anfälle nur einige Secunden. Wenn der Pat. sich jedoch beobachtet glaubt, oder wenn er überhaupt erregter ist, so währen die Anfälle länger, bis zu einer halben Minute und darüber. Der Krampf breitet sich dann auch auf die rechte Seite (rechten Arm und rechte Gesichtshälfte) und den Rumpf aus; der Rumpf führt drehende Bewegungen aus. Das Gehen ist jedoch hiebei nie gestört; die Beine sind unbetheiligt. Das Bewusstsein bleibt ebenfalls unberührt. Nach dem Anfalle ist Pat. nicht im Stande, mit der befallenen Hand etwas zu leisten; er kann keinen Druck damit ausüben; diese Schwäche hält jedoch nur 10—20 Secunden an. Patient kann durch verschiedene Acte die Entwicklung des Anfalles hemmen, so, wenn er in Bewegung sich befindet, dadurch, dass er sich auf eine Lippe beisst, die Nägel einzelner Finger fest gegen die Hohlhand oder den Daumen presst, auch durch energische stampfende

Trittbewegungen der Beine. Doch gelingt es ihm nicht immer, namentlich wenn er erregter ist, den Anfall auf diese Weise zu verhindern. Den Eintritt eines Anfalles nach dem Aufstehen von einem Sitze kann er dadurch vermeiden, dass er einige Augenblicke vor dem Weggehen ruhig stehen bleibt. Objectiver Befund völlig negativ.

Die weitere Beobachtung des Pat. ergab, dass bei schlechtem Befinden bei demselben Anfälle von der geschilderten Art auch anscheinend spontan auftraten, die Anfälle auf der Strasse beim Begegnen von Bekannten und beim Aufstehen nach längerem Sitzen dagegen unzweifelhaft durch gewisse unter diesen Verhältnissen constant wiederkehrende Zwangsvorstellungen mit begleitenden Angstzuständen („man werde an ihm etwas Auffälliges wahrnehmen") ausgelöst wurden. Die Entwicklung dieses Zusammenhanges erklärt sich aus dem Umstande, dass die Anfälle anfänglich spontan und selten auftraten und es dem Patienten längere Zeit gelang, dieselben vollständig (selbst seiner Familie gegenüber) zu verheimlichen. Dieser Umstand erzeugte im Laufe der Jahre bei ihm die Befürchtung, dass bei ihm doch einmal in Gegenwart oder in der Sehweite eines Bekannten ein Anfall vorkommen und das ängstlich gewahrte Geheimniss dadurch verrathen werden könnte. Diese Befürchtung nahm allmählich den Character einer Zwangsvorstellung an, die sich sowohl auf der Strasse beim Anblick von Bekannten, als nach längerem Sitzen beim Aufstehen, wenn sein Verhalten seitens Dritter beobachtet werden konnte, einstellte und durch den begleitenden Angstzustand das befürchtete Ereigniss — den Anfall — herbeiführte.

Der Zustand des Pat. erfuhr im Verlaufe einiger Jahre eine bedeutende Besserung, die Krampfaffection reducirte sich auf ein Minimum und dieser günstige Status hat sich, soweit ich unterrichtet bin, erhalten.

Im vorliegenden Falle traten, wie wir sahen, im Gefolge excessiver Masturbation Krampfanfälle auf, welche wir mit Rücksicht auf ihre Localisation, sowie ihre Begleit- und Folgeerscheinungen als corticale (Jackson'sche) Epilepsie und zugleich dem Gebiete des Petit Mal angehörig zu betrachten haben. Die Anfälle wurden jedoch später überwiegend zum Anhängsel einer Art Phobie und dadurch ihres epileptischen Characters entkleidet.

Die nervösen Folgezustände der Onanie wurden früher vorwaltend auf den erschöpfenden Einfluss der übermässigen Samenverluste bezogen. Man sah in dem Sperma ein für den Körper ganz besonders werthvolles Fluidum. Noch Trousseau bemühte sich, diese Anschauung zu vertheidigen, indem er auf den Umstand hinwies, dass beim Weibe trotz der mindestens ebensogrossen, wenn nicht grösseren Erregung des Nervensystems beim Geschlechtsacte häufige Wiederholung desselben in kurzen Zwischenräumen keinen Erschöpfungszustand hinterlässt. In neuerer Zeit ist man fast allgemein der Anschauung, dass der Spermaverlust für die Wirkungen der sexuellen Ausschweifungen und der Masturbation belanglos ist, weil das selbst durch häufige Samenentleerungen dem Körper entzogene Eiweissquantum für die Allgemeinernährung nicht ernsthaft in Betracht kommen kann, und dass sonach die Benachtheiligung des Nervensystems durch die genannten sexuellen Missbräuche sich nur aus dem Einflusse der Einzelacte erklären lässt. Hiebei wird zumeist angenommen (Erb, Fürbringer, Curschmann, Hammond u. A.), dass sowie der Schlusseffect, die Ejaculation, so auch die Einwirkung auf das Nervensystem bei der Masturbation und der Cohabitation völlig oder im Wesentlichen gleich sei. Der Schaden, den die Onanie anrichtet, würde demnach nur aus der Häufigkeit der Einzelacte und dem relativ frühen Beginn derselben bei noch unentwickeltem Nervensystem erwachsen. Obwohl ich letzterer Anschauung mich im Wesentlichen[1]) anschliessen muss, kann ich doch die Prämisse bezüglich der Identität der Rückwirkung auf das Nervensystem beim natürlichen Geschlechtsverkehre und bei der Masturbation nicht ganz zugeben[2]). Erb bemerkt bezüglich dieses Punktes: „Der Effect auf das Nervensystem muss doch für den Mann im Wesentlichen derselbe sein, ob die Friction der Glans in der weiblichen Vagina oder irgendwie sonst ausgeübt wird; die nervöse Erschütterung bei der Ejaculation bleibt dieselbe; eher dürfte wohl anzunehmen sein, dass beim Gebrauche eines Weibes die nervöse Aufregung noch grösser sei." Die Annahme wäre ganz zutreffend, wenn die Friction der Glans das einzige bei der Cohabitation die

---

[1]) Im Wesentlichen, i. e. ich möchte nicht behaupten, dass die Samenverluste bei excessiver Masturbation für die Körperöconomie ganz gleichgültig sind. Allein wir sind vorläufig ausser Stande zu beurtheilen, welche Bedeutung denselben zukommen mag, während die directe nervenschädigende Wirkung der masturbatorischen Einzelacte ganz zweifellos ist.

[2]) Auch von Schrenk-Notzing und Rohleder haben sich gegen die Annahme einer Identität der Wirkungen des onanistischen Einzelactes und des Coitus auf das Nervensystem in neuerer Zeit ausgesprochen. Ersterer Autor betont die intensive psychische Mitwirkung, welche die Onanie erfordert, er hält es auch für fraglich, ob rein körperlich Beischlaf und Masturbation gleichwerthige Acte sind. Rohleder erachtet in mehrfacher Hinsicht die Onanie für schädlicher als den in gleichem Maasse betriebenen Coitus.

Ejaculation herbeiführende Moment wäre. Dies ist aber nach meinem Dafürhalten gewöhnlich nicht der Fall. Es spielen auch psychische Einflüsse [1]) mit — die Eindrücke, welche der Anblick der weiblichen Person, die Berührung derselben, Zärtlichkeiten etc. hervorrufen, und die daran sich knüpfenden Vorstellungen; diese psychischen Einflüsse mangeln bei der Onanie, sie müssen ersetzt werden durch schlüpfrige Phantasievorstellungen, also eine Phantasiethätigkeit, die um so intensiver sich gestalten muss, je häufiger der onanistische Act geübt wird, je mehr die Erregbarkeit des Ejaculationscentrums gesunken ist. Ich kann daher nicht umhin, anzunehmen, dass auch der Einzeleffect des onanistischen Actes sich in gewissen Beziehungen von dem des normalen Geschlechtsverkehrs unterscheidet und zwar nicht in vortheilhafter Weise. Aber dieser Unterschied ist immerhin nicht erheblich genug, um bei seltener geübter Masturbation und guter Constitution ernsthaft in Betracht zu kommen [2]);

---

[1]) Psychische Momente können auch, wie viele Fälle präcipitirter Ejaculation zeigen, unter Umständen allein die Ejaculation herbeiführen.

[2]) Wenn schon der Vergleich des onanistischen Einzelactes mit dem normalen Geschlechtsverkehr im Allgemeinen zu Ungunsten des ersteren ausfällt, so muss natürlich der Vergleich der Onanie mit dem normalen Geschlechtsverkehr mit einer geliebten weiblichen Person sich für erstere noch ungünstiger gestalten. Der seelischen Befriedigung, die im letzteren Falle mit der somatischen sich verbindet und sicher auch für das körperliche Befinden nicht gleichgiltig ist, — man berücksichtige nur, wie ältere Mädchen nach glücklicher Verheirathung sich verjüngen — steht bei der Masturbation jedenfalls das unerfreuliche Bewusstsein gegenüber, einen unnatürlichen Act begangen zu haben. Auf der anderen Seite kann ich jedoch der mässig geübten Onanie nicht jene nachtheiligen Einwirkungen auf den Character des Individuums zuschreiben, den dieselbe nach v. Schrenk-Notzing besitzen soll. Nach diesem Beobachter schädigt auch die mässig geübte Selbstbefriedigung den Character des Individuums dadurch, „dass sie die physiologischen Beziehungen zum anderen Geschlecht und damit eine der wichtigsten Quellen zur Bethätigung der Kräfte im individuellen und socialen Dasein an der Wurzel untergräbt (Ehelosigkeit etc.) und durch gewohnheitsmässige Züchtung der unphysiologischen Erregung einen triebartigen Character verleihen kann." Ich habe bisher nie finden können, dass selten oder mässig geübte Masturbation den Mann für die Reize des weiblichen Geschlechts weniger empfänglich oder dem natürlichen Geschlechtsverkehr abhold macht. Niemand wird auch behaupten können, dass durch die Ausbreitung der Masturbation die Zahl der Eheschliessungen in merklicher Weise verringert wird; eher liesse sich etwas Derartiges noch von dem Verkehr mit Prostituirten behaupten. Die Gefahr, welche der Mastur-

bei onanistischen Excessen ist derselbe dagegen für den Gesammteffect wohl nicht belanglos. Jedenfalls aber resultirt die directe nervenzerrüttende Wirkung der Onanie aus den Erregungen des Nervensystems bei den Einzelacten. Bevor die erschöpfende Einwirkung des einen Actes sich durch Ruhe und Ernährung ausgeglichen hat, kommt die nächste Erschütterung, deren Einfluss um so nachhaltiger und ausgebreiteter ist, als das noch geschwächte Nervensystem der Ausbreitung der neuen Erregung nur geringeren Widerstand entgegensetzen kann. So entwickelt sich allmählich ein neurasthenischer Zustand, der je nach besonderen Verhältnissen mehr in dem einen oder anderen Abschnitte des Nervensystems hervortritt oder gleichzeitig in verschiedenen Innervationsgebieten sich geltend macht. Hiebei kommt noch ein Umstand in Betracht. Im Gefolge masturbatorischer Excesse wird öfters eine Hyperaemie der Schleimhaut der Pars prostatica der Harnröhre mit Hyperaesthesie beobachtet. Ob dieses Verhalten eine directe Folge der mit den onanistischen Einzelacten einhergehenden Congestionirung der Pars prostatica ist oder lediglich ein neurasthenisches, vom Lendenmark ausgehendes Localsymptom darstellt, steht dahin. Man darf aber jedenfalls annehmen, dass der in Rede stehende Zustand für das durch die onanistischen Excesse schon direct geschädigte Lendenmark eine Quelle weiterer Irritation bildet, durch welche dessen Ansprechbarkeit für centrale und periphere Reize erhöht und damit das Auftreten von Erectionen und Pollutionen begünstigt wird. Durch letzteren Vorgang wird hinwiederum nicht nur die reizbare Schwäche des Lendenmarkes, sondern auch die Erschöpfung weiterer durch Miterregung

---

bation unter allen Umständen anhaftet, ist darin begründet, dass dieselbe, da sie ein weibliches Object nicht erheischt, jederzeit geübt werden kann und desshalb bei derselben die Verleitung zu Excessen viel grösser ist als beim natürlichen Geschlechtsverkehr. Auch der Aermste kann der Selbstbefriedigung im Uebermaass fröhnen. Anhaltende Beschränkung in der Selbstbefriedigung erfordert mehr Willenskraft und mehr Selbstüberwindung als Beschränkung im normalen sexuellen Genuss; da die nöthige Willenskraft vielen fehlt, ebenso auch die Aufklärung über die Folgen masturbatorischer Excesse, so entwickelt sich nur allzu oft aus der vereinzelten gelegentlichen Selbstbefriedigung jener so schwer abstreifbare Hang, welcher Leib und Seele zerrüttet.

betheiligter Centraltheile gesteigert. Eine gewichtige Rolle spielen aber auch, wie wir sahen, in zahlreichen Fällen die psychischen Begleitmomente. Die schmerzlichen Gemüthsvorgänge, die sich oft mit grausamer Regelmässigkeit an die stetig sich erneuernden Sünden des eingefleischten Onanisten knüpfen, wirken direct nervenerschöpfend, benachtheiligen aber auch indirect das Nervensystem durch Beeinträchtigung des Schlafes, des Appetites und der Verdauung. Das fahle Aussehen vieler Onanisten möchte ich besonders auf letzteren Umstand beziehen.

Beim weiblichen Geschlechte ist die Onanie zweifellos weniger verbreitet als beim männlichen, im Ganzen jedoch viel häufiger als gemeinhin von Laien und selbst von manchen Aerzten angenommen wird. Ich muss in dieser Hinsicht auf Grund meiner eigenen Erfahrungen und der Mittheilungen, die ich von Seiten erfahrener Gynäkologen erhielt, Eulenburg völlig beipflichten. Unleugbar spielt auch bei weiblichen Personen angeborene neuropathische Disposition häufig eine ursächliche Rolle, sofern sich diese in verfrühten sexuellen Regungen oder in einer übermässigen sexuellen Begehrlichkeit kundgibt, welche mangels natürlicher Befriedigung zur Masturbation führt. Die fragliche Constitution bildet zugleich eine sehr günstige Basis für die Entwicklung nervöser Folgezustände. Wo dieselbe fehlt, scheint die Masturbation nur selten und bei ganz excessivem Vorgehen zu ausgesprochenen nervösen Störungen zu führen [1]).

Was die Art der nervösen Erscheinungen betrifft, die im Gefolge der Masturbation bei Frauen beobachtet werden, so handelt es sich vorwaltend um neurasthenische Symptome, die in ihrer Localisation und Ausbreitung einer gewissen Uebereinstimmung mit den beim Manne unter den gleichen Verhältnissen auftretenden nicht ermangeln. In einem Theile der Fälle entwickelt sich die sexuelle Form der Myelasthenie, characterisirt hauptsächlich durch Kreuz- und Rückenschmerzen, Hyper- und

---

[1]) Die Bedeutung der Constitution für die Wirkungen der Onanie beim weiblichen Geschlechte hebt auch Beard hervor. Er erwähnt, dass bei den kräftigen und vollblütigen irischen Arbeitermädchen die Masturbation, auch wenn sie derselben viele Jahre hindurch ergeben sind, keinen wesentlichen Nachtheil für ihre Gesundheit hervorruft.

Parästhesien im Bereiche der Sexualorgane (Ovarien, Pruritus vulvae et vaginae etc.), vermehrten Harndrang und Blasentenesmus, Coccygodynie, Schwäche und Parästhesien (Müdigkeit, Kältegefühle etc.) in den Beinen, dann das Auftreten von Pollutionen. Wir haben an früherer Stelle erwähnt, dass bei der Frau beim sexuellen Acte mit dem Orgasmus ein Schleimerguss aus den Genitalien erfolgt. Derartige Ergüsse — Pollutionen — können ähnlich den Samenergüssen beim Manne bei weiblichen Personen, bei welchen sich in Folge von Masturbation und ähnlichen sexuellen Schädlichkeiten eine reizbare Schwäche des Lendenmarkes (speciell des Ejaculationscentrums in diesem) entwickelt hat, unabhängig von sexuellem Verkehr durch psychische Reize, erotische Traumbilder, bei weiter fortgeschrittener Reizbarkeit der betreffenden Centren auch durch sinnliche Vorstellungen im wachen Zustande (insbesonders durch willkürliches Verweilen bei solchen, psychische Onanie) und schliesslich selbst durch mechanische Einwirkungen, Körpererschütterungen etc., herbeigeführt werden. In letzteren Fällen sind die Pollutionen gewöhnlich nicht von Wollustgefühlen, sondern von unangenehmen, selbst peinlichen Sensationen begleitet, und es fehlen auch nicht die ungünstigen Rückwirkungen auf den Allgemeinzustand oder einzelne besonders lästige neurasthenische Symptome, die wir bei Männern beobachten. Die masturbatorische Ueberreizung der genitalen Lendenmarkscentren kann auch zu einer Erschöpfung derselben führen, in Folge welcher die Auslösung des Orgasmus und Wollustgefühls beim sexuellen Verkehr sehr erschwert oder ganz unmöglich wird, ein Umstand, der für das eheliche Leben und vielleicht auch die Conceptionsfähigkeit nicht ganz belanglos ist. Die durch Onanie hervorgerufene Hyperästhesie der Vulva und des Scheideneinganges kann ferner bei Verheiratheten unter dem Einflusse von Coitusversuchen zur Entwicklung eines Vaginismus und damit zu einer Erschwerung und selbst Verhinderung des ehelichen Verkehrs führen.

Zu den angeführten Symptomen treten in vielen Fällen im Laufe der Zeit wie bei männlichen Onanisten Erscheinungen cerebraler und visceraler Neurasthenie (Kopfschmerzen, Schlafmangel, nervös-dyspeptische Beschwerden, Herzklopfen etc.), so dass mehr minder sich das Leiden zur allgemeinen Neurasthenie gestaltet. Doch ist es durchaus nicht nothwendig, dass die Erscheinungen der Lendenmarksneurasthenie eine gewisse Ausbildung erreichen, bevor Symptome einer Schädigung anderer Nervengebiete sich geltend machen. Das gleiche Verhalten haben wir bei Männern gefunden. Es können neurasthenische Fernsymptome verschiedener Art, insbesonders cerebrasthenische Beschwerden, Kopfschmerzen, Abnahme der geistigen Arbeitskraft, Verstimmung und Angstzustände auftreten, während spinale (oder sexuelle) Störungen nur in sehr geringem Maasse vorhanden sind, oder auch ganz fehlen — nachstehende Beobachtung bildet ein Beispiel in dieser Richtung, — ausserdem können sich zu den neurasthenischen Beschwerden mannigfache hysterische Erscheinungen gesellen.

Beobachtung 21.

Frl. ...., Beamtenstochter, 20 Jahre alt, ist erblich belastet; beide Eltern sind nervös, ihr Grossvater von mütterlicher Seite starb in einer Irrenanstalt, eine Schwester derselben ist mit Agoraphobie und anderen Topophobien behaftet. Pat. ist von Jugend auf nervös und reizbar und leidet seit 5 Jahren an Kopfschmerzen. Sie befand sich als Pensionärin in einem Institute, als der Kopfschmerz begann und wurde desshalb, zumal ausserdem Erscheinungen von Chlorose sich zeigten, von ihren Eltern nach Hause genommen. Hier verlor sich der Kopfschmerz zwar nicht, doch trat derselbe in den ersten Jahren nicht sehr häufig und anhaltend auf; allmählich stellte er sich jedoch häufiger ein, zugleich nahm er an Intensität, Dauer und Ausbreitung zu, so dass schliesslich auch das Gesicht, die Zähne und die rechte Halsseite befallen wurden. Hiezu gesellten sich in den letzten Jahren weitere Störungen, ungenügender Schlaf, Angstzustände und motivlose Wuthanfälle, auch Anfälle von Verwirrtheit und zwangsmässigem Ausstossen von Schimpfwörtern (Coprolalie). Den Angehörigen wurde der Verkehr mit der Pat. immer schwerer, da der geringste Widerspruch bei ihr die heftigsten Ausbrüche, die mitunter bis zu Gewaltthätigkeiten gingen, herbeiführte. Die Pat. hat in den beiden letzten Jahren mehrmonatliche Kuren in Wasserheilanstalten gebraucht; die zuletzt besuchte Anstalt verliess sie in verschlechtertem Zustande.

St. pr.: Pat. ist eine schlank gebaute, übermittelgrosse Persönlichkeit von guter Gesichtsfarbe und guter Allgemeinernährung, die jedoch verschiedene Degenerationszeichen aufweist (Assymetrie des Gesichtes und schwächere Innervation der linken Gesichtshälfte etc.). In ihrem

Benehmen macht sie den Eindruck eines bescheidenen, völlig wohlerzogenen Mädchens. Bezüglich ihres augenblicklichen Befindens gibt sie Folgendes an: Kopfschmerz ist nicht beständig vorhanden, doch wenn derselbe fehlt, macht sich dafür gewöhnlich umsomehr ein Zustand innerer Erregung — Angst — geltend, der auch sonst zumeist vorhanden ist. Beim Aufenthalt in menschenerfüllten Räumen steigert sich diese Angst gewöhnlich vorübergehend in sehr bedeutendem Maasse. Der Schlaf ist sehr mangelhaft, auch wenn Beschwerden, die denselben verhindern könnten, fehlen. Oefters macht sich eine gewisse Unruhe in den Armen und Beinen bemerklich. Der Appetit ist wechselnd, Stuhlgang in Ordnung, die körperliche Leistungsfähigkeit nicht herabgesetzt; im Bereiche der Sexualorgane ausser nicht sehr erheblichem Pruritus vulvae keine Beschwerden. Pat. gesteht zu, eine Anzahl von Jahren Masturbation getrieben zu haben, sie will jedoch von der üblen Gepflogenheit wieder abgekommen sein. Die Beobachtung der Kranken in der folgenden Zeit ergab jedoch, dass diese Angabe nicht ganz richtig war, die Pat. vielmehr sich von ihrem unglücklichem Hange noch nicht völlig befreit hatte.

Unter hypnotischer Behandlung, die in erster Linie auf Beseitigung des onanistischen Hanges gerichtet war, stellte sich nach mehrfachen Schwankungen sehr bedeutende Besserung ein, die auch, soweit ich unterrichtet bin, lange Zeit anhielt.

Im vorliegenden Falle unterliegt es keinem Zweifel, dass die Pat. bereits während ihres Aufenthaltes im Institute der Masturbation anheimfiel und als erste dadurch verursachte Beschwerde Kopfschmerzen auftraten (vielleicht in Folge der Vorwürfe, welche sich die Pat. über ihr Thun machte); auch in der Folge beherrschten cerebrale Symptome vollständig das Gebiet. Der nicht sehr erhebliche Pruritus war dem Anscheine nach durch eine leichte Vulvitis bedingt.

Nach von Krafft-Ebing soll die durch Masturbation, unphysiologischen Coitus (Congr. interr.), zuweilen auch durch Abstinenz quasi gezüchtete Neurose in ihrer Entwicklung einen ganz bestimmten Gang einhalten. „Sie beginnt a) mit reizbarer Schwäche des Ejaculationscentrums in Gestalt von abnorm leicht und unter pathologischen Zeichen auftretenden Pollutionen. Es kommt dann weiter b) zur Ausbreitung der reizbaren Schwäche auf das ganze Lendenmark und c) weiter auf das Centralnervensystem mit Einschluss des Gehirns." Bei der Entwicklung einer Neurasthenia spinalis diffusa macht sich nach des Autors Beobachtungen zuweilen eine Uebererregbarkeit des Erectionscentrums und ein peinlicher Zustand von Erethismus genitalis zugleich mit Clitorismus (analog dem Priapismus des Mannes) geltend. Hiebei handelt es sich um continuirliche Unruhe und Aufregung in den Genitalien, „peinliches Gefühl Genitalien zu haben", Brennen, Hitze, Vibriren, Pulsiren etc. in Vulva und Vagina, ein Zustand der zu hochgradiger psychischer Depression führt. „Die Exploration ergibt Turgescenz der kleinen Schamlippen, fast permanente Erection der Clitoris, heisse hyperämische Vagina, mit offenbar erweiterten und stark pulsirenden Arterien, meist auch Fluor." Des Weiteren betrachtet v. Krafft-Ebing die Pollution des

Weibes immer als initiales Symptom einer functionellen Erkrankung des Rückenmarkes, die sich unter der fortdauernden-shockartigen Einwirkung dieses Vorganges immer weiter zur Neurasthenia sexuais entwickelt.

Der von v. Krafft-Ebing angenommene Entwicklungsgang der Neurasth. sexualis mag für viele Fälle von Masturbation und Congr. interr. bei weiblichen Personen zutreffen, doch kann derselbe keineswegs als die Regel betrachtet werden. Wir haben oben bereits gesehen, dass das Auftreten von Fernsymptomen bei Masturbantinnen nicht an eine gewisse Entwicklung der Lendenmarksneurose gebunden ist, und wir werden später bei Besprechung der Folgen des Congr. interr erfahren, dass sogar sehr häufig neurasthenische Fernsymptome zur Entwickelung kommen ohne Vorhergang irgend welcher Störungen seitens des Lendenmarks. Auch die Auffassung, dass die Pollution des Weibes immer Symptom einer functionellen Erkrankung des Rückenmarkes ist, scheint mir zu weit zu gehen. Dass bei gesunden (europäischen) Frauen Pollutionen häufig sind, möchte ich nicht behaupten, allein vereinzelte Mittheilungen, die mir gelegentlich gemacht wurden, sprechen dafür, dass sie bei solchen unter gewissen Umständen wenigstens (bei längerer Entbehrung des gewohnten ehelichen Umganges z. B.) vorkommen. Bei den Indierinnen scheinen dieselben häufiger zu sein; wenigstens weist eine Stelle in Oupnek'hat[1]) darauf hin, dass dieselben schon Jahrtausende vor Christi Geburt den altindischen Verfassern der Veden bekannt waren und von denselben als eine ganz gewöhnliche Erscheinung betrachtet wurden. Die betreffende Stelle lautet: „Und wenn die Gattin zu der Zeit, wo die gleichen Nächte zur Erzeugung eines Sohnes und die ungleichen zur Erzeugung einer Tochter bestimmt sind, träumt, es mache sich der Gatte mit ihr zu schaffen und ihr Same ergiesst sich, so wird diese, wenn die Frucht bleibt, ein Stück seelenloses Fleisch (Mo dka b) gebären und, wenn sie nicht gebiert, wird ihr Leib anschwellen!" Zum Verständniss dieser Stelle sei beigefügt, dass in dem Abschnitte, der dieselbe enthält (Oupnek'hat Porschi), Vorschriften zur Erzeugung gesunder Nachkommenschaft und speciell auch zur willkürlichen Erzeugung von Söhnen und Töchtern gegeben werden, Vorschriften, die merkwürdigerweise den in neuerer Zeit so viel besprochenen Schenk'schen Ideen nicht ganz ferne stehen.

Ueber die Art und Weise, in welcher die masturbatorischen Vorgänge beim Weibe nervöse Störungen herbeiführen, gehen die Ansichten auseinander. Manche Autoren (so Jolly und Strümpell) sind geneigt, die schädlichen Wirkungen hauptsächlich den begleitenden psychischen Momenten (Vorwürfen oder

---

[1]) Das Oupnek'hat, die aus den Veden zusammengesetzte Lehre von dem Brahm. Aus der sanskrit-persischen Uebersetzung des Fürsten Mohammed Daraschekoh in das Lateinische von Duperron, deutsch von F. Michel. Dresden 1882. S. 365.

Gewissensbissen über die lasterhafte Gewohnheit etc.) zuzuschreiben. Hegar bezieht die üblen Folgen der Onanie beim Weibe auf die directe locale Reizung, welche selbst zu anatomischen Veränderungen, besonders Katarrhen und Hypertrophien führen kann, und ausserdem die hochgradige allgemeine nervöse und psychische Erregung. v. Krafft-Ebing leitet die Lendenmarksneurose der Masturbantinnen lediglich von der sexuell-nervösen Ueberreizung her; psychischen Momenten gesteht er lediglich die Bedeutung zu, dass sie die Weiterentwicklung der Neurose zur allgemeinen Neurasthenie fördern. Nach meinen Wahrnehmungen spielt bei der Masturbation der Frauen das psychische Moment der rein somatischen Schädigung gegenüber eine sehr wechselnde und jedenfalls häufig nur eine untergeordnete Rolle. Auch sehr jugendliche Onanistinnen, die kaum ein Bewusstsein von der Bedenklichkeit ihrer Gewohnheit haben, bleiben von üblen Folgen, wie ich mehrfach sah, nicht verschont.

IX.

Der sexuelle Präventivverkehr[1]).

Es ist nicht zu leugnen, dass der sexuelle Präventivverkehr heutzutage bei allen Culturvölkern eine Ausdehnung gewonnen hat, welche es zur Genüge rechtfertigt, dass sich die Aerzte mit den gesundheitlichen Folgen desselben ernsthaft beschäftigen. In der That ist auch bereits seit einer Anzahl von Jahren dieser Modus geschlechtlichen Umganges Gegenstand zahlreicher medicinischer Arbeiten geworden, von welchen jedoch nur eine Minderzahl Anspruch darauf erheben kann, unsere Kenntnisse wirklich gefördert zu haben. Die Neurologen haben längere Zeit der Frage des Präventivverkehrs gegenüber literarisch eine auffallende Zurückhaltung beobachtet, was nicht allein darauf zurückzuführen ist, dass man in den Kreisen derselben sich erst allmählich daran gewöhnen musste, auf den Präventivverkehr (speciell eine Form desselben) als eine Quelle nervöser Schädigung die erforderliche Aufmerksamkeit zu richten. Was manche abhielt, in der in Rede stehenden Angelegenheit sich vernehmen zu lassen, war wohl auch der Umstand, dass in der Discussion derselben von Aerzten und Laien Medicin, Moral und Socialpolitik in unglückseliger Weise verquickt worden waren. Um zu zeigen, wie dies kam, müssen wir etwas ausholen.

In seinem am Ende des vorigen Jahrhunderts (1798) veröffentlichten berühmten Essay „On the principles of population"

---

[1]) Sexueller Präventivverkehr = Coitus v. Congressus reservatus. Congressus interruptus ist jene Form des C. reserv., wobei das Glied vor dem Eintritte der Ejaculation aus der Vagina entfernt wird.

empfahl bekanntlich Malthus, ausgehend von der Thatsache, dass ein mit den vorhandenen Subsistenzmitteln nicht in Einklang stehender Kinderreichthum Familien nothwendig zum Pauperismus führen müsse, als Mittel zur Besserung der öconomischen Verhältnisse der unteren Volksklasse „kluge Gewohnheiten in Bezug auf die Ehe". Hiebei hatte er jedoch nur Hinausschiebung der Verheirathung bis zu einem die natürliche Fruchtbarkeit beschränkenden Alter und moralische Enthaltsamkeit im ehelichen Leben im Auge. Dass diese sehr wohlgemeinten Malthus'schen Rathschläge bei den breiten Massen des Volkes in England oder anderweitig Eingang fanden und dadurch zu einer grossen praktischen Bedeutung gelangten, ist nicht ersichtlich. Dieser Umstand war es wohl, der eine Anzahl menschenfreundlicher und auf die Verringerung des Elendes, speciell der grossen Kindersterblichkeit in den unteren Volksklassen bedachter Personen, Aerzte und Nichtärzte veranlasste, dem Volke ein Verfahren im ehelichen Leben zu empfehlen, dessen Ausführung nicht die grosse moralische Anstrengung erheischt, wie die Malthus'schen Rathschläge, und von welchem man daher eine grössere Verbreitung erwarten konnte: den Präventivverkehr. Einzelne Aerzte und Nichtärzte haben dann auch im Verfolge dieser Idee gewisse Mittel oder Verfahren als besonders dienlich empfohlen, die dann in der Folge wieder als unzuverlässig oder gesundheitsstörend erklärt wurden. Näher auf diese Details können wir hier nicht eingehen. Geht man von der Anschauung aus, die zweifellos ihre Berechtigung hat, dass die Empfehlung der moralischen Enthaltsamkeit im ehelichen Leben, selbst wenn dieselbe von Staatswegen oder von der Kanzel aus geschehen würde, keine Aussicht auf praktischen Erfolg in den unteren Volksschichten hat, dass aber unter allen Umständen etwas geschehen muss, um die namentlich in den Grossstädten horrende Kindersterblichkeit und all das Elend, das hiemit zusammenhängt, zu verringern, so wird man in der Empfehlung des Präventivverkehrs nichts Unschickliches oder Unsittliches erblicken können. Unleugbar bildet derselbe ein Mittel, das zur Verringerung des Nothstandes der unteren Klassen und der hohen Kindersterblichkeit entschieden beitragen kann, wenn auch keineswegs das Allheilmittel für alle socialen Gebrechen unserer Zeit, wie manche annehmen.

Allein auch in den besser situirten Klassen verlangen schwerwiegende Rücksichten (die Gesundheitsverhältnisse der Frau und z. Th. der Kinder) in vielen Fällen zeitweiligen oder selbst dauernden Verzicht auf normalen geschlechtlichen Verkehr, so dass auch hier, da der Arzt mit der Forderung völliger Enthaltung doch nur selten durchdringen wird, und diese auch bei Eheleuten häufig nicht ohne gesundheitliche Nachtheile durchführbar wäre, die Empfehlung des Präventivverkehrs als des geringeren Uebels unter Umständen zu einer Art Nothwendigkeit wird. Diese Anschauungen haben jedoch eine entschiedene, zum Theil geradezu fanatische Gegnerschaft gefunden. Die Nothwendigkeit einer Beschränkung in der Familie auf diejenige Kinderzahl, „die man angemessen behausen, nähren, kleiden und erziehen kann", wird zwar ziemlich allgemein anerkannt, auch zugegeben, dass die Gesundheit der Frau einer gewissen Berücksichtigung bedarf, allein das vom Neomalthusianismus empfohlene Mittel des Präventivverkehrs zur Verhinderung weiterer Conceptionen als unsittlich und unnatürlich verurtheilt. Hätte man sich hiermit begnügt, so könnte man es den ärztlichen Gegnern des Neomalthusianismus nachsehen, soferne eben über jede Angelegenheit verschiedene Meinungen möglich sind und speciell über Fragen der Ethik in unserer heutigen Gesellschaft die Ansichten vielfach auseinandergehen. Allein die in Frage stehenden medicinischen Schriftsteller haben sich z. Th. durch einen wahrhaft pharisäischen Eifer zu den ungeheuerlichsten Behauptungen hinreissen lassen. Nach denselben soll der Neomalthusianismus geradezu die moralischen Grundlagen unseres derzeitigen Staatswesens gefährden, eine Quelle der grössten Scheusslichkeiten, von wechselseitiger ehelicher Untreue anfangend bis zum Incest und Kindsmorde bilden und ausserdem eine Reihe körperlicher und geistiger Krankheiten herbeiführen. Dabei geberdeten sich einzelne dieser Autoren, als ob ihnen speciell die Natur ihre Satzungen anvertraut hätte und als ob irgend eine andere Auffassung über das Naturgemässe und Sittliche als die ihrem beschränkten Gesichtskreise erwachsene gar nicht möglich sei.

Es ist erfreulich, dass wenigstens dieser widerwärtige Zelotismus in der ärztlichen Presse in neuerer Zeit verstummt ist; allein von einer streng sachlichen, den thatsächlichen Verhältnissen in nüchterner Weise Rechnung tragenden Beurtheilung der immensen hygienischen Bedeutung des Präventivverkehrs ist ein grosser Theil der Aerzte noch weit entfernt.

Werfen wir einen Blick auf die Sachlage, so wie sich dieselbe bei uns präsentirt, so sehen wir, dass der Präventivverkehr in den breiten Schichten der unteren Volksklassen, welchen die Empfehlung der ehelichen Klugheit in erster Linie galt, noch verhältnissmässig wenig Eingang gefunden hat. Seine Anhängerschaft gehört in der Hauptsache dem Mittelstande und zwar insbesonders den unteren Schichten desselben an.

Fragen wir nach den Motiven, welche die erwähnten Kreise zur Annahme des Präventivverkehrs bestimmen, so lässt sich nicht leugnen, dass dieselben nicht durchgehends ethischer Natur sind. Der Horror mancher Frauen, welche ein oder zwei Kinder besitzen, vor weiterem Familienzuwachs und anderer vor Kindern überhaupt kann nur auf Abneigung vor den Unbequemlichkeiten der Schwangerschaft und Furcht vor Beeinträchtigung ihrer äusseren Reize durch dieselbe oder Scheu vor den Unannehmlichkeiten und Störungen, welche die Pflege und Erziehung weiterer Kinder mit sich bringen würde, zurückgeführt werden. Bei Männern spielt ebenfalls letzteres Motiv mitunter eine Rolle, häufiger wohl der Wunsch, den grösseren Aufwand, den ein weiterer Familienzuwachs erheischen würde, zu vermeiden. Allein in der grossen Mehrzahl der Fälle lässt sich nicht verkennen, dass sittlich berechtigte Motive massgebend sind: der Wunsch mit den vorhandenen, mehr oder minder beschränkten Subsistenzmitteln der Familie ein geordnetes, angemessenes Auskommen zu erhalten, oder Rücksichten auf die Gesundheitsverhältnisse der Ehefrau. Es ist sicher irrig, wenn man, wie Eulenburg, die gegenwärtige Ausbreitung und stetige Zunahme des Präventivverkehrs einfach als eine Aeusserung der Decadenz betrachtet. Jeder, der ein offenes Auge für die socialen Verhältnisse der Gegenwart hat, kann nur in diesen die Hauptquelle des Präventivverkehrs erblicken, und diesen gegenüber bedeutet derselbe nicht moralischen Niedergang, sondern eher das Gegentheil, eine Hebung des normalen Niveaus.

In ähnlichem Sinne hat sich Hegar zur Frage des Malthusianismus geäussert: „Soll die Fortpflanzung zweckmässig geregelt sein, so muss sie sich vor Allem nach dem Alter und der Gesundheit der Eltern richten. Aber auch Beschäftigung, Wohnort, äussere Mittel sind zu berücksichtigen. Das Richtige ist nicht schwer zu finden.

„Man ist auch in den gebildeten Klassen unseres Vaterlandes allmählich zu einem Einblick in diese Verhältnisse und zu richtigen Anschauungen gelangt. Dagegen ist bei der Arbeiterklasse und besonders bei der Fabrikbevölkerung nichts davon zu merken, und das aus der rücksichtslosen Befriedigung des Geschlechtstriebes hervorgehende Unheil enorm.

Man kann den Untergang der Familien genau verfolgen. Solange nicht mehr als zwei bis drei Kinder vorhanden sind, geht alles ganz gut. Die Frau hilft durch Beschäftigung in und ausser dem Hause dem Verdienste des Mannes etwas nach. Die Kinder sind gut genährt, sauber gehalten. Sowie jene Zahl überschritten ist, tritt fast stets ein Umschwung ein. Die Mutter ist kaum noch im Stande, ihren Haushalt zu besorgen, geschweige denn noch Etwas nebenher zu erwerben. Die Kinder laufen verlottert herum, der Mann verliert jeden Halt und wandert zur Schnapskneipe. Das Ende vom Lied ist gewöhnlich, dass die Frau ins Hospital geht, oft auch stirbt, der Mann verkommt, nicht selten durchgeht, und die Kinder der Gemeinde zur Last fallen."

Wenn wir nunmehr in der Literatur Umschau halten, um zu ersehen, was bisher über den Einfluss des Malthusianismus auf die Gesundheitsverhältnisse ermittelt wurde, müssen wir der Begrenzung unseres Themas entsprechend unsere Aufmerksamkeit hauptsächlich den Einwirkungen auf das Nervensystem zuwenden. Die ersten Mittheilungen über durch Präventivverkehr verursachte Krankheitszustände stammen von amerikanischen Aerzten, denen allerdings auf diesem Gebiete ein sehr ausgedehntes Beobachtungsmaterial zu Gebote steht. Gaillard Thomas (New-York) erwähnt in seinem Handbuche der Frauenkrankheiten, dass der Gebrauch anticonceptioneller Mittel oft Ursache von Uterinleiden wird. Ein anderer amerikanischer Gynäkologe, Goodell, machte auf Verlängerungen der Cervix uteri als Folge einer durch Präventivverkehr erzeugten Congestion aufmerksam. Im Anschlusse an diese Mittheilung berichtete Valenta (Laibach) über Beobachtungen an Frauen, die nach glücklicher Geburt von zwei bis drei Kindern, obwohl in günstigen Lebensverhältnissen befindlich, zur Verhinderung weiterer Conceptionen den C. reservatus und zwar vorwaltend in der Form des Congressus interruptus geübt hatten. Mit der Sterilität sah Valenta hier mehr und mehr „das Heer hysterischer Erscheinungen", genauer eine sich immer mehr steigernde Nervosität, von Seiten der Sexualorgane, colossale Hyperämie der etwas vergrösserten Gebärmutter, Erosionen um den Muttermund etc. auftreten. Valenta erklärt diese Zustände durch die Annahme, dass die beim C. reserv. erzeugte Congestion des Uterus und der Scheide nicht mehr gelöst wird, daher die Theile congestionirt bleiben.

An die Veröffentlichungen Valentas reihten sich alsbald z. Th. in rascher Folge weitere ärztliche Publicationen von Nichtneurologen, die sich in erster Linie mit den Schädigungen des Nervensystems durch den Präventivverkehr, in specie den Congressus interruptus, theilweise auch mit den Einwirkungen desselben auf die Sexualorgane bei beiden Geschlechtern beschäftigten (Bergeret, Panthel, Stille, Hasse, Capellmann, Mettenheimer, Mantegazza, Taber Johnson, Food Thompson, Lindner, Peyer u. A.) Als nervöse Leiden, die durch den Congr. interr. verursacht werden sollen, wurden angeführt: Hysterie, Neurasthenie, Hypochondrie und selbst Psychosen. Mantegazza will auch organische Rückenmarkskrankheiten auf das Conto des Congr. interr. setzen. Als örtliche Folgen im Bereiche der Sexualorgane und deren Nachbarschaft bei Männern finden sich erwähnt: Harnröhrencatarrhe, Prostataleiden, Impotenz (Bergeret), passive Hyperämie des Genitalapparates und seiner Adnexa, Varicocele, Hämorrhoidalzustände, Blasenkrampf (C. Hasse). Es fehlt aber auch nicht an Stimmen, welche die behaupteten üblen Folgen des Präventivverkehrs bestreiten (Stille, Food Thompson).

Im Ganzen in objectiverer und kritischerer Weise als von den meisten der im Vorstehenden angeführten Autoren wurden von Anbeginn an die Folgen des Congr. interr. für das Nervensystem von neurologischer Seite beurtheilt. Beard, der sich zuerst über die Angelegenheit äusserte, bemerkt: „Eine unnatürliche Art des Coitus und zugleich eine schädliche Gewohnheit mancher Leute ist diejenige, den C. vorzeitig zu unterbrechen; manchen Individuen erwächst wohl hiedurch kein wesentlicher Schaden, auch wenn sie jahrelang dieser Gewohnheit obliegen, doch in Fällen bedeutender Nervosität erfolgen hiedurch hochgradige functionelle nervöse Störungen, die wohl mit der Zeit und durch eine entsprechende Therapie fast gänzlich behoben werden können." Hirt (Breslau) erwähnt, dass in der Ehe bei sonst geregeltem Geschlechtsverkehre durch den C. interrupt. Gelegenheit zur Entwickelung neurasthenischer Erscheinungen gegeben ist, und dass nur relativ wenige Männer jahrelange Ausübung des C. interr. ungestraft ertragen. v. Hösslin hält es für ausser Zweifel stehend, dass der Congr. interr., wenn derselbe nicht zur völligen Befriedigung führt, nervöse und speciell neurasthenische Beschwerden, vorwiegend im Bereiche der Sexualorgane hervorrufen kann; doch glaubt er, dass die Fälle, in welchen der Nachweis geliefert werden kann, dass der Congr. interr. die ausschliessliche oder vorwiegende Ursache einer Neurasthenie war, verhältnissmässig sehr selten sind. v. Krafft-Ebing fand unter 114 Fällen von Neurasthenie sexualis bei Männern nur ein Mal Congr. interr. als Ursache und zwar bei einem Belasteten. Bei der Frau betrachtet der Autor den Congr. interr. (wie überhaupt den unphysiologischen Coitus) als eine der Masturbation in ihrer Wirkung gleichwerthige, sehr wichtige Ursache der sexuellen Neurasthenie. Merkwürdig divergent lauten die Angaben der Berliner Autoren. Oppenheim hält die ätiologische Bedeutung des Congr. interr. für die Neurasthenie für nicht genügend sicher gestellt, während Eulenburg (1895) demselben bei gewohnheitsmässiger Ausübung einen schädlichen Einfluss auf das Nervensystem entschieden zuerkennt und bemerkt, dass ihm in den letzten 10 Jahren in „fast erschreckender Häufigkeit" Fälle entgegentraten, wobei auf Befragen oder auch spontan die gewohnheitsmässige Ausübung des Coitus reservatus als mitwirkendes oder (wohl mit Unrecht) sogar als alleiniges ätiologisches Moment angeschuldigt wurde. Fürbringer hinwiederum vermochte bei seinen Kranken nachtheilige Wirkungen seitens der in Frage stehenden Art des Präventivverkehrs viel seltener zu constatiren. Er gesteht zu, dass in einem Theile seiner Fälle während der andauernden Gewohnheit sexual-neurasthenische Erscheinungen sich mehr und mehr ausprägten. „Allein diesen Fällen steht eine grössere Zahl solcher gegenüber, welche den unvollständigen Geschlechtsverkehr ohne wesentliche Rückwirkung viele Jahre lang vertragen. Und was noch wichtiger, die Patienten, von denen keiner an pathologischen Samenverlusten litt, vermochten nicht anzugeben, dass die Zeiten, in denen der genannte Usus herrschte, gegenüber den ebenfalls langen Phasen, während welchen zum Condom gegriffen wurde, eine anders geartete Wirkung geäussert." Fürbringer argwöhnt daher, dass der Congr. interr. fast nur bei bereits vorher ausgesprochener reizbarer Schwäche des Nervensystems bedeutungsvolle Verschlimmerungen auszulösen geeignet sei. „Die Gewohnheit — der Excess schadet, nicht die „Unnatur" des Einzelactes."[1])

Auf den Congr. interr. als eine Ursache der Angstzustände, welche sich insbesonders bei Neurasthenischen und Hysterischen finden (Angstneurose Freud), hat zuerst Freud die Aufmerksamkeit gelenkt. Der Autor hat bei seiner ersten Mittheilung über diesen Gegenstand zugleich erwähnt, dass der unvollständige Verkehr für die Frau nur dann zur Schädlichkeit wird, wenn dieselbe hiebei keine Befriedigung findet, i. e. der Coitus vor dem Eintritt des Orgasmus bei ihr unterbrochen wird. Auf diesen Umstand habe ich schon in der ersten Auflage dieser Schrift hingewiesen.

---

[1]) Auch Hegar äussert sich bezüglich der Fragen des Präventivverkehrs mit Einschluss des Congr. interr. bei Frauen sehr zurückhaltend. „Der Gebrauch der Präservativmittel", bemerkt er, „und anderer die Conception verhindernder Verfahren ist wenigstens für junge Frauen schädlich und bedingt Zustände der Blutleere, sowie nervöser Schwäche und Erregtheit, jedoch nur selten erheblichere Störungen, was auch daraus hervorgeht, dass die Sterblichkeit der verheiratheten Frauen gegenüber der der ledigen in Frankreich eine geringere ist als in anderen Ländern."

Für den Mann soll der Congr. interr. nach Freud zur Schädlichkeit werden, wenn derselbe, um die Befriedigung der Frau zu erzielen, die Ejaculation willkürlich verzögert[1]) und als Folge selten eine Angstneurose, meist eine Vermengung derselben mit Neurasthenie auftreten.

v. Tschich (Dorpat) fand in 17 Fällen von Neurasthenie Congr. interr. als ausschliessliche Ursache; erbliche Praedisposition fehlte in allen Fällen. Besonders bemerkenswerth ist dabei noch der Umstand, dass die neurasthenischen Erscheinungen bei fast allen Kranken sich schon nach zweimonatlicher Uebung des in Frage stehenden Präventivverkehrs einstellten. Unter den Symptomen waren besonders prägnant: Furchtsamkeit, Angstzustände und peinliche Gleichgiltigkeit gegen die Umgebung. Unter 36 weiteren Fällen von Neurasthenie, in welchen Congr. interr. neben anderen ätiologischen Momenten figurirte, waren 29, in welchen die Kranken über Angstzustände klagten. Aufgeben des schädigenden Modus des Präventivverkehrs erwies sich in allen Fällen wohlthätig[2]). Dass der Congr. interr. zu den Ursachen der neurotischen Angstzustände zählt, wurde von mir ebenfalls in einer früheren Arbeit bestätigt.

Bevor ich nunmehr zur Darlegung meiner eigenen Beobachtungen übergehe, muss ich einige Punkte berühren, deren Nichtberücksichtigung vielfach zu Schlüssen geführt hat, die den thatsächlichen Verhältnissen nicht entsprechen. 1. Wenn wir die Folgen des Präventivverkehrs für die Gesundheit der Betheiligten ermitteln wollen, dürfen wir — selbstverständlich, könnte man sagen, wenn dies nicht von verschiedenen Seiten übersehen worden wäre — nicht lediglich diejenigen Fälle in's Auge fassen, in welchen unsere ärztliche Intervention wegen

---

[1]) Wir müssen hier schon beifügen, dass diese Ansicht unseren Erfahrungen nicht entspricht; nach denselben kann der Congr. interr. für den Mann zur Schädlichkeit werden, auch wenn bei demselben keinerlei auf Hinausschiebung der Ejaculation gerichteten Künsteleien verübt werden.

[2]) Der gleiche Autor berichtet auch über einen Fall von Epilepsie bei einem 46jährigen Manne, bei welchem sich keine andere Noxa als seit einer Reihe von Jahren geübter Congr. interr. entdecken liess; er glaubt daher, letzteren als Ursache der Epilepsie in diesem Falle ansprechen zu dürfen.

irgend welcher im Laufe der Zeit hervorgetretener Gesundheitsstörungen in Anspruch genommen wurde. Wir müssen unseren Gesichtskreis vielmehr möglichst zu erweitern suchen und nicht bloss alle diejenigen Fälle in Rechnung ziehen, in welchen zugegebenermassen der Präventivverkehr seit kürzerer oder längerer Zeit geübt wird, sondern auch die noch grössere Anzahl derjenigen, in welchen man bei Mangel directer Angaben doch nach Lage der Dinge zu der Annahme berechtigt ist, dass irgend welche Präventivvorkehrungen gebraucht werden.

2. Müssen wir in denjenigen Fällen, in welchen bei dem Präventivverkehr ergebenen Personen nervöse Störungen auftreten, in sorgfältiger Weise nachforschen, ob und welche andere Umstände bei der Herbeiführung dieser Störungen im Spiele waren, und soweit es angeht, den Einfluss dieser anderen Momente feststellen.

3. Müssen wir die Art des Präventivverkehrs, die Häufigkeit desselben im Verhältniss zum Lebensalter und der Constitution der Betheiligten, endlich die begleitenden Umstände in Erwägung ziehen.

Meine Erfahrungen ergeben bei Berücksichtigung dieser Punkte, dass selbst lange Zeit geübter Präventivverkehr nur bei einem kleinen Procentsatze von Männern gesundheitliche Nachtheile zur Folge hat. Hiebei ist zunächst allerdings die Art des Präventivverkehrs nicht in Betracht gezogen. Diejenigen Formen desselben, wobei die Frau die Reservation auf sich nimmt, wie z. B. beim Gebrauche des Pessarium occlusivum, von Schwämmen u. dergl., können natürlich für den Mann irgend welche Nachtheile an sich nicht haben.

Auch von dem Gebrauche der Condoms habe ich bei Männern bisher ausgesprochene gesundheitliche Nachtheile nicht ermitteln können, und solche sind auch von anderer Seite nicht constatirt worden. Die Abstumpfung der Empfindung, welche die Benützung derselben bedingt, mag den Genuss beim Actus vermindern, unter Umständen auch — bei wenig potenten Männern — eine grössere Anstrengung erheischen, doch scheint letzterer Umstand bei mässigem, i. e. lediglich einem ausgesprochenen Bedürfnisse entsprechendem sexuellem Verkehr keine ungünstige Nachwirkungen zu hinterlassen. Die Schädigungen der Gesundheit, die ich als Folge des Präventivverkehrs bei Männern beobachtete, beziehen sich lediglich auf den Congressus interruptus. Für die Frau ist der Präventivverkehr an sich von ungleich grösserer hygienischer Bedeutung als für den Mann, weil dieselbe die natürlichen Folgen des fruchtbaren Geschlechtsverkehrs allein zu tragen hat. Die Frage, ob Frauen häufiger als Männer durch den Präventivverkehr Schaden an ihrer Gesundheit erleiden, muss ich unentschieden lassen, weil es an jeder zuverlässigen Grundlage für die Beantwortung derselben fehlt; doch kann ich nach meinen Erfahrungen nicht glauben, dass der Percentsatz der Frauen, bei welchen die Prävention einen ausgesprochen ungünstigen Einfluss in sanitärer Hinsicht äussert, bedeutend grösser als der der Männer ist. Wie dem aber auch sein mag, den Fällen mit nachtheiligen Wirkungen steht eine jedenfalls sehr bedeutende, wahrscheinlich ungleich grössere Zahl solcher gegenüber, in welchen von Haus aus schwächlichen oder durch frühere Geburten oder Krankheiten entkräfteten Frauen die Prävention sich von ganz eminentem Nutzen zur Erhaltung eines leidlichen Gesundheitszustandes sowie zur Vermeidung entschiedener Lebensgefahr erweist. Die Art der Prävention ist aber auch bei der Frau nicht gleichgiltig. Der Gebrauch der Occlusivpessarien und ähnlicher Vorrichtungen behindert den Eintritt der Befriedigung beim Actus in keiner Weise und kann daher direct zu nervösen Störungen nicht führen. Dagegen soll das längere Verweilen der Occlusivpessarien im Scheidenraume in manchen Fällen zu örtlichen Affectionen führen; eigene Erfahrungen über diesen Punkt besitze ich nicht.

  Der Gebrauch von Condoms kann bei genügender Potenz des Mannes der Frau ebenfalls keinen Schaden bringen, da derselbe die Auslösung des Orgasmus nur etwas erschweren (bei nicht sehr erregbaren Frauen), aber nicht verhindern kann. Meine eigenen Erfahrungen über nachtheilige Wirkungen des Präventivverkehrs auf das Nervensystem betreffen auch bei Frauen nur den Congr. interr., und auch dieser gestaltet sich zur Noxa für die Frau offenbar nur in den Fällen, in welchen wegen unzulänglicher Potenz des Mannes oder geringer Erregbarkeit der Frau die Unterbrechung des Actes vor der Auslösung des Orgasmus erfolgt. Die Entstehung von localen Veränderungen im Sexualapparate durch den Präventivverkehr als solchen scheint von denselben Bedingungen abzuhängen wie die der nervösen Folgezustände. Erfahrene Gynäkologen sprachen sich auch mir gegenüber dahin aus, dass der C. reserv. nur dann zur Entwicklung von Sexualleiden Anlass gibt, wenn die Frau hiebei keine sexuelle Befriedigung findet, also jedenfalls nur in einem Theile der Fälle.

Hinsichtlich der Rolle, welche der Präventivverkehr als Ursache neurasthenischer Zustände im Vergleiche mit anderen nervenzerrüttenden Momenten spielt, muss ich constatiren, dass bei dem von mir im Laufe der Jahre beobachteten Materiale von Nervenleidenden beider Geschlechter neben dem Einflusse geistiger und körperlicher Anstrengungen, von Sorgen und Aufregungen, der Onanie und schmerzhafter oder die Constitution schwächender Krankheiten der des Präventivverkehrs im Ganzen zwar bedeutend zurücktritt, in neuerer Zeit sich jedoch von Jahr zu Jahr mehr bemerklich macht. Es hängt dies jedoch nicht lediglich mit dem Umstande zusammen, dass ich dieser Schädlichkeit in den letzten Jahren eifriger nachgeforscht habe, sondern zweifellos zum Theile auch damit, dass der Präventivverkehr in neuerer Zeit auch in Kreisen Eingang gefunden hat, welche sich früher durch Kinderreichthum auszeichneten (Lehrer, Kleingewerbtreibende, Arbeiter, Landbevölkerung).

Da nicht nur über die Bedeutung des Congress. interr. als nervenschädigendes Moment, wie wir im Vorstehenden sahen, sondern auch über die Art der hierdurch verursachten nervösen Störungen gegenwärtig noch erhebliche Meinungsverschiedenheiten bestehen, so erscheint mir die Mittheilung eines grösseren Beobachtungsmateriales angezeigt, bei welchem die ätiologischen Verhältnisse in gleich eingehender Weise wie die klinischen Erscheinungen festgestellt wurden. In nachstehender Tabelle sind 50 Fälle meiner eigenen Beobachtung zusammengestellt, welche zur Klärung der Frage nach der ätiologischen sowohl als der symptomatischen Seite beitragen werden.

128 Der sexuelle Präventivverkehr.

Alter, Beruf, Civilstand	Aetiolog. Verhältnisse nicht sexueller Natur	Sexuelle Aetiologie	Symptome	Sonstige Bemerkungen
22. Kaufmann, 47 Jahre, verheirathet seit 17 J., 3 Kinder, das jüngste 12 Jahre.	—	Congr. interr. seit ungefähr 12 Jahren.	Potenzabnahme seit 1 Jahre ungefähr. Mangelhafte Erection und präc. Ejacul. (ante portas zum Theil). Im Uebrigen Wohlbefinden.	Heilung.
23. Lehrer, 42 Jahre, verheirathet seit 10 J., 2 Kinder.	—	Masturbation schon in den Knabenjahren und auch später ohne ausgesprochene Schädigung der Potenz hiedurch. Congr. interr. seit 7 Jahren, anfänglich oft mit willkürlicher Protrahirung des Actes aus Rücksicht für die Frau.	Seit längerer Zeit Abnahme der früher sehr lebhaften Libido und der Erectionen, dabei meist präc. Ejacul. mit Verringerung der Empfindung, daher sehr wenig befriedigt von dem Acte. Bei längerer Abstinenz Pollutionen.	Der Congr. interr. wurde in Folge schwerer Erkrankung der Frau nach der zweiten Geburt begonnen. Heilung.
24. Gewerbsmeister, 47 J. verheirathet.	Ueberanstrengung der Beine; ist durch sein Geschäft genöthigt, sehr viel zu gehen und zu stehen.	In der Jugend Masturbation. Seit mehreren Jahren (nach der Geburt des 3. Kindes) Congr. interr.	Abnahme der Potenz, Spermatorrhoe. Abnorme Müdigkeit in den Beinen.	Heilung.
25. Privatgelehrter, 36 J. alt, verheirathet seit 3 Jahren, 1 Kind.	Geringe erbliche Belastung, früher zeitweilig geistige Ueberanstrengung.	Congr. interr. 1½ Jahren.	Erscheinungen spinaler Neurasthenie: Schwäche, abnorme Müdigkeit und andere Parästhesien in den Beinen und am Rücken, anfänglich nur nach dem sexuellen Verkehr vorübergehend auftretend, später in wechselnder Intensität andauernd. Vorübergehend Erscheinungen der reizbaren Blase.	Die Erscheinungen verloren sich nach Aufgabe des Congr. interr. allmählich ohne weitere Behandlung.

26. Gütler (Kleinbauer), 38 Jahre, verheirathet seit 11 J., 2 Kinder.	—	Congr. interr. seit der Geburt des letzten Kindes (8 Jahren).	Schon seit 5—6 Jahren Kreuzschmerzen, die jedoch zeitweilig immer wieder schwanden, seit ½ Jahre sind dieselben heftiger geworden und zwar anscheinend in Folge angestrengter Arbeit beim Holzschneiden. Seit längerer Zeit sind auch Schmerzen in den Knieen vorhanden und zwar auch in der Ruhe, selbst im Bette, ferner grosse Müdigkeit in den Beinen, die oft schon des Morgens beim Aufstehen fühlbar ist.	Besserung.
27. Apotheker, 37 Jahre, verheirathet seit 4 J., 1 Kind.	Ueberanstrengung der Beine durch vieles Stehen.	Seit etwa 2½ Jahren Congr. interr.	Myelasthenische Erscheinung etwa ½ Jahr nach Beginn des Congr. interr. einsetzend. Die Beschwerden (Schwäche, Müdigkeit, Taubheitsgefühl etc.) traten anfänglich nur vorübergehend im Anschluss an den sexuellen Verkehr, später dauernder auf und beschränkten sich fast ein Jahr lang auf das rechte Bein (Hemineurasthenie). Sie traten auch später vorzugsweise am rechten Beine auf. Zeitweilig Oxalurie.	Vollständige Heilung nach Aufgabe des Congr. interr.
28. Fabrikant, 57 Jahre, verheirathet seit 25 J., 7 Kinder.	Seit 9 Jahren Diabetes; Zuckerausscheidung bei entsprechender Diät minimal.	In der Jugend Masturbation, seit 11 Jahren (Geburt des letzten Kindes) Congr. interr.	Nach dem Beginne des Congr. interr. auffällige Müdigkeit in den Beinen nach dem Acte; gegenwärtig Müdigkeit, Steifigkeit und Unsicherheitsgefühl in den Beinen, Schwindel und Kopfschmerzen selten, Potenz erhalten, doch präc. Ejacul. Obj. keine Motilitäts- und Sensibilitätsstörungen an den Beinen; Kniephänomen und Hautreflexe erhalten. Urin eiweissfrei, aber zuckerhaltig.	

Alter, Beruf, Civilstand	Aetiolog. Verhältnisse nicht sexueller Natur	Sexuelle Aetiologie	Symptome	Sonstige Bemerkungen
29. Kaufmann, 51 Jahre, ledig.	Erbliche Belastung. Vor 6 Jahren viel Aufregung im Geschäfte.	Masturbation in der Jugend, doch nur selten, bis in die letzten Jahre. Congr. interr. häufig geübt.	Seit 4 Jahren Schwäche und Müdigkeit im rechten Beine, in ihrer Intensität wechselnd, mitunter beim Gehen auch gar nicht merklich. Keine Schmerzen etc. Schlaf mangelhaft. Beträchtliche Abnahme der Potenz, Obstipation. Keine Blasenstörung. Obj.: Kniephänomen rechts etwas stärker als links; sonst keine Veränderung nachweisbar.	
30. Beamter, 43 Jahre alt, ledig.	Erblich belastet, Aufregungen im Dienste.	Congr. interr. seit 8 J., legte nach dem Actus öfters grössere Wege zurück.	Seit 4–5 Jahren myelasthenische Erscheinungen zeitweilig (abnorme Müdigkeit, Schwäche, Kältegefühl etc. in den Beinen), seit mehreren Jahren auch cerebrasthenische Symptome, Kopfeingenommenheit, Schwindelanfälle, Angstzustände insbesonders Topophobien. Intercurrent auch Erscheinungen der reizbaren Blase.	Patient unterhielt ein ständiges Verhältniss mit einer Person, deren Schwängerung er vermeiden wollte. Schwankender Verlauf. Besserung.
31. Oekonom, 46 Jahre alt, verheirathet seit 10 Jahren, 4 Kinder.	Erblich belastet, insbesondere ererbte Schwäche des Sexualapparates. Litt schon in jungen Jahren wie ein Bruder desselben, obwohl er nie Masturbation getrieben hatte, an Samenabgängen bei gewissen mechanischen Einwirkungen (z. B. beim Klettern, hartem Stuhlgang u. s. w.).	Congr. interr. seit 4 J. ausschliesslich.	Schon alsbald nach Beginn des Congr. interr. Abnahme der körperlichen Leistungsfähigkeit, anfänglich vorübergehend, später immer schwerer dauernder, so dass ihm das Arbeiten immer schwerer wurde. Allmählich auch Gemüthsverstimmung, Angstzustände, diese in letzterer Zeit sehr häufig und intensiv, auch Schwindelanwandlungen, Kopfeingenommenheit; in letzterer Zeit völlige Arbeitsunfähigkeit. Obj.: Oxalurie, Defäcations- und Mictionsspermatorrhoe. Bei ruhigem Verhalten verringerten sich die abnormen Samenabgänge fast bis zum Verschwinden, während sie nach stärkeren Körperbewegungen wieder mehr sich bemerklich machten.	Pat. hatte sich bis zum Beginne des Congr. interr. andauernd völlig wohl befunden und seinen anstrengenden Geschäften als Landwirth ohne besondere Beschwerden nachzukommen vermocht.

Der sexuelle Präventivverkehr.

32. Oekonom, 36 Jahre alt, verheirathet seit 11 Jahren, 4 Kinder, das jüngste 4 Jahre.	Erbliche Belastung?	Congr. interr. seit Geburt des letzten Kindes und zeitweilig auch schon früher.	Seit einem Jahre Topophobien (Angstzustände beim Kirchenbesuch etc.) und Anthropophobie.	
33. Ingenieur, 41 Jahre alt, verheirathet seit 14 Jahren, 3 Kinder, das jüngste 7 J. alt.	Geringe erbliche Belastung.	Congr. interr. seit der Geburt des letzten Kindes (7 Jahren).	Vor einem Jahre nach der Rückkehr vom Urlaub Herzschmerzen und Schmerzen in den Beinen, später auch Schlafmangel längere Zeit anhaltend, Furcht vor Schlaganfall; allmähliche Besserung; in letzterer Zeit geringe Eingenommenheit des Kopfes, mitunter Angstzustände, beim Arbeiten Gefühl von Brennen im Nacken, rasches Ermüden bei körperlicher Anstrengung.	
34. Beamter, 33 Jahre alt, verheirathet seit 9 J., 2 Kinder.	Geringe erbliche Belastung. Influenza.	Congr. interr. seit der Geburt des 2. Kindes. Zeitweilig auch Abstinenz bei erheblicher Libido.	Nach Influenzaerkrankung vor 1 Jahre Angstzustände mit Erscheinungen nervöser Herzschwäche (Unregelmässigkeit des Pulses etc.) namentlich beim Alleinsein und Nachts; die Angstzustände noch immer zeitweilig wiederkehrend.	Nach Aufgabe des Congr. interr. allmähliches Schwinden der Störungen ohne weitere Behandlung.
35. Lehrer, 33 Jahre alt, verheirathet seit 10 J., 1 Kind.	Erbliche Belastung; Migräne schon seit frühester Jugend.	Congr. interr. seit 8 bis 9 Jahren.	Seit 3 Jahren Pulsationsgefühl in den Gefässen, auch Gefühl vom Herzschlage, mitunter Angstzustände, insbesonders Nachts, Schwindel.	
36. Aufseher, 43 Jahre alt, verheirathet seit 11 Jahren, 2 Kinder mit 9 und 3 Jahren, gesund.	Erblich belastet, specif. Infect. vor 20 Jahren.	Seit Geburt des ersten Kindes m. Ausnahme der Zeit während der zweiten Schwangerschaft Congr. interr., sehr starke Libido, dabei nicht häufiger Verkehr aus Furcht, sich zu schaden.	Vor 6 Jahren zum ersten Mal nervöse Beschwerden; Schwindel, Herzklopfen, Angstzustände; allmählich Besserung, in neuerer Zeit wieder Verschlimmerung, öfters Gefühl von Unruhe und Schmerzen in der Herzgegend, Aufgeregtheit, Furcht vor Herzschlag, mitunter Schmerzen im ganzen Körper. Obj: = Puls 96, zeitweilig unregelmässig.	

132 Der sexuelle Präventivverkehr.

Alter, Beruf, Civilstand	Aetiolog. Verhältnisse nicht sexueller Natur	Sexuelle Aetiologie	Symptome	Sonstige Bemerkungen
37. Gutsbesitzer, 40 Jahre alt, verheirathet seit 15 Jahren, 1 Kind, 8 Jahre alt.	Geringe erbliche Belastung, gemüthliche Erregung in Folge von Trauerfällen in der Familie.	Congr. interr. seit der Geburt des Kindes und schon vorher.	Vor 4 Jahren 2 Todesfälle in der Familie (Vater und Schwiegervater) rasch hintereinander. In der Folge Beklemmung in der Herzgegend, Herzklopfen, Schwindel. Die Erscheinungen verloren sich nach einigen Monaten; ½ Jahr später wieder Herzklopfen, Angstzustände bei den verschiedensten Gelegenheiten, diese Störungen sind seitdem nicht mehr geschwunden; mitunter auch Eingenommenheit des Kopfes. Object. = 0.	
38. Kaufmann, 33 Jahre, verheirathet seit 3 J., 1 Kind.	Erbliche Belastung. Von Haus aus ängstlicher Natur, Influenza, Prostataabscess.	Congr. interr. seit 2 J.	Vor 5 Monaten Prostataabscess, der sich spontan nach aussen entleerte. Vorher Influenza. Pat. glaubte, dass das Prostataleiden tuberculöser Natur sei (ein Bruder desselben litt an Tuberculose ausgehend von einer Darmfistel) und verfiel in schwere gemüthliche Depression; Angstanfälle schwerster Art selbst mit Ohnmachtszuständen, Globus, Nosophobien wechselnden Inhalts; bei der Aufnahme noch immer schwere Angstzustände, hält sich für unrettbar verloren. Kopfeingenommenheit, fortwährend Nebel vor den Augen; gänzliche Arbeitsunfähigkeit. Spermatorrhoe.	Schwankender Verlauf. Besserung.
39. Lehrer, 37 Jahre, verheirathet seit 8 Jahren, 1 Kind.	Viel Anstrengung im Dienst während des letzten Jahres.	Congr. interr. seit der Geburt des Kindes bis in die jüngste Zeit, seit Kurzem ist die Frau wieder schwanger.	Vor ungefähr 6 Monaten Angstzustände, Beklemmungen mit erheblicher Pulsbeschleunigung; wurde dann beurlaubt. Anfänglich Besserung. Vor 3 Monaten auffällige Müdigkeit und Schmerzen in den Beinen, welche Erscheinungen sich nach einiger Zeit wieder verloren. Gegenwärtig Schlafmangel, Taubheitsgefühl am rechten Fusse; Nachts öfters Herzklopfen nach dem Aufwachen. Objectiv = 0.	

Der sexuelle Präventivverkehr.

40. Schlossergehülfe, 27 J., verheirathet seit 3 J., 1 Kind.	Erblich belastet, schon immer aufgeregter Natur.	Congr. interr. seit der Geburt des Kindes.	Seit etwa 1 Jahre nervöse Beschwerden, Herzklopfen, Angstzustände (Nosephobien) Parästhesien in den Fusssohlen, Schwitzen am Rücken; blieb 4 Monate von der Arbeit weg ohne Besserung.	
41. Officier, 44 Jahre, verheirathet seit 11 J., 2 Kinder (1 †).	Vor 3 Monaten schwere gemüthliche Erregung in Folge eines Trauerfalles in der Familie. In den letzten Wochen 2 mal Sturz beim Reiten ohne Beschädigung.	Masturbat. in der Jugend. Congr. interr. seit einer Reihe von Jahren.	Seit dem Trauerfalle gemüthliche Depression, Angstzustände, zum Theil länger andauernd, Schlaf mangelhaft, Aengstlichkeit beim Reiten. Fühlt sich selbst, dass ihm der Congr. interr. nachtheilig sei.	Heilung.
42. Kaufmann, 38 Jahre, verheirathet seit 10 J., 2 Kinder.	Erbliche Belastung? Ist durch sein Geschäft zeitweilig zu Excessen im Rauchen u. Trinken genöthigt. Im vorigen Jahre Typhus abd.	Congr. interr. seit Geburt des letzten Kindes.	Seit 3 Jahren nervöse Beschwerden in der Herzgegend, Stiche, Herzklopfen, später ausgesprochene Anfälle von neurasthenischer Angina pectoris: Schmerzen in der Herzgegend, ausstrahlend in den linken Arm, mit Beklemmung (seit einigen Monaten nicht mehr aufgetreten). Gegenwärtig Schwächegefühl im Kopfe, Gedächtnissschwäche. Nachts häufig Herzklopfen mit Angstgefühl. Objectiv: negativer Befund.	
43. Fabrikant, 40 Jahre, verheirathet seit 12 J., 2 Kinder.	Erbliche Belastung? Entfettungskur.	Congr. interr. nach der Geburt des ersten Kindes 2 Jahre und dann wieder seit der Geburt des 2. Kindes (8 Jahren) häufig.	Ein Jahr nach Beginn des Congr. interr. Angstzustände, später Steigerung nach einer Entfettungskur; längere Zeit Erscheinungen schwerer Neurasthenie cord., daneben Topophobien, letztere noch bestehend; ausserdem häufig Kopfschmerzen.	Schwankender Verlauf. Besserung.
44. Ingenieur, 33 Jahre, verheirathet seit 5 J., 1 Kind.	Erblich von mütterlicher Seite belastet. Geistige Ueberanstrengung.	Congr. interr. seit mehreren Jahren.	Cerebrasthenische Erscheinungen. (Kopfeingenommenheit, Angstzustände — Topophobien insbesonders), Anfälle von Herzklopfen, Globus.	Besserung.

Alter, Beruf, Civilstand	Aetiolog. Verhältnisse nicht sexueller Natur	Sexuelle Aetiologie	Symptome	Sonstige Bemerkungen
45. Ingenieur, 43 Jahre, verheirathet seit 5 J., 1 Kind.	Der Vater Potator. Heftige gemüthliche Erregung (Trauerfall in der Familie) vor einiger Zeit.	Congr. interr. seit Geburt des Kindes.	Schlaf schon länger etwas mangelhaft, seit dem Trauerfall fast ganz geschwunden; grosse gemüthliche Reizbarkeit. Nachts Herzklopfen, Angstzustände.	Schwankender Verlauf, soweit mir bekannt, noch keine nachhaltige Besserung.
46. Krämereibes., 42 J., seit 11 Jahren verheiratet, 2 Kinder. (4 Kinder gestorben.)	Mancherlei Aufregungen. Influenza in den letzten Jahren 2 mal.	Congr. interr. in den letzten Jahren, doch seit ½ Jahre aufgegeben, die Frau wieder schwanger.	Seit 3 Jahren Kopfschmerzen, anfänglich seltener, seit ¾ Jahren häufiger, seit längerer Zeit Topophobien (Angst beim Aufenthalt in geschlossenen Räumen insbesonders), auch auffallende Aengstlichkeit und Schlafmangel; Abnahme der Potenz. In den letzten Wochen auch Schmerzen in den Beinen.	Besserung.
47. Beamter, 36 Jahre alt, verheirathet seit 7 J., 2 Kinder ausserehel., in der Ehe keine Kinder.	Die Mutter nervös, sonst nichts in der Familie; specif. Infection mit 22 Jahren	Congr. interr. seit der Verheirathung.	Vor ¾ Jahren Kopfeingenommenheit, Schwindel, Gefühl von Ameisenkriechen und Prickeln am Kopf und im Gesicht, konnte jedoch seinen Dienst fortsetzen. Nahm vor 3 Monaten Urlaub für 4 Wochen, der auf dem Lande zugebracht wurde, hiebei Besserung. Seit der Rückkehr Zustand wechselnd. In den letzten Wochen Eingenommenheit und Müdigkeit im Kopfe, Nackenschmerzen, zeitweilig Schwäche und Taubheitsgefühl in den Beinen, dabei beständig ein gewisser Angstzustand (Tabesphobie). Objectiv: = 0.	Besserung.
48. Kaufmann, 53 Jahre, verheirathet seit 23 J., 3 erwachsene Kinder.	Erbliche Belastung. Litt schon als Kind viel an Kopfschmerzen, in letzter Zeit viel Aufregung und Ueberanstrengung im Geschäfte.	Congr. interr. seit vielen Jahren.	Litt schon wiederholt an schweren cerebrasthenischen Zuständen, so auch seit einigen Wochen wieder (Unsicherheit und Schwere im Kopf, durchfahrende Schmerzen, Vergesslichkeit, Unfähigkeit zu längerer geistiger Beschäftigung, Zwangsvorstellungen mit suicidalen und homicidalen Impulsen etc.).	Besserung.

49. Gewerbsmeister, 29 J. alt, verheirathet seit 4 Jahren, 1 Kind.	Erblich belastet, zeitweilige Excesse im Trinken und Rauchen aus geschäftlicher Veranlassung.	Congr. interr. längere Zeit, seit einig. Wochen aufgegeben, weil Pat. selbst den Eindruck hatte, dass ihm derselbe schade.	War schon immer etwas nervös. In neuerer Zeit erhebliche Verschlimmerung, Angstzustände zum Theil inhaltslos, zum Theil nosophobisch, Zittern, Gemüthsverstimmung, Schlafmangel.	Schwankender Verlauf, Besserung.
50. Fabrikant, 38 Jahre, verheirathet seit 10 J., 1 Kind.	Erbliche Belastung ?	Congr. interr. seit einer Reihe von Jahren, mitunter auch Excesse i. V.	Der Schlaf schon seit einigen Jahren mangelhaft, in letzter Zeit anhaltend schlecht, Kopfdruck, Angstzustände (Topophobien) insbesondere Zwangsgrübeln, gemüthliche Depression, zeitweilig allgemeines Schwächegefühl; Darmträgheit schon seit vielen Jahren.	
51. Beamter, 40 Jahre alt, verheirathet seit 15 J., 3 Kinder.	Ungünstige dienstliche Verhältnisse (viel Verantwortung und Arbeit).	Congr. interr. seit 10 J. (Geburt des letzten Kindes).	Seit fast 2 Jahren cerebrasthenische Erscheinungen (Kopfschmerz, Schwindel insbesondere beim Arbeiten). Seit $3/4$ Jahren Verschlimmerung, dabei auch Rückenschmerzen, Schwäche in den Beinen, Aufgeregtheit, bei raschem Gehen Athembeschwerden, Herzklämpfung verbreitert, Spitzenstoss nach aussen gerückt. Phosphaturie.	
52. Thierarzt, 39 Jahre alt, seit 6 Jahren verheirathet, 3 Kinder.	Erblich belastet.	Congr. interr. in den letzten Jahren.	War schon längere Zeit vor der Verheirathung hypochondrisch-neurasthenisch; Befinden jedoch zur Zeit der Verheirathung und noch in den ersten Jahren nach derselben befriedigend; seit einem Jahre wieder cerebrasthenische Erscheinungen, insbesondere Angstzustände (Nosophobien).	Besserung.
53. Doctor phil., 25 Jahre, verheirathet seit 3 J., kein Kind.	Erblich belastet.	Congr. interr. seit der Verheirathung.	Zwangsdenken, Thanatophobie, Mangel an Ausdauer bei jeder Beschäftigung.	

Alter, Beruf, Civilstand	Aetiolog. Verhältnisse nicht sexueller Natur	Sexuelle Aetiologie	Symptome	Sonstige Bemerkungen
54. Beamter, 44 Jahre, verheirathet seit 14 J., 1 Kind.	Erblich belastet, zeitweilig dienstliche Ueberanstrengung.	Masturbat. in d. Jugend bei sehr dürftigen Verhältnissen. Nach der Verheirathung zumeist Congr. interr.	Schon lange auffällige Aengstlichkeit und Reizbarkeit; auch sexuelle Schwäche (präc. Ejacul). In den letzten Jahren nach stärkerer dienstlicher Belastung wiederholt Schlafmangel, Abnahme der Arbeitsfähigkeit und daran sich anknüpfende hypochondrische Befürchtungen; gemüthliche Depression, daneben Zwangsvorstellungen wechselnden Inhalts, insbesonders Zwangsvorwürfe, zum Theil der absurdesten Art.	Sehr schwankender Verlauf. Besserung.
55. Beamter, 47 Jahre, verheirathet seit 11 J., 2 Kinder.	Erblich belastet, zeitweilig geistige Ueberanstrengung, gemüthliche Erregungen.	Congr. interr. seit 7 J	Schon in jüngeren Jahren zeitweilig neurasthenisch und hypochondrisch; in den letzten Jahren wechselnde cerebrasthenische Beschwerden, dabei besonders hartnäckig allgemeine Aengstlichkeit, Zweifelsucht, hypochondrische Zwangsvorstellungen, nächtliche Angstzustände, gemüthliche Depression; zeitweilige Abmagerung und schlechtes Aussehen. Die Verschlechterung des Zustandes meist auf äusseren Anstoss (dienstliche Ueberanstrengung, Aufregung) hin eintretend	Besserung.
56. Kaufmann, 44 Jahre, verheirathet seit 12 J., 3 Kinder, das jüngste 4 Jahre alt.	Geringe erbliche Belastung.	Congr. interr. seit der Gebut des letzt. Kindes und schon früher Jahre lang.	Leidet seit 6 Jahren an Tics, insbesondes Lidkrampf und schüttelnden Bewegungen des Kopfes, Aengstlichkeit bei allen Verrichtungen wegen möglicher Erschwerung durch den Lidkrampf, Angstzustände beim Aufenthalt im Theater und anderen geschlossenen Räumen.	Besserung.

Der sexuelle Präventivverkehr.

				Heilung.
57. Buchhaltersfrau, 30 J. alt, verheirathet seit 13 Jahren, 1 Sohn mit 12 Jahren.	Heftiger Aerger vor ½ Jahre.	Congr. interr. seit Geburt des Sohnes.	Pat. hatte vor ½ Jahre einen heftigen Aerger; seit dieser Zeit öfters Anfälle von Herzklopfen ohne besondere Ursache, namentlich einige Zeit vor den Menses, dabei auch öfters Zittern in den Beinen, allgemeine Schwäche (Aequivalente des Angstanfalles).	
58. Beamtenfrau, 38 Jahr alt, verheirathet seit 16 Jahren, 4 Kinder, von welchen 2 am Leben, das letzte 8 Jahre alt.	Erblich belastet.	Congr. interr. seit 8 J.	Seit 3—4 Jahren Topophobien (Angst beim Aufenthalte im Theater, Concert etc., zum Theil auch beim Gehen auf der Strasse). Hochgradige allgemeine Aengstlichkeit. Eigenthümliche vasomotorische Störungen der Haut, die hier ausser Betracht bleiben.	
59. Fabrikantenfrau, 27 Jahre alt, verheirathet seit ¾ Jahren.	Erblich sehr belastet.	Congr. interr. seit der Ehe.	Erscheinungen der nervösen Herzschwäche, Topophobien, Monophobie.	Amerikanerin, die sich mit ihrem Manne auf einer Reise in Europa befindet, daher das Bemühen, Conception zu verhüten. Potenz des Mannes wahrscheinlich gering.
60. Kaufmannsfrau, 30 J. alt, seit 14 Jahren verheirathet, 1 Kind, 12 Jahre alt.	War früher längere Zeit blutarm. Fiel vor einigen Jahren mit dem Kopfe auf den Parketboden.	Congr. interr. seit Geburt des Kindes.	Seit mehreren Jahren Kopfschmerzen (früher nie vorhanden) namentlich Morgens nach dem Aufstehen; dieselben erstrecken sich bis in das Gesicht, selbst die Zähne, rückwärts in den Nacken und treten namentlich vor und nach dem Menses und bei Aufregungen auf. Oefters Herzklopfen, Angstzustände, Furcht vor dem Erröthen (in Gegenwart fremder Leute insbesonders), Zwangsvorstellungen (dass irgend ein Unglück passiren könnte etc.), insbesonders vor den Menses und wenn sie schlecht geschlafen. Object. = 0.	Besserung.

138 Der sexuelle Präventivverkehr.

Alter, Beruf, Civilstand	Aetiolog. Verhältnisse nicht sexueller Natur	Sexuelle Aetiologie	Symptome	Sonstige Bemerkungen.
61. Kaufmannsfrau, 38 J. alt, seit 18 Jahren verheirathet, 3 Kinder, das jüngste 5 Jahre alt.	Erblichbelastet. Schwere Entbindung (Zangengeburt) beim ersten Kinde vor 18 Jahren.	Congr. inter. seit der Geburt des ersten Kindes mit Ausnahme der Schwangerschaftszeiten. (Zufallsconceptionen?)	Von Haus aus etwas schwächlich. Seit der Geburt des ersten Kindes wechselnde neurasthenische, zum Theil auch hysterische Beschwerden. Besonders hartnäckige nosophobische Zustände; zeitweilig Erscheinungen der nervösen Herzschwäche und Neigung zu gemüthlicher Verstimmung. Hochgradige Autosuggestibilität. In den letzten Jahren längere Zeit Appetit und Schlaf sehr mangelhaft, in Folge dessen dürftige Allgemeinernährung.	Besserung.
62. Beamtenfrau, 26 J. alt, seit 4 Jahren verheirathet, 2 Kinder.	Geringe erbliche Belastung.	Während der ersten Schwangerschaft Excesse in Venere, in der Folge erschwerter Eintritt des Orgasmus. Congr. inter. seit der letzten Geburt vor 9 Monaten und auch schon früher.	Seit 1/2 Jahre ungefähr Kopfbeschwerden, mitunter auch Rückenschmerzen, Angstzustände (nosophobisch zum Theil, auch Topophobien), Herzklopfen. Seit einigen Wochen auch Magenbeschwerden vor und nach dem Essen. Object. = 0	In der letzten Zeit suchte der Mann der Patientin den bei dem Congr. inter. nicht eintretenden Orgasmus durch nachträgliche Manipulationen herbeizuführen. Die Pat. fühlt selbst, dass durch die Art ihres sexuellen Verkehrs ihr Befinden verschlechtert wird.
63. Bildhauersgattin, 26 Jahre alt, verheirathet seit 3 Jahren, kein Kind.	Erbliche Belastung? Fieberhafte Erkrankung (Influenza?)	Congr. inter. seit Beginn der Ehe bis vor einigen Monaten. Potenz des Mannes gering, präc. Ejacul.	Vor 4 Monaten eine fieberhafte Affection, in der Folge Herzbeschwerden mit hochgradiger Angst; seit mehreren Wochen ein andauernder Beklemmungs- (Angst-)zustand mit intercurrenten intensiveren Angstfällen mit Globus, halbseitigen Paraesthesien etc.; Topophobien. Object.: andauernde Pulsbeschleunigung (Puls 100).	Besserung.

Der sexuelle Präventivverkehr. 139

64. Kaufmannsgattin, 38 Jahre alt, verheirathet seit 5 Jahren, 1 Kind, 4 Jahr alt.	Erbliche Belastung wahrscheinlich.	Congr. interr. seit der Geburt des Kindes.	Schon seit längerer Zeit Trepophobien (Furcht allein auszugehen etc.), auch Monophobie. Seit 3 Wochen häufiger schwere, inhaltslose Angstzustände, zum Theil stundenlang anhaltend, gemüthliche Verstimmung. Object.: dürftige Allgemeinernährung.	Heilung.
65. Comptoiristenfrau, 28 Jahre, seit 7 J. verheirathet, 2 Kinder (hiervon 1 †).	Geringe erbliche Belastung. Die erste Entbindung sehr schwer (Eklampsie, Zangengeburt unter Chloroformnarkose). Die 2. Entbindung normal.	Congr. interr. seit der Geburt des letzt. Kindes vor 3½ Jahren.	Vor 5 Monaten Magen- und Stuhlbeschwerden, Kopfschmerzen. Ging desshalb zur Erholung zu einer Tante in ihre Heimath, dort Verschlechterung des Zustandes (Tante hysterisch). Seit der Rückkehr vor 3 Wochen allgemeine Mattigkeit, grosse Gereiztheit, Schlafmangel, nächtliche Angstzustände mit Schüttelfrost, Wechsel von Kopf- und Magenbeschwerden; wenn der Kopf frei, Magendrücken, wenn der Magen frei, Kopfeingenommenheit; auch Heisshunger und Schwindel. Beim Gehen auf der Strasse Unsicherheit. Objec.: = 0.	Besserung.
66. Beamtenfrau, 32 Jahr alt, verheirathet seit 7 Jahren, 4 Kinder, 2 Abortus.	Erblich belastet, schon als Kindnervenschwach, als Mädchen etwas chlorotisch. Schwere Erholung nach den Geburten. Menses sehr reichlich.	Congr. interr. seit dem letzten Abortus vor 5 Monaten und schon früher; dabei trotz grosser Abneigung gegen den Actus täglich Inanspruchnahme durch den sehr sinnlichen Ehemann.	Migräne schon seit der Kindheit; in letzterer Zeit häufig Constrictionsgefühle im Kopfe, Gedächtnissschwäche, Anwandlungen von geistiger Abwesenheit, Anfälle von motivloser Verstimmung, anhaltend eine gewisse Aengstlichkeit, Schlaf mangelhaft, nicht erquickend. Ohrensausen. Object.: sehr dürftige Allgemeinernährung. (Körpergewicht 90 Pfund.)	Während der Beobachtung alsbald Besserung; nach Wiederaufnahme des Congr. interr. sofortige erhebliche Verschlechterung.

Alter, Beruf, Civilstand	Aetiolog. Verhältnisse nicht sexueller Natur	Sexuelle Aetiologie	Symptome	Sonstige Bemerkungen
67. Beamtenfrau, 29 Jahre alt, verheirathet seit 6 Jahren, 2 Kinder.	Erblich belastet. In letzterer Zeit häufig Störung der Nachtruhe durch eines ihrer Kinder.	Seit der Geburt des letzten Kindes vor 3 Jahren zum Theil Congr. interr. zum Theil C. condomatus, nur wenig Inclination für den Verkehr.	Litt schon vor ihrer Verheirathung an Thanatophobie. Im vorigen Jahre wegen Ausbleibens der Menses Conceptionsangst. Nachdem diese beseitigt war, Angst vor Schlaganfall u. Aehnlichem; Kopfschmerzen schon seit 6 Jahren öfters auftretend, seit mehreren Wochen permanent, dabei häufig Angstgefühl, als ob es zu Ende gehe. Ausserdem in letzterer Zeit Unfähigkeit zu häuslicher Beschäftigung wegen Aufgeregtheit, Nosophobien (Angst vor Schlaganfall, Irrsinnigwerden etc.), Obstipation, wenig Appetit.	
68. Kaufmannsfrau, 30 J. alt, seit 5 Jahren verheirathet, 2 Kinder im Alter von 5 und 1½ Jahren.	Erblich belastet.	Congr. interr. seit der Geburt des letzten Kindes und auch schon früher, dabei nur seltener Verkehr; Pat. in sexueller Beziehung sehr indifferent.	War früher nie krank. Vor etwa ½ Jahre angeblich in Folge einer Erkältung eine entzündliche Unterleibserkrankung (Perimetritis?); daran knüpften sich hypochondrische Angstzustände (Furcht vor Krebs und dergl.), worunter ihre Nerven sehr litten. Allmähliche Besserung. Nach dem Gebrauche warmer Fichtennadelbäder grosse Erregtheit, leichte choreatische Zuckungen der Glieder, insbesonders der Hände, öfters auch Kribbeln in den Fingern und Zehen. In letzterer Zeit das Befinden schwankend; Zuckungen und Kribbeln noch immer zeitweilig auftretend; dabei auch noch eine gewisse Aengstlichkeit wegen ihres Zustandes.	Besserung.

Der sexuelle Präventivverkehr. 141

69. Fabrikantenfrau, 25 Jahre alt, verheirathet seit 6½ J., 1 Kind.	Erblich belastet, gemüthliche Erregungen.	Congr. interr. seit der Geburt des Kindes. Nach Angabe des Mannes vollständiger Mangel des Wollustgefühles beim C. schon seit Beginn der Ehe (ebenso bei einer Schwester der Pat.).	In Folge gemüthlicher Erregungen wegen Erfolglosigkeit einer gynäkologischen Operation (Auskratzung wegen Endometritis) hysterische Anfälle vor 3 Jahren, die in der Folge von Zeit zu Zeit wiederkehrten. Seit 2 Jahren Angstzustände, zum Theil inhaltslos, zum Theil mit Zwangsbefürchtungen wegen der Gesundheit ihrer Angehörigen und anderer Dinge.	
70. Braumeistersfrau, 27 Jahre alt, verheirathet seit 9 J., 3 Kinder.	Erblich belastet, schon immer etwas nervös u. aufgeregter Natur, auch Migräne schon seit Jahren.	Congr. interr. seit der Geburt des letzten Kindes vor 4 Jahren. (Zangengeburt mit grossem Blutverluste.)	Seit 5 Wochen melancholisch, beständige Angst vor dem Sterben, oder dass ihrem Manne ein Unglück passiren könnte und die Kinder dann unversorgt wären. Schlaf gestört. Angst zeitweilig so hochgradig, dass sie glaubt es nicht aushalten zu können (Selbstmordideen).	
71. Fabrikantenfrau, 30 Jahre alt, seit 7 Jahren verheirathet, 2 Kinder mit 5 und 4 Jahren, kein Abortus.	Erblich belastet, fast alle Familienangehörigen nervös und aufgeregter Natur, doch keine Geisteskrankheit.	Congr. interr. seit der Geburt des letzten Kindes (i. e. seit 4 Jahren); nach dieser Geburt langwieriger Uterincatarrh mit Blutverlust.	Seit der letzten Geburt nervöse Beschwerden, die sie auf den Uterincatarrh bezog, insbesonders seitens des Herzens (Herzklopfen, Gefühle, als ob das Herz stillstehe, mit Todesfurcht etc.). In letzterer Zeit grosse allgemeine Mattigkeit, Kopfschmerz, Schwindel, unerquickender Schlaf, mitunter Schmerzen im ganzen Körper, öfters starkes Herzklopfen mit Beklemmung, so dass sie glaubt, nicht mehr athmen zu können; häufig länger andauernde, inhaltslose Angstzustände, gemüthliche Depression. Stuhlgang zeitweilig diarrhoeisch, Appetit gut, manchmal Magenschmerzen mit Uebelkeit; der Zustand im Ganzen schwankend, bald etwas besser, bald schlimmer. Obj.: Etwas blasses Aussehen, Puls mässig beschleunigt.	Die Frau findet nach Angabe des Mannes keine Befriedigung beim Congr. interr. und äussert selbst die Anschauung, dass ihr derselbe schade.

Von den in der vorstehenden Tabelle angeführten 50 Fällen betreffen 35 Männer, 15 Frauen. Die Angabe „Heilung" in der 5. Rubrik wurde nur in Fällen gemacht, in welchen längere Zeit, zum Theil Jahre lang das Ausbleiben der bei der Aufnahme vorhandenen Störungen constatirt werden konnte. In den übrigen Fällen, in welchen ich über den weiteren Verlauf unterrichtet bin, wurde, auch wenn das Befinden der Patienten bei Austritt aus der Behandlung resp. Beobachtung ein ganz befriedigendes war, nur Besserung angenommen. Wenn wir nun zunächst die Aetiologie der Fälle, welche Männer betreffen, näher ins Auge fassen, so finden wir, dass nur in einem geringen Theil derselben der Congr. interr. die ausschliessliche Ursache der angeführten Störungen bildet; bei einem grösseren Theile figurirt neben der in Frage stehenden sexuellen Noxa erbliche Belastung und in einer weiteren Gruppe von Fällen liessen sich noch andere ätiologische Factoren ermitteln. Solche bestanden auch in einem Theil der Fälle, in welchen erbliche Belastung mangelt oder fraglich ist. Die Rolle dieser Factoren — körperliche und geistige Ueberanstrengung, gemüthliche Erregungen, acute Allgemeinkrankheiten und allgemeine Ernährungsstörungen — ist eine verschiedene. Nur bei einem kleinen Theile der Patienten handelt es sich um mit dem Congr. interr. gleichzeitig und gleichsinnig wirkende Momente oder um Noxen, deren Einwirkung der Uebung des Congr. interr. vorhergegangen und bis zum Beginne desselben ohne ausgesprochene nervöse Folgen geblieben war; bei den meisten Patienten hatte der Congr. interr. bereits längere oder kürzere Zeit seinen schädigenden Einfluss auf das Nervensystem ausgeübt, bevor weitere Noxen zur Einwirkung gelangten, die dann das Maass sozusagen voll machten. In manchen Fällen führte das Hinzutreten weiterer Schädlichkeiten sofort zur Entwicklung nervöser Beschwerden; insbesonders bei schweren gemüthlichen Erregungen und acuten Allgemeinkrankheiten (Influenza) begegnen wir diesem Verhalten, und es ist begreiflich, dass in solchen Fällen der Pat. keinen Zweifel hegt, dass sein Leiden von den in Frage stehenden Noxen allein herzuleiten sei. Bei anderen Patienten äussern die hinzutretenden Schädlichkeiten nicht diesen direct auslösenden

Einfluss; sie führen nur ganz allmählich zur Ausbildung nervöser Störungen. Was den unmittelbaren Effect des einzelnen Actes auf das Befinden der männlichen Patienten anbelangt, so mangelt es, wie wir sahen, nicht an solchen, welche früher oder später fühlen, dass ihnen diese Art des Verkehres nachtheilig ist; in der grossen Mehrzahl der Fälle fehlt jedoch die unmittelbare ungünstige Beeinflussung des Befindens, oder dieselbe ist so unerheblich, dass darauf keinerlei Gewicht gelegt wird, so dass die Patienten weit davon entfernt sind, einen Zusammenhang ihres nervösen Zustandes mit der geübten Prävention anzunehmen oder auch nur zu vermuthen.

Betrachten wir die in der Tabelle angeführten Beobachtungen nach der symptomatischen Seite, so sehen wir, dass die Erscheinungen der einzelnen Fälle zum Theil sehr bemerkenswerthe Unterschiede darbieten und auf Grund dieser sich mehrere Gruppen absondern lassen.

Bei der ersten sehr kleinen Gruppe (3 Fälle) handelt es sich fast lediglich um Störungen, welche der Sexualsphäre angehören (Abnahme der Libido, mangelhafte Erectionen, präcip. Ejac., Spermatorrhoe); nur in einem dieser Fälle bestand nebenbei noch eine andere myelasthenische Erscheinung (abnorme Müdigkeit der Beine). Bei einer weiteren, ebenfalls kleinen Gruppe (Beob. 25—28) begegnen wir dem umgekehrten Verhalten: Erscheinungen von Myelasthenie fast ohne jede Betheiligung der Sexualsphäre; nur in einem dieser Fälle, der einen in den Jahren schon ziemlich vorgeschrittenen Herrn mit Diabetes betraf, bestand präcipit. Ejac.[1]).

Ein Fall dieser Gruppe ist dadurch besonders bemerkenswerth, dass die myelasthenischen Beschwerden (Schwäche, Müdigkeit, Taubheitsgefühl) sich längere Zeit auf das rechte Bein beschränkten, also eine ausgesprochene Hemineurasthenie vorlag. Um solche handelt es sich anscheinend auch in Beob. 9; doch möchte ich hier die Annahme einer Hemineurasthenie nicht als so sicher begründet erachten wie in Beobachtung 7, da der Fall

---

[1]) Ob die cerebralen Erscheinungen, welche in diesem Falle zeitweilig auftraten — Schwindel und Kopfschmerzen — als neurasthenische zu betrachten oder auf Arteriosclerose zu beziehen sind, muss ich dahingestellt sein lassen.

nicht längere Zeit in meiner Beobachtung war. Die beträchtliche Abnahme der Potenz bei dem betreffenden Pat. kann mit den Jahren zusammenhängen und spricht nicht für eine organische Affection des Rückenmarkes. Bei der 3. Gruppe, die nur 2 Fälle umfasst, entwickelten sich als Folgen des Congr. interr. zunächst Erscheinungen von Myelasthenie, zu welchen sich im Laufe der Zeit auch Symptome cerebraler Neurasthenie gesellten (insbesonders Kopfbeschwerden und Angstzustände). An die erwähnten 3 Gruppen schliesst sich als vierte und Hauptgruppe, fast $^2/_3$ der Gesammtzahl der Beobachtungen umfassend, eine Reihe von Fällen an, in welchen Symptome der Cerebrasthenie und der nervösen Herzschwäche nicht nur als erste Krankheitserscheinungen auftraten, sondern auch weitaus prädominiren, myelasthenische Beschwerden dagegen zumeist (i. e. in $^3/_4$ der Fälle) gänzlich fehlen und auch da, wo sie nicht mangeln, überwiegend erst im weiteren Verlaufe des Leidens sich geltend machten, dabei auch nie eine besondere Intensität erlangten. Unter den cerebrasthenischen Symptomen treten die Angstzustände durch ihre Häufigkeit und Hartnäckigkeit ganz besonders hervor, sie finden sich in der Mehrzahl der Fälle und zwar zum Theil in der Form einfacher inhaltsloser Angstzustände, zum Theil in der Form der verschiedensten Phobien (insbesonders Nosophobien, Topophobien, Monophobie etc.). Neben den Angstzuständen und mit diesen zumeist zusammenhängend begegnen wir in einem erheblichen Theile der Fälle Erscheinungen nervöser Herzschwäche (Anfällen von Herzpalpitationen, Schmerzen in der Herzgegend, Erscheinungen neurasthenischer Angina pectoris, Unregelmässigkeit des Pulses etc.). Die Beziehungen der nervösen Herzsymptome zu den Angstzuständen sind verschiedenartig; zum Theil bilden die Herzbeschwerden Folgeerscheinungen der Angstzustände, zum Theil gesellt sich aber auch die Angst erst secundär zu den primär vorhandenen Herzstörungen; mitunter treten diese auch isolirt als Aequivalente des Angstanfalles auf. Ungleich seltener als Angstzustände finden wir Zwangsvorstellungen im engeren Sinne.

Ziehen wir nunmehr die Aetiologie der Fälle, welche Frauen betreffen, in Betracht, so finden wir hier neben dem Congr.

interr. erbliche Belastung noch häufiger als bei den Männern; solche war bei mehr als $^4/_5$ der Fälle bestimmt nachweisbar und lässt sich in den verbleibenden 2 Fällen nicht sicher ausschliessen. Daneben figuriren im Ganzen weniger andere ätiologische Momente als bei den Männern; gemüthliche Erregungen und Blutarmuth in je 2 Fällen, fieberhafte Erkrankung, Trauma (Fall auf den Kopf), Störung der Nachtruhe in je einem Falle. Auch nach der symptomatischen Seite zeigen diese Fälle ungleich mehr Uebereinstimmung als die der Männer. Eine in allen Fällen constant wiederkehrende Erscheinung bilden Angstzustände (einfach inhaltslose Angstanfälle und Phobien) oder Symptome der nervösen Herzschwäche, die als Angstäquivalente zu deuten sind. Den Angstzuständen gegenüber treten andere cerebrasthenische Erscheinungen (Kopfschmerzen, Schlafmangel etc.) weit zurück, myelasthenische Beschwerden fehlen fast vollständig und, was noch besonders bemerkenswerth ist, **nervöse Störungen in der Sexualsphäre mangeln gänzlich.**

Beachtung verdient ferner der Umstand, dass in 3 Fällen bei Frauen die Angstzustände und die gemüthliche Depression einen Grad erreichten, dass wir die betreffenden Fälle dem Gebiete der Melancholie zuzuweisen berechtigt sind; ähnliche Beobachtungen mangeln dagegen unter den Männer betreffenden Fällen.

Was den Verlauf der Erkrankung in den einzelnen Fällen und den Einfluss der Beseitigung des Congr. interr. in dieser Richtung betrifft, so findet sich unter meinen Beobachtungen eine grössere Zahl, in welchen Ersatz des Congr. interr. durch normalen geschlechtlichen Verkehr oder eine andere Art der Prävention unverkennbar günstig wirkte, zum Theil sogar ohne sonstige Behandlung zur Heilung führte. Es mangelt unter meinen Beobachtungen jedoch auch nicht an Fällen (namentlich bei Frauen), in welchen das Aufgeben des Congr. interr. erst nach längerer Frist, oder innerhalb der Beobachtungszeit überhaupt nicht die erwartete Besserung herbeiführte. Mitunter mag sich dieses Verhalten dadurch erklären, dass an Stelle des Congr.

interr. eine andere sexuelle Schädlichkeit tritt. Mehrfach fand ich, dass die Patienten mit dem Verzicht auf den Congr. interr. eine grössere Einschränkung in dem geschlechtlichen Verkehr überhaupt sich auferlegten, in dem Glauben, derselbe schade ihnen, so dass also den Congr. interr. ein Zustand relativer Abstinenz ersetzte, welcher ebenfalls das Auftreten von Angstzuständen begünstigt.

Bei langjähriger Uebung des Congr. interr. kommt jedoch z. Th. jedenfalls noch ein anderer Umstand in Betracht, auf welchen wir später noch näher zu sprechen kommen werden. Durch lange dauernde Einwirkung irgend welcher Noxen hervorgerufene (oder mitbedingte) und unterhaltene neurasthenische Zustände können allmählich eine gewisse Unabhängigkeit den ursächlichen Momenten gegenüber erlangen und dann trotz Beseitigung dieser fortbestehen. Dieser Satz scheint namentlich für die im Gefolge des Congr. interr. auftretenden Angstzustände Geltung zu beanspruchen.

Dann verdient hier noch der Umstand Erwähnung, dass in den von mir beobachteten Fällen es nie zu gleichzeitiger oder successiver Erkrankung beider Ehegatten in Folge des Congr. interr. kam. Ich habe es nie unterlassen, bei den Männern, welche mich consultirten, mich nach dem Gesundheitszustande der Frauen zu erkundigen, und umgekehrt; häufig kamen auch beide Ehegatten zu mir, sodass ich mich direct an beide wenden konnte. Waren, wie es einige Male vorkam, beide Ehegatten mit nervösen Leiden behaftet, so liessen sich dieselben doch immer nur bei einem der Gatten mit dem Congr. interr. in Zusammenhang bringen.

In welcher Weise kommen nun die mit dem Congr. interr. ursächlich zusammenhängenden nervösen Krankheitserscheinungen zu Stande? Die Beantwortung dieser Frage ist von mancherlei Schwierigkeiten umgeben, nicht nur wegen der verschiedenen klinischen Gestaltung der einzelnen Fälle und der häufigen Complication der ätiologischen Verhältnisse, sondern auch wegen der Verschiedenheiten im Ablaufe des sexuellen Actes bei beiden Geschlechtern und zum Theil auch bei den Männern.

Die im Gefolge des Congr. interr. bei Männern auftretenden neurasthenischen Zustände hat Peyer durch die Annahme zu erklären versucht, dass bei dieser Art sexuellen Verkehrs der blutüberfüllte Genitalschlauch nur unvollständig entleert wird, wodurch bei häufiger Wiederholung des Actes sich allmählich ein chronischer Irritations- und Erschlaffungszustand der pars prostatica der Harnröhre entwickelt. Dieser gibt sich in Hyperästhesie der Harnröhre beim Katheterisiren kund und führt zu Spermatorrhoe, verminderter Potenz oder Impotenz und dem ganzen Complexe neurasthenischer Beschwerden.

Zur gleichen Auffassung bekennt sich v. Krafft-Ebing, während sich Eulenburg der von mir schon in der ersten Auflage dieser Arbeit vertretenen Ansicht angeschlossen hat.

Wenn ich meine Beobachtungen zu Rathe ziehe, so erweisen sich dieselben der Peyer'schen Theorie im Ganzen entschieden ungünstig. In 2 von 3 Fällen mit Spermatorrhoe fand sich keine besondere Hyperästhesie der Harnröhre bei Einführung von Instrumenten. Auch sonst waren nur vorübergehend in einzelnen Fällen Erscheinungen vorhanden, die auf einen Reizzustand der pars prost. urethr. bezogen werden konnten: vermehrter Harndrang und Gefühle von Schwere und Völle in der Dammgegend (reizbare Blase). Die Voraussetzung, von welcher Peyer ausgeht, die mangelhafte Entleerung des blutüberfüllten Genitalschlauches beim Congr. interr. trifft auch sicher nicht für alle Fälle zu. Es kommt hier auch ein Umstand in Betracht, welchen Peyer nicht in Rechnung zieht: die vis a tergo i. e. die Höhe der sexuellen Erregung, die im Einzelfalle schwankt. Wo dieselbe sehr bedeutend ist, findet auch beim Congr. interr. die Ejaculation in gewöhnlicher Weise statt und ist daher auch die Blutentleerung des Genitalschlauches wahrscheinlich eine vollständige. Man wird daher auch, wenn man die Peyer'sche Annahme eines Irritations- und Erschlaffungszustandes der pars prostat. für gewisse Fälle [1]) als zutreffend erachtet, für die Entstehung

---

[1]) Wahrscheinlich führt der Congr. interr. zu einem Reizzustande der pars prost. nur bei Personen, bei welchen hiezu eine specielle Prädisposition besteht.

der fraglichen nervösen Störungen doch noch einen anderen Factor verantwortlich machen müssen. Einen solchen können wir nur in der Störung erblicken, welche der normale Ablauf des sexuellen Innervationsvorganges im Lendenmarke beim Congr. interr. erfährt. Schon die Aufmerksamkeit, welche nöthig ist, um die ersten Anzeichen der sich einleitenden Ejaculation aufzufassen, wirkt als hemmender Einfluss auf den spinalen Vorgang. Die Entfernung des Gliedes, „der Rückzug vor der Endkatastrophe" dagegen muss die zur höchsten Intensität gediehenen und nach mächtiger motorischer Entladung tendirenden Erregungsvorgänge im Lendenmarke in ihrem natürlichen Ablaufe erheblich alteriren. Die Auslösung des Ejaculationsvorganges wird hierdurch zwar nicht verhindert, allein da der physiologische Abfluss der Erregung in motorische Bahnen zum Theil gehemmt ist, so greift dieselbe auf Bahnen über, die gewöhnlich an dem Acte nicht betheiligt sind; auch kommt es nicht zu der raschen und vollständigen Ausgleichung der sexuellen Spannung wie beim normalen Verlaufe des Actes.

Ist das Lendenmark noch völlig normal und widerstandsfähig, so verbleiben von dem Uebergreifen und der längeren Fortwirkung der Erregung zunächst keine nachhaltigen Störungen. Dieses Verhalten kann unter sonst günstigen Verhältnissen unbestimmte Zeit fortdauern. In einem Theile der Fälle führt jedoch die immer wiederkehrende Störung im Ablauf des physiologischen Erregungsvorganges beim Actus früher oder später zu nervösen Störungen, für deren Art und Localisation die individuellen Verschiedenheiten in der Widerstandsfähigkeit des Rückenmarkes und des Gehirnes bestimmend sind, ähnlich wie wir dies bei der Masturbation sahen. Ist das Lendenmark von Haus aus

---

Diese kann durch angeborene Schwäche des Sexualapparates, vorhergegangene excessive Masturbation und frühere Gonorrhoen bedingt sein. Auch für die Fälle, in welchen die fragliche Prädisposition besteht, liegt kein Beweis vor, dass die im Gefolge des Congr. interr. auftretenden nervösen Störungen lediglich reflectorisch von der pars prost. aus zu Stande kommen; ebenso mangelt es an Beweisen für die von Peyer in diesen Fällen angenommenen, mehr oder minder hochgradigen pathologisch-anatomischen Veränderungen der pars prostat. urethrae.

nicht sehr kräftig organisirt oder durch andere Schädlichkeiten in einen Zustand reizbarer Schwäche gerathen, so wird dasselbe von den abirrenden Erregungen beim Actus intensiver und nachhaltiger ergriffen, und es kommt dann zu den erwähnten Erscheinungen (Schwäche, Müdigkeit in den Beinen etc.), die nach öfterer Wiederkehr andauernd werden können. Die Irradiation der Erregungen kann dann, wenn die Widerstandsverhältnisse im Lendenmark erheblich verändert sind, auch auf entferntere centrale Gebiete, die höher gelegenen Markabschnitte und das Gehirn sich erstrecken und diese allmählich mehr und mehr in den Gebiet der Neurasthenie hereinziehen. In der Mehrzahl der Fälle findet jedoch, nach den klinischen Erscheinungen zu schliessen, ohne dass das Lendenmark eine merkliche Schädigung erleidet, eine Irradiation der Erregungen nach dem Gehirn und speciell den bei dem Angstvorgange betheiligten bulbären Centren statt, wodurch diese allmählich in einen Zustand abnormer Erregbarkeit versetzt werden, zumal denselben beim Actus auch von corticaler Seite aus Erregungen zufliessen.

Auf die Pathogenese der bei Frauen in Gefolge des Congr. interr. auftretenden nervösen Störungen werden wir an späterer Stelle eingehen.

Wenn ich nunmehr versuche, das Facit zu ziehen aus meinen eigenen Beobachtungen und den in der Literatur mitgetheilten Erfahrungen, soweit diese auf Berücksichtigung Anspruch erheben können, so erhebt sich in erster Linie die Frage: Sind die Befürchtungen gerechtfertigt, welche eine Anzahl von Autoren mit Rücksicht auf die derzeitige Verbreitung des Malthusianismus für die Gesundheit der betreffenden Bevölkerungskreise äussert? Ich muss gestehen, dass ich dies, soweit mein Blick reicht, im Grossen und Ganzen nicht finden kann. Wenn wir Alles, was in Betracht zu ziehen ist, erwägen, auf der einen Seite die Vortheile, welche der Präventivverkehr vielen Familien in ökonomischer und damit in gesundheitlicher Beziehung bringt, auf der anderen Seite die Gesundheitsschädigungen, die in manchen Fällen vorkommen, so wird man die seitens verschiedener Aerzte gegen den Malthusianismus erhobenen Anklagen nicht als ganz zutreffend erachten können. Dieses Urtheil findet noch eine wesentliche Stütze in dem Umstande, dass die beobachteten gesundheitlichen Nachtheile nicht dem Präventivverkehre ganz allgemein, sondern fast ausschliesslich einer Art desselben zur Last fallen und dass bei der Herbeiführung dieser Nachtheile jedenfalls in der Mehrzahl der Fälle noch eine Reihe weiterer Schädlichkeiten im Spiele ist. Auf die weiteren Folgerungen, die wir aus Vorstehendem ziehen können, werden wir an späterer Stelle, bei Besprechung der Prophylaxe der sexuellen Neurasthenie eingehen.

X.

Ueber den Einfluss sexuellen Verkehrs auf bestehende Nervenkrankheiten und die Disposition zu solchen.

Die Frage nach der Einwirkung, welche der sexuelle Verkehr auf bestehende Nervenkrankheiten und die Disposition zu solchen ausübt, ist von eminenter praktischer Bedeutung. Denn sehr häufig sieht sich der Arzt in der verantwortungsvollen Lage, seine Meinung darüber abgeben zu müssen, ob bei einer mit einem Nervenleiden oder ererbter neuropathischer Belastung behafteten Persönlichkeit eine Eheschliessung räthlich ist. Ziehen wir zunächst die verbreitetsten nervösen Krankheitsformen, Neurasthenie, Hysterie und Angstneurose in Betracht, so haben wir im Vorstehenden bereits gesehen, dass bei Belasteten die sexuelle Abstinenz (resp. der Mangel sex. Befriedigung) unter Umständen eine Ursache, beziehungsweise Mitursache dieser Leiden werden kann. Diese Thatsache lässt schon folgern, dass bei den erwähnten Leiden in gewissen Fällen sich geregelter sexueller Verkehr nützlich erweisen muss. Früher als man die Hysterie noch lediglich als eine virginum et viduarum affectio betrachtete, d. h. von geschlechtlicher Nichtbefriedigung ableitete, wurde die Ehe als wichtigstes Heilmittel für diese Erkrankung angesehen, eine Anschauung, die bezüglich der Virgines et viduae noch heute manche Anhänger hat und mitunter auch auf gewisse Formen der Neurasthenie übertragen wird. Thatsächlich lehrt jedoch die Erfahrung, dass bei Hysterischen und Neurasthenischen der Einfluss sexuellen Umganges sich sehr verschieden gestaltet. Unleugbar äussert derselbe in mässiger Weise geübt bei zahlreichen mit nervösen Schwächezuständen Behafteten einen günstigen Einfluss auf das Befinden. Diese Wirkung beschränkt sich nicht auf die an sexueller Neurasthenie Leidenden und nicht auf die besonders sinnlich angelegten Naturen. Andererseits bilden aber die sexuellen Leistungen in und ausser der Ehe nicht selten die Ursache von Verschlimmerungen bestehender nervöser Erschöpfung. Von der selbstverständlich schädigenden Wirkung der Excesse in Venere will ich hier ganz absehen. Ich habe jedoch bei einzelnen verheiratheten Neurasthenikern sogar nach selten geübter Cohabitation über mehrere Tage sich erstreckende intensive nervöse Prostration beobachtet. Selbst bei sexuellen Neurasthenikern mit zeitweiliger geschlechtlicher Erregtheit sieht man zuweilen dieselben ungünstigen Folgen von sexuellem Verkehre wie von Pollutionen, und es erzeugt dann gewöhnlich tiefe gemüthliche Depression, wenn das Mittel, von welchem Besserung erwartet wurde, die gegentheilige Wirkung äussert[1]).

Féré erwähnt, dass bei einzelnen Neurasthenischen der sexuelle Verkehr eine allgemeine Abstumpfung der Sinne, insbesonders des Gehörs und Gesichts nach sich zieht; selbst eine wirkliche Amaurose von kurzer Dauer wird beobachtet. Der gleiche Autor berichtet über einen Fall von transitorischer Lähmung post coitum bei einem Neurastheniker. Der Patient, ein 48jähriger Mann, zeigte von Jugend auf geringe Leistungsfähigkeit der Beine; doch äusserte der eheliche Verkehr auf deren Zustand längere Zeit keinen Einfluss. Als derselbe jedoch in Folge von Sorgen in Neurasthenie verfiel, stellte sich nach dem Congressus, der nur in Zwischenräumen von 3—4 Wochen ausgeübt wurde, Taubheitsgefühl und eine solche Schwäche in den Beinen ein, dass das Stehen unmöglich war; die Störungen gingen jedoch jedes Mal rasch vorüber und schwanden gänzlich, nachdem der Patient von seinen neurasthenischen Beschwerden befreit war.

---

[1]) Auch gegen zu häufige Pollutionen gewährt der sexuelle Verkehr bei Neurasthenischen durchaus keine Abhilfe. Mitunter erfolgt in der Nacht, in welcher der Beischlaf ausgeübt wurde, noch eine Pollution.

Bei nervösen und neurasthenischen Frauen werden im Ganzen seltener als bei Männern ungünstige Folgen seitens des Nervensystems vom sexuellen Verkehr beobachtet, soferne dieselben hiebei Befriedigung finden. Die nervöse Erschöpfung kann jedoch, wie schon erwähnt wurde, dazu führen, dass beim geschlechtlichen Verkehr der Orgasmus ganz ausbleibt, oder schwer auslösbar wird. Auf diesen Umstand dürfte es hauptsächlich zurückzuführen sein, dass bei nervös sehr heruntergekommenen Frauen die Erfüllung der ehelichen Pflichten mitunter ihr Befinden in ungünstiger Weise beeinflusst. Für die grosse Mehrzahl Neurasthenischer (Männer und Frauen) erweist sich jedoch, wie man namentlich bei Verheiratheten wahrnimmt, mässiger normaler Geschlechtsverkehr von keiner nachtheiligen Wirkung; man sieht sogar öfters, wie schon erwähnt wurde, unter dem Einflusse ungewohnter Abstinenz eine Steigerung vorhandener Beschwerden eintreten.

Was nun die Hysterie betrifft, so lehrt wohl schon die Unzahl hysterischer Frauen, dass es mit der Heilkraft des ehelichen Lebens bei dieser Krankheit nicht glänzend bestellt sein kann. Es lässt sich allerdings nicht leugnen, dass bei manchen Hysterischen die Verheirathung eine vortheilhafte Veränderung des Gesammtbefindens nach sich zieht; man darf jedoch die Tragweite solcher Beobachtungen nicht überschätzen. In der Regel handelt es sich um eine Einschränkung oder Beseitigung zeitweilig vorhandener Krankheitserscheinungen, nicht aber um eine Tilgung der hysterischen Disposition. Diese verbleibt auch nach Beseitigung aller temporär vorhandenen nervösen Symptome, um früher oder später bei Einwirkung von nervenangreifenden Momenten sich wieder zu documentiren.

Auf der anderen Seite können aber bei Hysterischen durch den sexuellen Act auch mancherlei Zufälle hervorgerufen werden: Anästhesien (Amblyopie und selbst Amaurose, Herabsetzung des Hörvermögens, cutane Anästhesien), Lähmungszustände der Glieder in hemiplegischer und paraplegischer Form, Krampf- und Schlafanfälle (Féré). Allerdings dürften derartige Erscheinungen in der Regel nur in Fällen auftreten, in welchen dieselben schon früher durch andere Ursachen herbeigeführt wurden, wie dies

Féré speciell mit Bezug auf die Lähmungen bemerkt. Ich selbst beobachtete z. B. eine Hysterische, bei welcher, nachdem sie einige Zeit an Anfällen gelitten hatte und grössere sexuelle Erregtheit eingetreten war, auch der eheliche Verkehr gewöhnlich mit einem Anfalle abschloss[1]).

Für den Arzt kann, wenn er in der Frage der Eheschliessung bei neurasthenischen und hysterischen Mädchen einen Rath ertheilen soll, der voraussichtliche Einfluss des sexuellen Verkehrs nicht allein bestimmend sein; er muss, wie ich bereits andernorts[2]) bemerkt habe, alle vorliegenden Verhältnisse in Erwägung ziehen. „Der geregelte geschlechtliche Verkehr, wie ihn die Ehe „ermöglicht, äussert allerdings in zahlreichen Fällen auf vor„handene nervöse Schwächezustände einen günstigen Einfluss. „Allein es wäre sicher zu weitgehend, wollten wir die gute „Wirkung des ehelichen Lebens bei derartigen Zuständen ledig„lich auf den geschlechtlichen Verkehr beziehen. Dieser ist nur „ein Factor neben anderen, die nicht minder von Belang sind. „Als solche kommen in Betracht: die Annehmlichkeiten einer „geordneten Häuslichkeit, die Ablenkung der Aufmerksamkeit „von dem eigenen Zustande zum Theil durch die häuslichen „Pflichten und Sorgen, zum Theil durch den geselligen Verkehr „der Gatten untereinander, die Befriedigung, die besonders bei „den Frauen aus dem Bewusstsein entspringt, eine Stütze für „das Leben gefunden zu haben, endlich die Freuden, welche „Kinder bereiten. Indess handelt es sich hier um Factoren, „die nicht in jeder Ehe gegeben sind; wo dieselben nach aller „Voraussicht fehlen werden, wo die Ehe eine Quelle sich meh„render Sorgen in Folge ungenügender materieller Basis oder „von Verdriesslichkeiten und Aufregungen wegen nicht genü-

---

[1]) An die Schlafanfälle kann sich auch Amnesie anschliessen. Féré führt den Fall einer Hysterischen an, die nur selten zum Orgasmus gelangte, weil die Erregung bei ihr fast immer Gesichtshallucinationen, gewöhnlich schreckenerregender Art hervorrief; sie verfiel dann in einen comatösen Schlaf, aus welchem sie erst nach mehreren Stunden mit einer temporären retroactiven Amnesie erwachte, welche mehrere Stunden vor dem Acte umfasste.

[2]) Löwenfeld, Die moderne Behandlung der Nervenschwäche (Neurasthenie) etc., 2. Aufl. S. 38, 3. Aufl. S. 40.

„gender Uebereinstimmung des Charakters der Betheiligten bildet,
„da ist entschieden abzurathen, da der geregelte geschlechtliche
„Verkehr diese Nachtheile nicht auszugleichen vermag. Allein
„auch bei zweifellos günstigen Aussenverhältnissen und genügen-
„der Uebereinstimmung der Charaktere der beiden in Betracht
„kommenden Personen müssen wir uns wenigstens temporär
„gegen eine Verheirathung aussprechen, i. e. eine Verschiebung
„derselben herbeiführen, wenn schwere hysterische oder neur-
„asthenische Zustände vorliegen. Es sind mir zwar Fälle be-
„kannt, in welchen auf letztere die Verehelichung keine un-
„günstige Wirkung äusserte; allein trotzdem muss ich mich zu
„der eben ausgesprochenen Ansicht bekennen. Haben sich
„schwere hysterische oder neurasthenische Leiden auf dem
„Boden ausgesprochener hereditärer Belastung entwickelt, so ist
„sowohl wegen der unter solchen Verhältnissen zu erwartenden
„Nachkommenschaft, als wegen der Unsicherheit betreffs der
„weiteren Gestaltung des nervösen Leidens eine Eheschliessung
„ganz und gar zu widerrathen."

Namentlich müssen wir uns da gegen eine Verheirathung aussprechen, wo psychische Anomalien neben den neurasthenischen oder hysterischen Beschwerden sich anhaltend stärker vordrängen, bei jenen borderliners, die unter sehr günstigen Verhältnissen allerdings sich eine gewisse Stellung im Leben zu erhalten wissen, bei widrigen Schicksalen dagegen sich alsbald für eine geschlossene Anstalt qualificiren.

Zu einer directen Empfehlung der Verehelichung hat andererseits der Arzt selten ausreichende Veranlassung. Ich selbst habe mich bisher zur Ertheilung eines bezüglichen Rathes weniger durch die sexuelle Bedürftigkeit der Betreffenden als deren psychische Beschaffenheit und Lebensstellung bestimmen lassen. Für jene hypochondrischen Neurastheniker, deren Gemüthszustand offenbar hauptsächlich durch geistige Isolirung bedingt und unterhalten wird, erweist sich die Ehe mit einer verständigen, nicht allzu sinnlich angelegten Person gewöhnlich entschieden vortheilhaft. Wenigstens hat dies meine bisherige Erfahrung ergeben. Es ist daher keine Entwürdigung des Institutes der Ehe, wenn dieselbe gelegentlich als Heilmittel in Vorschlag gebracht wird, soferne bei der ärztlichen Verordnung das Hauptgewicht nicht auf die Gelegenheit zu sexueller Befriedigung, sondern auf die geistige Gemeinschaft mit einer Person gelegt wird, welche durch Eigenschaften des Gemüthes und Verstandes befähigt ist, auf die geistige Verfassung des Patienten einen günstigen Einfluss auszuüben.

Ueber den Einfluss des sexuellen Verkehrs bei Epilepsie haben wir uns bereits an früherer Stelle geäussert. Hier sei nur erwähnt, dass bei einem von Féré beobachteten Epileptischen, bei welchem an die Anfälle sich transitorische Lähmungen anschlossen, solche auch nach dem sexuellen Acte auftraten. Féré erwähnt auch, dass bei manchen Epileptischen gewisse sensorielle Störungen, (Erythropsie, Farbensehen, subjective Geruchsempfindungen) sowohl während des epileptischen Anfalles als beim sexuellen Acte auftreten.

Dass bei Personen, welche an Anfällen von Angina pectoris leiden, auch der sexuelle Verkehr zum Auftreten von Anfällen führt, ist ohne Weiteres verständlich. Bei mit Migräne behafteten Frauen stellt sich der Kopfschmerz namentlich dann post congressum ein, wenn derselbe nicht mit völliger Befriedigung verknüpft war.

Bei Neuvermählten kann die Einleitung des ehelichen Verkehrs zu schweren psychischen Störungen führen. Ich habe selbst bei 2 jungen Frauen, von welchen die eine allerdings erblich sehr belastet war, die andere dagegen keine sicher nachweisbare Belastung aufwies, kurze Zeit nach der Verheirathung schwere Melancholie mit Nahrungsverweigerung beobachtet. Da es sich in beiden Fällen um Neigungsparthieen handelte und die ersten Zeichen der Erkrankung schon wenige Tage nach der Hochzeit auftraten, können als Ursache der psychischen Störung hier lediglich sexuelle Vorgänge angenommen werden. Die zarte nervöse Constitution der beiden Frauen einerseits, andererseits ein wahrscheinlich zu stürmisches Vorgehen seitens der Gatten gestalteten die Einleitung des sexuellen Verkehrs für die Betreffenden zu einem shockartigen Eingriffe, welchem deren Nervensystem nicht gewachsen war. In beiden Fällen trat übrigens Genesung ein, seltsamerweise bei der hereditär belasteten Frau schon nach 4 Monaten ungefähr, bei der anderen Patientin erst nach mehr als Jahresfrist [1]). Melancholie als Folge nicht excessiven geschlechtlichen Verkehrs ist auch bei Männern beobachtet worden. Schüle sah bei zwei verheiratheten Männern, von denen der eine längere Zeit nervös verstimmt war und an Darmcatarrh mit Anämie litt, eine vollständige und schwere Melancholie unmittelbar im Gefolge eines einmaligen Beischlafes auftreten.

Nicht selten tritt an den Arzt die Frage heran, ob bei einer Person, die bereits geisteskrank war oder mit einer ererbten Anlage zu Geistesstörung behaftet ist, sich die Eheschliessung empfiehlt. In dieser Beziehung sind die Ansichten der Irrenärzte zum Theil von einer Art, die mir allzu optimistisch erscheint. Die Thatsache, dass unter den erblich Belasteten die Ledigen häufiger erkranken, als die Verheiratheten — eine Thatsache, die sich auch aus den Untersuchungen Hagens, wenn auch nicht für alle Altersklassen ergibt — hat dazu geführt, dass man die Heirath geradezu als Präservativ gegen den Ausbruch des erblichen Irrsinns ansah. v. Krafft-Ebing z. B. bemerkt bezüglich dieses Punktes bei Erörterung der Prophylaxe der Geistesstörungen: „Bei männlichen Individuen mindert frühe Heirath die Gefahr der Erkrankung, bei weiblichen ist die Verehelichung erst nach erreichter körperlicher Reife wünschenswerth." Der von v. Krafft-Ebing angenommene prophylaktische Werth früher Heirath bei belasteten Männern findet jedoch in den sehr sorgfältigen statistischen Erhebungen Hagen's keine Stütze. Nach Hagen erkranken vom 26.—30. Jahren mehr Verheirathete als das Verhältniss der allgemeinen Statistik ergibt. Das Plus der grösseren Erkrankungsfähigkeit für die ledigen belasteten Männer beginnt erst mit dem 30. Jahre. Bei den Frauen überwiegen vom 16.—30. Jahre die Verheiratheten, vom 30. Jahre an ebenfalls die Ledigen. Das Ueberwiegen der ledigen erblich disponirten Kranken ist bei den Männern stärker als bei den Frauen.

Berücksichtigen wir ferner den Umstand, dass trotz des anscheinend günstigen Einflusses der Ehe doch noch sehr viele erb-

---

[1]) Letztere Kranke verfiel später wiederholt in geistige Störung und starb schliesslich in einer Irrenanstalt, während erstere bisher geistesgesund blieb.

lich belastete Verheirathete erkranken¹), so werden wir der Ehe nur eine sehr beschränkte prophylaktische Bedeutung zuerkennen dürfen und deshalb unsere Zustimmung zur Verheirathung bei nicht zu schwer Belasteten nur bei befriedigendem körperlichem und geistigem Zustande und günstigen Lebensverhältnissen geben.

Wo sehr schwere, namentlich doppelseitige erbliche Belastung vorliegt und sich in Erscheinungen psychopathischer Degeneration äussert oder auf Grund der Belastung sich bereits einmal eine Psychose entwickelt hat, wird von einer Verheirathung entschieden abzurathen sein.

---

¹) Nach Hagen's Ermittelungen betrug die Zahl der erblich belasteten Verheiratheten von der Gesammtzahl der verheiratheten Erkrankten bei den Männern 32%, bei den Frauen 40%.

XI.

Erkrankungen der Sexualorgane bei Männern als Ursache von Nervenleiden.

Neben den im Vorstehenden besprochenen sexuellen Missbräuchen können auch primäre Erkrankungen und gewisse Abnormitäten der Sexualorgane bei Männern die Veranlassung zum Auftreten nervöser (neurasthenischer) Störungen bilden. Die Rolle, welche den in Frage stehenden Genitalaffectionen in der Aetiologie der Neurasthenie zufällt, weicht jedoch erheblich von der der sexuellen Missbräuche ab. Die schädigende Wirksamkeit letzterer tritt zwar besonders rasch und intensiv bei neuropathisch Veranlagten hervor, doch ist dieselbe keineswegs an das Vorhandensein einer Prädisposition gebunden; dagegen führen primäre Genitalaffectionen allem Anschein nach lediglich bei Belasteten und Individuen mit erworbener neuropathischer Disposition zu neurasthenischen Störungen. Hiefür spricht schon der Umstand, dass die betreffenden Genitalaffectionen bei der grossen Mehrzahl der damit Behafteten nervöse Beschwerden nicht nach sich ziehen[1]).

---

[1]) Die Bedeutung der Prädisposition in den Fällen, in welchen sexuelle Neurasthenie im Gefolge von Sexualaffectionen auftritt, wurde schon von Beard betont. Er bemerkt u. A.: „Individuen von hochgradiger Nervosität, insbesonders Amerikaner, werden zumeist in Folge des erregenden Einflusses irgend eines der erwähnten pathologischen Zustände von sexueller Neurasthenie befallen. Die Phimose oder die Strictur könnte allein jene nervösen Störungen nicht herbeiführen, wenn nicht gegebenenfalls eine durch die Ungunst des Klimas, Arbeitsüberbürdung, Sorgen, übermässigen Genuss von Nicotin und Alkohol, in Folge traumatischer Einwirkungen und allerlei Excesse herbeigeführte nervöse Constitution zugleich vorhanden wäre".

Ferner kommt in Betracht, dass unter den Ursachen der (sexuellen) Neurasthenie den sexuellen Missbräuchen gegenüber die primären Genitalleiden ganz gewaltig zurückstehen und überhaupt nur von untergeordneter Bedeutung sind; so fand z. B. v. Krafft-Ebing unter 114 Fällen von Neurasthenia sexualis bei Männern 106 Mal sexuelle Missbräuche, dagegen nur 8 Mal Localaffectionen (Urethritis posterior.). Am häufigsten vergesellschaften sich die chronischen, durch gonorrhoische Infection bedingten Entzündungen der pars prostatica der Harnröhre (die Urethritis posterior) mit ihren Folgeerscheinungen seitens der Ductus ejaculatorii (Erschlaffung und Erweiterung derselben) mit neurasthenischen Zuständen. Man hat diese als Tripperneurasthenie und als ihre nächste Ursache die andauernde Reizung der Nerven in der pars prost. ureth. durch die chronisch entzündlichen Veränderungen derselben angenommen. Nach meinen Wahrnehmungen kommen bei der sogenannten Tripperneurasthenie jedoch noch andere Momente sehr in Betracht. Zumeist sind die mit dieser Neurasthenie Behafteten hypochondrisch veranlagte Individuen, denen der Gedanke, an einer Genitalaffection zu leiden, andauernde Verstimmung und oft ganz übertriebene Sorgen wegen etwaiger Folgen verursacht. In Folge dieser Gedankenrichtung beschäftigen sie sich beständig mit dem Zustande ihrer Harnröhre, überwachen die Absonderung derselben mit ängstlicher Spannung und unterziehen sich endlosen Curversuchen mit Adstringentien und Aetzungen, um den oft nur minimalen Ausfluss zu beseitigen. So dürfen wir uns denn nicht wundern, dass die sogenannte Tripperneurasthenie, wie ich mich schon andern Orts ausgesprochen habe, öfters mehr ein ancurirtes Leiden, mehr bedingt durch chronische Misshandlung der Harnröhre durch Localbehandlung (und die hiermit einhergehenden Gemüthserregungen) denn unmittelbare Folge der chronischen Urethritis ist.

Neben den Fällen, in welchen irgend welche ursächliche Beziehungen zwischen der Urethritis posterior und dem neurasthenischen Zustande bestehen, begegnen wir aber auch solchen, in welchen die Harnröhrenaffection offenbar nur die zufällige Complication einer durch andere Momente herbeigeführten Neurasthenie bildet.

Neben der chronischen Urethritis posterior gonorrhoischer Provenienz soll jedoch — nach den Behauptungen mancher Beobachter — eine einfache „katarrhalische" Urethritis posterior chronica vorkommen, welche sehr viel neurasthenisches Unheil zur Folge hat. Seit Lallemand wurde von einer Reihe von Autoren (in neuerer Zeit insbesondere von Ultzmann, Gyurkovechky, Grünfeld und Peyer) die Ansicht vertreten, dass durch excessive Masturbation Entzündungszustände im Bereiche der Harnröhre und zwar speciell in der Umgebung der Mündungsstellen der Ductus ejaculatorii (des Caput gallinaginis) herbeigeführt werden. Die gleichen Veränderungen der pars prost. der Harnröhre sollen aber auch Excesse im natürlichen Geschlechtsgenusse und des Congressus interruptus nach sich ziehen. Diese Annahmen hat man seit Einführung der Endoskopie der Harnröhre auch durch den Hinweis auf gewisse endoskopische Befunde (Hyperämie der pars prostatica etc.) zu stützen gesucht. Die Anhänger dieser Entzündungstheorie glauben, dass die Entzündung der nervenreichen pars prostatica urethrae auf dem Wege des Reflexes die nervösen Störungen verursacht, die wir als Folgen sexueller Missbräuche kennen, und die directe Einwirkung der betreffenden sexuellen Vorgänge auf das Nervensystem nur eine prädisponirende Reizung oder Ueberreizung desselben bedingt. Für die behauptete Entstehung entzündlicher Vorgänge im prostatischen Theile der Harnröhre in Folge sexueller Missbräuche mangelt jedoch jeder stringente Nachweis. Die gelegentliche endoskopische Entdeckung von Hyperämie in diesem Theile kann in dieser Beziehung nicht ernsthaft in Betracht kommen, und für die bei Einführung von Instrumenten sich kundgebende Hyperästhesie gilt das Gleiche, zumal diese Erscheinung auch bei Neurasthenischen sich findet, bei welchen sexuelle Missbräuche nicht statt hatten. Fürbringer erklärt auf Grund einer grossen Reihe eigener auf diesen Punkt gerichteter Beobachtungen mit aller Entschiedenheit, dass er Entzündung der Harnröhre niemals gefunden hat[1]), wofern nicht

---

[1]) Peyer glaubt, dass die Verschiedenheit der Ansichten über das Vorkommen oder Nichtvorkommen einer entzündlichen Reizung der pars prost. aus den Verschiedenheiten des Beobachtungsmaterials sich erklären lässt, und erwähnt,

Tripperprocesse als Complication bestanden. Die Ansicht, dass die im Gefolge sexueller Missbräuche sich einstellenden neurasthenischen Erscheinungen lediglich auf dem Wege des Reflexes von dem prostatischen Theile der Harnröhre aus zu Stande kommen, ist ebenfalls ganz und gar unhaltbar. Die Versuche der pars prostatica aus anatomischen Gründen eine ähnliche neuropathogenetische Bedeutung wie dem Uterus zuzuweisen, sind heutzutage um so weniger berechtigt, als wir gegenwärtig wissen, dass die grosse Mehrzahl der früher vom Uterus hergeleiteten nervösen Störungen anderen Ursprungs ist, und andererseits sind die Thatsachen, welche für eine directe nervenzerrüttende Wirkung der sexuellen Missbräuche sprechen, so zahlreich und gewichtig, dass sich ernsthafte Einwände dagegen nicht erheben lassen.

Ausser der chronischen Urethritis werden noch verschiedene andere Anomalien im Bereiche der männlichen Sexualorgane als Ursachen neurasthenischer Störungen angeführt: Stricturen der Harnröhre, chronische Prostatitis (und functionelle Prostatareizung), chronische Hodenentzündung, Hypertrophie und Verlängerung des Präputiums, Smegmaanhäufung und daher rührende Balanitis bei etwas enger Vorhaut oder ausgesprochener Phimose. Die Bedeutung dieser Momente als Quelle neurasthenischer Erscheinungen wird von Manchen bezweifelt. Wenn ich meine eigenen Erfahrungen berücksichtige, so gab nur in einem Falle meiner Beobachtung — bei einem Belasteten — eine chronische Orchitis den Anstoss zur Entwickelung eines neurasthenischen Zustandes. Stricturen äussern nach meinen Wahrnehmungen in manchen Fällen einen verschlimmernden Einfluss auf eine be-

---

dass er bei Masturbanten, welche nie den Coitus geübt hatten, öfters Urethralfäden, bestehend aus Leucocyten und kleinen runden Epithelien, fand. Diese Angabe kann den negativen und jedenfalls an einem grösseren Beobachtungsmateriale erhobenen Befunden Fürbringers gegenüber nicht in Betracht kommen. „Wenn hie und da", bemerkt dieser Autor, „im endoskopischen Bilde catarrhalische Schwellungen der hinteren Harnröhre, insbesonders des Colliculus seminalis beobachtet oder Urethralfäden im Harn als Ausdruck von Entzündung gefunden werden, so mag es sich um Reste von Gonorrhoe, um Katheterreizung, fortgeleitete Catarrhe u. dergl., also um ursächliche, beziehungsweise begleitende Processe, nicht aber um Folgezustände gehandelt haben.

stehende Neurasthenie; nicht selten bilden sie jedoch nur eine Complication derselben, deren Beseitigung auch ohne jede Einwirkung auf das Leiden bleibt. Auch von dem nervenschädigenden und insbesonders das Gemüth belastenden Einflusse der chronischen Prostatitis mit Prostatorrhoe konnte ich mich öfters überzeugen, zumal die prostatorrhoischen Abgänge in manchen Fällen ähnliche Erscheinungen zur Folge haben, wie die krankhaften Pollutionen (Müdigkeit, Abgeschlagenheit etc.), Smegmaanhäufung und Balanitis bei etwas enger Vorhaut führten in mehreren Fällen meiner Beobachtung zu übermässigen Pollutionen, welche sich mit der Beseitigung des Reizzustandes der hochempfindlichen Glans sofort verloren. Bezüglich der congenitalen Phimose ist hier noch zu erwähnen, dass dieselbe nicht nur zu neurasthenischen Beschwerden führen, sondern auch als Ursache einer Reflexepilepsie figuriren kann. Es sind in der Literatur Fälle mitgetheilt, in welchen die Heilung einer Epilepsie durch die Circumcision gelang. Die Phimose kann jedoch, wie Féré bemerkt, auch auf indirectem Wege Epilepsie nach sich ziehen, indem sie Masturbation veranlasst, welche zuweilen epileptische Zufälle zur Folge hat.

Anhang:

Ueber Pollutionen und pollutionsartige Vorgänge.

Unter den Erscheinungen der sexuellen Neurasthenie beanspruchen die krankhaften Pollutionen, welche wir im Vorstehenden bereits zu berühren Gelegenheit hatten, die ärztliche Aufmerksamkeit in besonderem Maasse, weil dieselben nicht lediglich wie viele andere Symptome die Aeusserung eines gegebenen pathologischen Zustandes, sondern auch eine Quelle weiterer und z. Th. erheblicher neurasthenischer Beschwerden bilden. Dieser Umstand veranlasst uns, denselben und einigen verwandten Vorgängen in der Sexualsphäre hier noch eine kurze gesonderte Betrachtung zu widmen, durch welche auch die Unterscheidung zwischen Physiologischem und Pathologischem im Bereiche der Pollutionen erleichtert werden soll.

Bezüglich der Frage, ob der als Pollution bezeichnete Vorgang unter irgend welchen Verhältnissen als normal oder physiologisch zu betrachten ist, sind die Ansichten getheilt. Die Gründe, welche gegen das physiologische Vorkommen von Pollutionen geltend gemacht werden, können jedoch nicht als stichhaltig betrachtet werden. Es ist ganz ungerechtfertigt, wenn man wie Eulenburg den Pollutionsvorgang mit Husten oder Erbrechen vergleicht; Husten und Erbrechen treten gewöhnlich nur bei gewissen Krankheitszuständen oder Reizeinwirkungen ein, und zahlreiche Männer bleiben von diesen Erscheinungen verschont. Dagegen stellen sich Pollutionen bei gesunden, erwachsenen männlichen Individuen, welche keinen oder keinen genügenden geschlechtlichen Verkehr haben, so regelmässig, wenn auch in sehr verschiedener Häufigkeit ein, dass wir aus dem gänzlichen Fehlen derselben unter den in Rede stehenden Verhältnissen auf einen krankhaften Zustand schliessen müssen. Auf der anderen Seite besteht unter den competenten Beobachtern kaum eine Meinungsverschiedenheit darüber, dass unter gewissen Umständen die Pollutionen einen krankhaften Vorgang bilden. Als Kriterien der normalen Pollution können folgende Momente gelten: Auftreten derselben bei Individuen im geschlechtsreifen Alter, nicht zu häufig, nur im Schlafe, mit Erection und gewissen mehr minder ausgesprochenen Wollustgefühlen, reichlicher Samenentleerung und Mangel jeder ungünstigen Rückwirkung auf das Befinden. Die Abweichungen vom Typus, wodurch die Pollution einen krankhaften Charakter gewinnt, können alle die angeführten Momente betreffen.

Das Erscheinen von Pollutionen bei im Alter von 13—15 Jahren stehenden oder noch jüngeren Knaben, gewöhnlich eine Folge von Masturbation, ist eo ipso wegen des verfrühten Auftretens als pathologisch zu betrachten.

Bezüglich der Häufigkeit lässt sich dagegen eine genaue Grenze, von welcher anfangend die Pollutionen als krankhaft anzusehen wären, nicht festsetzen. Meines Erachtens darf man wöchentlich einmal auftretende Pollutionen bei in anhaltender Abstinenz lebenden jungen Leuten, selbst das vorübergehende Auftreten von Pollutionen an mehreren aufeinanderfolgenden Tagen im Gefolge sexueller Erregungen noch nicht in das Gebiet des Pathologischen verweisen. In dieses gehören dagegen sicher die Fälle, in welchen Pollutionen längere Zeit hindurch wöchentlich mehrere Male oder selbst täglich oder trotz regelmässigem, dem vorhandenen Bedürfnisse entsprechendem geschlechtlichem Umgange öfters sich einstellen. Das Vorkommen von Pollutionen in wachem Zustande — Tagespollutionen — auf welche Einwirkung hin dieselbe auch erfolgen mag (mechanische oder psychische) verräth ebenfalls immer einen krankhaften Zustand; das Gleiche gilt für den im Ganzen seltenen Mangel der Erection (die Ejaculation bei schlaffem Gliede). Mangel des Wollustgefühles scheint insbesonders bei gehäuften Pollutionen durchaus nichts Ungewöhnliches, und man darf denselben als ein Symptom spinaler Erschöpfung deuten. Ein ungleich selteneres Vorkommniss ist dagegen das Auftreten von Schmerzen im Gliede und in den Hoden während des Ejaculationsvorganges, bei Mangel irgend welcher örtlichen Veränderungen, welche dieselben erklären könnten. In einem Falle meiner Beobachtung traten diese Beschwerden nach längerer Abstinenz bei relativ seltenen und im Uebrigen normal verlaufenden Pollutionen in erheblicher Intensität auf; der betreffende Patient, ein in den 40er Jahren stehender Herr, hatte früher zeitweilig an Symptomen der reizbaren Blase und anderen Erscheinungen sexueller Neurasthenie gelitten. Der Pollutionsvorgang kann aber auch, ohne hinsichtlich des auslösenden Traumbildes, der Erection, des begleitenden Gefühles und der Rückwirkung auf das Befinden eine Veränderung aufzuweisen, dadurch von dem typischen Ablaufe sich entfernen, dass die Samenentleerung auf Abgang eines oder einiger Tropfen Sperma sich beschränkt oder auch gänzlich ausbleibt. Ueber diese Form des Pollutionsactes ist bisher meines Wissens noch von keiner Seite berichtet worden. Den tropfenweisen Samenabgang beobachtete ich in zwei Fällen, in welchen vorher tägliche Pollutionen bestanden, und zwar in der ersten Zeit der Besserung des Zustandes, wobei es nebenbei noch zu Pollutionen mit reichlicher Spermaentleerung kam. In einem weiteren Falle meiner Beobachtung, über welchen ich schon anderen Orts berichtete[1]), mangelte bei den Pollutionsvorgängen häufig der Samenabgang gänzlich. Der Fall betraf einen in den 50er Jahren stehenden Herrn, welcher mit einer erheblich jüngeren Frau verheirathet war. Bei dem Patienten bestanden wenigstens seit 15 Jahren häufige nächtliche Samenergüsse, deren Andauer der regelmässig gepflogene eheliche Verkehr in keinerlei Weise zu beeinflussen vermochte. Meist wurden die Pollutionen durch ein sinnliches Traumbild (eine nackte Frauengestalt etc.), das jedoch nur ganz flüchtig, mitunter nur einen Moment auftrat, provocirt. In den letzten Jahren kam es öfters nach diesem Antecedens nicht zu einer

---

[1]) Löwenfeld, Pathol. und Therapie der Neurasthenie und Hysterie. Seite 215.

Ejaculation, sondern nur zu einer nervösen Erschütterung, welche dieselbe Abspannung für den folgenden Tag zurückliess wie die Pollutionen mit Ejaculation. Die im Vorstehenden angeführten Beobachtungen sind in zweifacher Hinsicht beachtenswerth: Sie lehren uns zunächst, dass die in vielen Fällen so ausgesprochene ungünstige Rückwirkung der krankhaften nächtlichen Pollutionen auf das Befinden nicht auf den Samenverlust, sondern lediglich den nervösen, im Lendenmarke sich abspielenden Vorgang zurückzuführen ist. Man hat früher vielfach (Lallemand und seine Schüler insbesondere) die nervösen Folgen der gehäuften Pollutionen durch den erschöpfenden Einfluss der Spermaverluste erklärt, durch welche dem Körper bestimmte werthvolle Stoffe entzogen werden sollten. Diese Auffassung wurde in neuerer Zeit von der grossen Mehrzahl der Beobachter verworfen, von Donner jedoch jüngst wieder mit Nachdruck vertreten. Nach diesem Autor käme bei den unfreiwilligen Samenverlusten, „bei denen die Nervenerschütterung meist unbedeutend, oft gleich Null ist", in erster Linie der Verlust des Samens in Betracht, der wie schon die älteren Autoren annahmen, ein besonders hochdifferenzirtes, werthvolles Fluidum darstellt. Aus dieser Eigenschaft des Samens glaubt Donner es erklären zu können, „dass nach dem Abgange einiger Tropfen Samen z. B. bei der Defäcationsspermatorrhoe, wo jegliche Erregung des Nervensystems fehlt, oft augenblicklich grosse Müdigkeit, Unbehagen, Schmerzen im Kreuz, Kopfdruck u. s. w. sich einstellen".

Die Thatsache, dass genau die gleichen nervösen Folgen eintraten, ob der Pollutionsvorgang mit Abgang reichlicherer Spermamenge oder eines Tropfens oder selbst ohne jede Spermaentleerung abschliesst, spricht deutlich genug dafür, dass für die Folgezustände unmittelbar nur die nervöse Erschütterung im Lendenmarke heranzuziehen ist [1]). In gleichem Sinne lassen sich verschiedene andere Beobachtungen deuten, auf welche wir noch

---

[1]) Dass der Samenverlust bei den gehäuften Pollutionen für den Körper ganz gleichgiltig ist, möchte ich durchaus nicht behaupten; allein dessen Wirkungen abzuschätzen, sind wir vorerst ausser Stande, und jedenfalls spielt erst die Summirung der Verluste eine Rolle, nicht der einzelne Abgang, wie Donner glaubt.

zu sprechen kommen werden. In zweiter Linie ersehen wir aus dem Angeführten, dass das Zustandekommen jener Nervenerschütterung im Lendenmarke, von welcher die ungünstigen Rückwirkungen auf das Befinden bei Pollutionen abhängt, nicht lediglich an die Erregungsvorgänge gebunden ist, welche den Ejaculationsact herbeiführen. Dies ergibt sich auch aus den noch zu erwähnenden Beobachtungen.

Am wichtigsten und für die krankhafte Natur der Pollution am häufigsten entscheidend ist die Art der Beeinflussung des Allgemeinbefindens oder einzelner Krankheitserscheinungen durch dieselbe. Die im Bereich des Normalen sich abspielende Pollution wirkt auf das Gesammtbefinden nie ungünstig, ja des Oefteren (bei in sexueller Abstinenz lebenden Individuen mit zeitweilig etwas mehr hervortretender Libido) sogar entschieden das Wohlbefinden fördernd. Bei an sexueller Neurasthenie Leidenden mit starker sexueller Erregtheit und sexuellen Zwangsvorstellungen habe ich von nicht zu häufigen Pollutionen einen ausgesprochenen günstigen Einfluss auf diese Erscheinungen gesehen. Als krankhaft müssen wir daher Pollutionen betrachten, an welche sich eine sonst nicht vorhandene allgemeine Abspannung, Mattigkeit oder speciell Müdigkeit und Abgeschlagenheit der Beine oder irgend welche andere nervöse Beschwerden oder Steigerungen solcher anschliessen. Diese Folgeerscheinungen finden sich nicht lediglich bei sehr gehäuften Pollutionen; wir begegnen denselben mitunter in Fällen, in welchen nur in Zwischenräumen von 8—14 Tagen Samenergüsse eintreten, und wir vermissen dieselben mitunter wenigstens lange Zeit bei Individuen, welche wöchentlich mehrere Male von Pollutionen heimgesucht werden. Dieselben sind also keineswegs an eine gewisse Häufigkeit der nächtlichen Ergüsse gebunden. Auf der anderen Seite begegnen wir diesen Erscheinungen aber auch nicht selten bei spermatorrhoischen Abgängen und zwar sowohl bei Mictions- als bei Defäcationsspermatorrhoe. Auf diesen Umstand wurde schon von Peyer und Donner, wie wir oben sahen, aufmerksam gemacht; ich kann die Angaben dieser Beobachter nach meinen Erfahrungen nur bestätigen. Aber auch bei rein prostatorrhoischen Ergüssen und selbst bei der einfachen Urinentleerung ohne spermatorrhoischen oder sonstigen Abgang können die gleichen Folgeerscheinungen sich einstellen.

Mendelsohn erwähnt, dass nach dem Abgange einer grossen Menge von Prostatasecret die Kranken oft das Gefühl grosser Mattigkeit und Abspannung haben; ich habe in den letzten Jahren zwei Fälle beobachtet, in welchen diese Erscheinungen nach prostatorrhoischen Ergüssen in sehr ausgesprochener Weise neben anderen Beschwerden (unangenehmen Empfindungen in der Dammgegend, den Hoden, Kreuzschmerzen etc.) sich geltend machten. Bei einem an sexueller Neurasthenie leidenden Herrn meiner Beobachtung, der schon früher mitunter nach dem Uriniren namentlich im Gefolge spermatorrhoischer Abgänge von einer sehr lästigen Müdigkeit insbesondere im Rücken heimgesucht worden war, trat längere Zeit hindurch nach jeder Urinentleerung, obwohl die Spermatorrhoe beseitigt war, diese Müdigkeit auf [1]).

Aus dem Angeführten ergibt sich, dass neben den typischen Pollutionen mit Erection und durch Ejaculation erfolgender reichlicher Spermaentleerung noch eine Reihe von Vorgängen in der Sexualsphäre beobachtet werden, welche, obwohl bei denselben das Ejaculationscentrum nicht in Thätigkeit tritt, bezüglich der nervösen Folgeerscheinungen den krankhaften Pollutionen gleichwerthig sind und desshalb unter der Bezeichnung „pollutionsartige Vorgänge" sich zusammenfassen lassen.

Wie lassen sich nun die erwähnten Nachwirkungen dieser Vorgänge und der Pollutionen erklären?

Ueber die näheren Umstände, welche bei der Spermatorrhoe den Uebertritt von Samen in die Harnröhre bedingen, sind wir noch nicht genügend aufgeklärt und desshalb auch die Ansichten über diese Frage noch getheilt. Allem Anschein nach ist der mechanische Hergang bei der Spermatorrhoe nicht immer der gleiche. Bei den hier in Rede stehenden spermatorrhoischen Abgängen handelt es sich wahrscheinlich um Mitbewegungen der Samenblasen, welche durch die Thätigkeit des Darmes und der Bauchpresse oder der Blase angeregt werden, i. e. ein

---

[1]) Ueber den Fall wird an späterer Stelle ausführlicher berichtet.

Uebergreifen der Erregungen von den Centren des Defäcationsactes oder der Blasenbewegungen im Lendenmarke auf das (zu supponirende) Centrum für die Musculatur der Samenblasen. Dieses Uebergreifen kann nur in Folge einer Verringerung der Widerstandsverhältnisse, einer erhöhten Irritabilität im Bereiche des Lendenmarkes eintreten, und die klinische Beobachtung spricht dafür, dass je grösser die reizbare Schwäche in diesem Markabschnitte ist, um so leichter das Uebergreifen stattfindet und daher auch spermatorrhoische Abgänge erfolgen. Wir sehen, dass die Neigung zu diesen Entleerungen vorübergehend nach sexuellen Erregungen oder erheblichen körperlichen Anstrengungen, also erschöpfend auf das Lendenmark einwirkenden Momenten, zunimmt. Bei den mitunter nicht unerheblichen Prostataergüssen findet dagegen wahrscheinlich eine von den Prostatanerven ausgehende reflectorische Erregung des Lendenmarkes statt. Die in Frage stehenden Erregungen müssen im Lendenmarke zu einer weiter um sich greifenden nervösen Erschütterung führen, wenn die erwähnten ungünstigen Nachwirkungen sich einstellen. Die jedenfalls geringe Intensität der Erregungen kann diese Folge nicht erklären, sondern nur ein krankhafter, mit erhöhter Irritabilität verknüpfter Zustand des Lendenmarkes. Mit einem solchen Zustande haben wir es aber auch bei den gehäuften krankhaften Pollutionen gewöhnlich zu thun, wenn dieselben einmal längere Zeit bestehen; auch in den Fällen, in welchen die Pollutionen ursprünglich nur durch von der Peripherie ausgehende Reize (wie z. B. bei enger Vorhaut und Balanitis) ausgelöst werden, entwickelt sich allmählich eine gewisse reizbare Schwäche des Lendenmarkes, und dieser Zustand bedingt einen circulus vitiosus: er begünstigt resp. veranlasst einerseits das Auftreten von Pollutionen, indem er eine erhöhte Ansprechbarkeit des Erections- und Ejaculationscentrums für periphere und centrale Reize nach sich zieht, andererseits führt er dazu, dass an das in Thätigkeittreten speciell des Ejaculationscentrums eine über dieses mehr minder weit hinausgehende, z. Th. auch nach dem Gehirn irradiirende Nervenerschütterung sich knüpft. Die häufigere Erregung des Ejaculationscentrums steigert die reizbare Schwäche und damit die

Ansprechbarkeit desselben und die sich immer wiederholende weiterhin sich ausbreitende Nervenerschütterung, die sich an die Thätigkeit des Ejaculationscentrums anschliesst, fördert die allmähliche Ausbreitung des neurasthenischen Zustandes über weitere Abschnitte der Centralorgane und die Verstärkung desselben. So bilden die gehäuften krankhaften Pollutionen einen Vorgang, welcher nicht nur gewissermassen sich selbst unterhält und damit speciell die Genitalsphäre schädigt, sondern das Nervensystem in immer weiterem Umfange in den Bereich der Störung ziehen kann. Inwieweit dies der Fall ist, hängt im Einzelfalle natürlich von der Resistenzfähigkeit des Nervensystems im Allgemeinen und einzelner Abschnitte desselben im Besonderen ab. Zu der directen schädigenden Wirkung der Pollutionen kommt noch vielfach die indirecte durch übertriebene Befürchtungen, welche sich an die Fortdauer der Samenverluste knüpfen, und die hiedurch verursachte gemüthliche Verstimmung des Patienten.

Wir wissen heutzutage, dass die Schreckbilder, mit welchen Tissot und Lallemand die an krankhaften Samenverlusten Leidenden ängstigten — Impotenz, Tabes, Blödsinn — speciell was die beiden letzteren Erkrankungen anbelangt, keineswegs der Erfahrung entsprechen und nur arge Uebertreibungen darstellen. Allein auf der anderen Seite können wir auch die Gleichgiltigkeit und den Optimismus nicht gerechtfertigt erachten, die so viele Aerzte noch den übermässigen Pollutionen gegenüber bekunden. Wenn manche glauben, dass, da doch so viele Männer wöchentlich zwei, drei Mal und noch öfters sexuellen Umgang ohne Nachtheil pflegen, Pollutionen von ähnlicher Häufigkeit keinen wesentlichen Schaden bringen können, so übersehen sie, dass die in Frage stehenden sexuellen Leistungen nur bei Gesunden ohne Nachtheil bleiben, die gehäuften Pollutionen dagegen an sich schon Folgen eines krankhaften Zustandes sind, welcher durch die Fortdauer der Samenverluste genährt und gesteigert wird. Auch die Annahme, der wir nicht selten begegnen, ist ganz unhaltbar, dass es sich bei den Pollutionisten im Wesentlichen nur um hypochondrischen Jammer handle und die Pollutionen gewöhnlich ein vorübergehendes Uebel bilden, das kein ernstes Eingreifen erheischt. Die Klagen der Pollutionisten über zunehmende Nervenzerrüttung, wenn bei denselben mitunter auch Uebertreibungen mit unterlaufen, beruhen doch keineswegs lediglich auf Einbildung und übermässiger Aengstlichkeit, und die Erwartungen, die man bezüglich alsbaldigen spontanen Schwindens der gehäuften Samenverluste hegt, erfüllen sich zumeist nicht. Ich habe Fälle gesehen, in welchen Pollut. nim. 20 Jahre und noch länger anhielten. Wir sind allerdings in der Lage, auch nach sehr langem Bestehen derselben noch wirksam dagegen vorzugehen, allein wir dürfen durchaus nicht annehmen, dass die Schädigung, welche das Nervensystem durch die lange Jahre hindurch immer wiederkehrende vom Lendenmarke ausgehende nervöse Erschütterung erfahren hat, mit der Beseitigung der Pollutionen sich ohne Weiteres oder auch nur allmählich wieder ausgleichen wird. Die neurasthenischen Veränderungen des Nervensystems, welche sich unter diesen Verhältnissen entwickelt haben, sind in der Regel einer völligen Reparation nicht mehr zugänglich.

XII.

Erkrankungen der Sexualorgane bei Frauen als Ursache von Nervenleiden.

Die Erkrankungen der Sexualorgane spielen beim Manne, wie wir gesehen haben, im Allgemeinen als Ursache von nervösen Krankheiten eine sehr bescheidene Rolle; ungleich grösser ist die Bedeutung, welche Krankheitszustände der weiblichen Sexualorgane für die Aetiologie der bei Frauen vorkommenden Nervenleiden beanspruchen. Wir zählen keineswegs zu den Anhängern der Göthe'schen Theorie:

> „Es ist ihr ewig Weh und Ach
> So tausendfach
> Aus einem Punkte zu curiren."

Allein, wenn wir auch alles in Abzug bringen, was von den Behauptungen über nervöse Folgezustände der speciellen Frauenkrankheiten einer strengeren Kritik nicht Stand hält und was noch strittig ist, bleiben letztere noch immer als ein sehr beachtenswerther Factor unter den Ursachen der nervösen Affectionen des zarten Geschlechtes bestehen.

Die Beziehungen zwischen weiblichen Sexual- und Nervenleiden haben in der Literatur der letzten Decennien den Gegenstand sehr zahlreicher Abhandlungen gebildet, die nicht ohne Nutzen geblieben sind und Vieles zur Klärung der Sachlage und zur Anbahnung einer Verständigung zwischen den zunächst interessirten ärztlichen Kreisen beigetragen haben. Während früher in der Auffassung der Beziehungen zwischen den in Rede stehenden Krankheitsgruppen die Gynäkologen einerseits und die Internisten und Neurologen anderseits weit auseinandergingen, ist heutzutage, wenn auch noch keine völlige Uebereinstimmung, so doch wenigstens eine sehr erhebliche Annäherung in den in Betracht kommenden Ansichten der beiden medicinischen Lager zu verzeichnen[1]).

Die Gynäkologen haben sich im Laufe der Jahre mehr und mehr daran gewöhnt, den Erfahrungen der Neuropathologen hinsichtlich der Aetiologie der grossen Neurosen bei beiden Geschlechtern Rechnung zu tragen und aus der Coexistenz von Genital- und Nervenleiden noch nicht ohne Weiteres die Berechtigung zur Annahme eines ursächlichen Zusammenhanges zwischen beiden abzuleiten. Diese Wandlung in den Anschauungen der Gynäkologen hat sich auch auf praktischem Gebiete bereits fruchtbar erwiesen, sofern hiedurch der Uebereifer in der Localbehandlung der weiblichen Sexualleiden wesentlich eingeschränkt und die Werthschätzung der neurotherapeutischen Methoden auch seitens der Gynäkologen bedeutend gefördert wurde.

Die nervösen Störungen, bei welchen ein Zusammenhang mit Erkrankungen des weiblichen Sexualapparates überhaupt in Frage kommt, müssen nach den dabei betheiligten nervösen Gebieten in locale Affectionen und allgemeine Neurosen geschieden werden. Es ist ohne Weiteres verständlich, dass Erkrankungen der weiblichen Beckenorgane, indem sie durch Druck

---

[1]) So bemerkt Theilhaber (Verhandlungen der deutschen Gesellschaft für Gynäkologie J. 1897 S. 105): „Noch vor zwei Jahrzehnten bestand bei sehr vielen Aerzten der Glaube an die alte hippokratische Lehre, dass die Hysterie zumeist ihre Ursache in Anomalien des Uterus habe. Die Stützen dieses Glaubens sind von Jahr zu Jahr mehr erschüttert worden. Heute wird für die Hysterie der Hauptgrund in der erblichen Belastung und in der verkehrten Erziehung gefunden. Internisten und Neurologen lassen einen Zusammenhang mit Uteruserkrankungen entweder gar nicht mehr gelten, oder erkennen die Anomalien des Uterus doch nur als einen untergeordneten Factor für die Entstehung eines kleinen Procentsatzes von Fällen von Hysterie an. Bei den Gynäkologen ist der Skepticismus bezüglich des causalen Zusammenhanges von Hysterie und Uteruserkrankungen zwar noch nicht so weit vorgeschritten, wie bei den Internisten. Doch schrumpft auch bei ihnen der Glaube an diesen Zusammenhang von Jahr zu Jahr mehr zusammen. Den besten Beleg hiefür bietet ein Blick in die verschiedenen Auflagen mancher Lehrbücher für Gynäkologie. An ihnen lässt sich deutlich erkennen, wie durch die inzwischen erschienenen Publikationen der Neurologen so mancher Wunderglaube zerstört worden ist. Aehnlich wie mit der Hysterie geht es mit dem Glauben an die reflectorischen Neuralgien".

oder Zerrung zu mechanischer Beeinträchtigung der in den erkrankten Organen oder in deren Nachbarschaft verlaufenden Nerven oder zu diese schädigenden Circulationsstörungen führen, nervöse Beschwerden verursachen. Es muss auch ohne Weiteres zugegeben werden, dass bei den mannigfachen Verbindungen der Nerven der Genitalorgane untereinander und mit denen benachbarter Theile die durch Erkrankung eines Abschnittes des Sexualapparates verursachten nervösen Reizungen sich über die nächste Umgebung hinaus fortpflanzen können.

Als Affectionen, welche locale nervöse Störungen hervorzurufen geeignet sind, kommen in Betracht: Tumoren des Uterus, chronische entzündliche Processe desselben und der Ovarien, Exsudate, Schrumpfungsprocesse, Narben und Geschwüre (mit Freilegung der Nervenendigungen), dann auch gewisse Lageveränderungen des Uterus und der Ovarien, Senkung und Prolaps des Uterus, descensus ovariorum. Von den Beschwerden, welche bei diesen Leiden auftreten, stehen Schmerzen und Parästhesien im Vordergrunde. Die Schmerzen können in der Tiefe des Beckens localisirt sein und sich mit Empfindungen der Schwere, des Druckes oder Drängens verknüpfen; sehr häufig haben sie ihren Sitz in der Kreuz- und Gesässgegend, auch an den Oberschenkeln und hier sowohl im Gebiete des N. cruralis als des N. ischiadicus, seltener in den Verbreitungsbezirken dieser Nerven am Unterschenkel und Fusse, auch die untere Bauch- und Steissbeingegend (Coccygodynie) wird des öfteren heimgesucht. Zu diesen Schmerzen gesellen sich häufig Schwächezustände der Beine und Gefühle abnormer Müdigkeit in denselben und im Rücken, in manchen Fällen auch Beschwerden bei der Harn- und Stuhlentleerung (Tenesmus vesicae et recti, Schmerzen im After bei der Entleerung etc.). Diese Erscheinungen sind jedoch, soweit man dies gegenwärtig beurtheilen kann, nur zum Theil direct von Irritationszuständen der Beckennerven abhängig, sie finden sich auch bei Frauen mit gesunden Sexualorganen (Hegar[1]) und entsprechen überwiegend den Sym-

---

[1] Hegar erwähnt, dass bei 15% der Frauen mit Lendenmarkssymptomen sich keine pathologische Veränderung der Sexualorgane nachweisen liess.

ptomen, die bei der Lendenmarksneurasthenie des Mannes auftreten. Diese Umstände legen die Annahme nahe, dass sie zum Theil auch durch Fortpflanzung von Reizungsvorgängen im Bereiche der Beckennerven nach dem Lendenmark und dadurch bedingte reizbare Schwäche dieses Markabschnittes zu Stande kommen. Hegar bezeichnet die betreffenden Symptome auch schlechtweg als „Lendenmarksymptome", wodurch jedoch zur Klärung der Sachlage nichts gethan ist. Die oben angeführten Genitalaffectionen führen nicht sämmtlich gleichmässig zu den in Frage stehenden Beschwerden, sondern je nach ihrer Art und Localität vorwaltend zu der einen oder anderen Gruppe derselben. Die Intensität und Ausbreitung der auftretenden nervösen Störungen steht dagegen in keiner constanten Beziehung zu der Art und Localität der Erkrankung. Erhebliche Sexualaffectionen bestehen nicht selten ohne alle Lendenmarkssymptome (Hegar), dies weist schon darauf hin, dass für das Zustandekommen der angeführten Localsymptome ein Factor von grosser Bedeutung ist, der auf Seite des Nervensystems liegt. Die hier in Betracht kommenden Sexualleiden können natürlich ebenso wie nervengesunde auch neuropathisch disponirte und bereits neurasthenische Frauen heimsuchen, und es ist begreiflich, da wir die gleichen Erscheinungen bei anderen Erkrankungen finden, dass das sexuelle Leiden um so intensivere und verbreitetere Nervenstörungen hervorruft, je geringer die Widerstandsfähigkeit des Nervensystems ist. Mit der mechanischen Irritation der Beckennerven verbinden sich bei den weiblichen Sexualleiden häufig Blut- und Säfteverluste, welche zu Beeinträchtigung der Allgemeinernährung und damit auch zur Schwächung der nervösen Constitution oder zur Steigerung einer bereits bestehenden neuropathischen Disposition führen. In ähnlichem Sinne wirken bei vielen weiblichen Personen psychische Vorgänge, welche durch das Sexualleiden angeregt werden: die gemüthliche Alteration, welche der Gedanke, sexualkrank zu sein, hervorruft, die Sorgen wegen der möglichen Folgen des Leidens für das eheliche Glück (Sterilität) oder wegen dessen Weitergestaltung (Carcinomfurcht); die peinlichen Erregungen, welche die nothwendig werdende gynäkologische, oft lange Zeit sich hinziehende Behandlung veranlasst, der Verdruss über die Behinderung in der gewohnten häuslichen oder geschäftlichen Thätigkeit etc. Schon in den Fällen, in welchen das Sexualleiden allein den Anstoss zur Entwicklung der nervösen Störungen gibt, haben wir es daher häufig mit complicirten Verhältnissen zu thun; bei der grössten Mehrzahl der Fälle, in welchen wir nervöse Leiden mit Genitalaffectionen verknüpft finden, führen jedoch, wie Engelhard an dem Materiale der Hegar'schen Klinik nachgewiesen hat, die Sexualleiden nur im Vereine mit einer Mehrzahl anderer Schädlichkeiten die nervösen Störungen herbei; hiedurch wird natürlich die Beurtheilung des Einflusses, welchen das Sexualleiden direct auf das Nervensystem äussert, noch mehr erschwert. Dieser Umstand macht es aber auch einigermassen begreiflich, dass wir so häufig bei sexualkranken Frauen nicht lediglich Lendenmarksymptome oder solche überhaupt nicht, sondern Zustände allgemeiner Neurasthenie oder neurasthenische Functionsstörungen einzelner innerer Organe finden, neben welchen andere mehr untergeordnete neurasthenische Erscheinungen bestehen oder auch wenigstens zeitweilig mangeln. Die Entwicklung und Gestaltung speciell letzterer Fälle weist darauf hin, dass, wenn es von der Sexualerkrankung aus zu einer Beeinflussung höher gelegener Abschnitte des centralen Nervensystems kommt, diese nicht lediglich auf dem Wege continuirlicher Ausbreitung einer reflectorisch von den Sexualorganen aus erzeugten neurasthenischen Veränderung durch das Gesammtrückenmark hindurch nach oben geschehen muss. Bei den sexualkranken Frauen machen sich einerseits ebenfalls die verschiedenen Widerstandsverhältnisse der einzelnen Gebiete der Centralorgane geltend, deren Bedeutung für die Localisation neurasthenischer Störungen wir schon früher kennen gelernt haben, anderseits der Umstand, dass zwischen einzelnen Organen, resp. Organsystemen und dem Sexualapparate offenbar intimere Beziehungen bestehen, daher die Functionen dieser Organe durch Zustände des Sexualapparates leichter auf reflectorischem Wege gestört werden als die anderer Organe.

Unter den Organen, deren Functionen solcher reflectorischer Beeinflussung von den weiblichen Sexualorganen aus unterliegen, steht der Verdauungsapparat obenan. Allbekannt sind die Magenbeschwerden (Uebelkeit, Brechreiz und Erbrechen), welche bei so vielen Frauen in den ersten Schwangerschaftsmonaten auftreten. Durch Kretschy und Fleischer wurde nachgewiesen, dass der physiologische Vorgang der Menstruation eine Verlangsamung der Magenverdauung bedingt, und mit dem Aufhören der Blutung der Verdauungsprocess wieder normal wird. Gastrointestinale Störungen finden sich ferner bei sehr vielen Frauen mit Sexualleiden, und dieselben haben schon lange die Aufmerksamkeit der Gynäkologen auf sich gezogen; eingehendere Untersuchungen über die Art dieser Störungen und ihre Beziehung zu den Sexualaffectionen sind jedoch erst in neuerer Zeit angestellt worden. Selbstverständlich sind die Magen- und Darmbeschwerden mit Sexualaffectionen behafteter Frauen nicht immer durch letztere verursacht. In zahlreichen Fällen bildet die Genitalerkrankung lediglich eine zufällige Complication nervöser oder organischer Magenleiden; mitunter — so bei Enteroptose — sind die gastrointestinalen Störungen und die Lageveränderung des Uterus Coeffecte derselben Ursache (hochgradige Erschlaffung aller Bandapparate im Bauchraume, der Douglas'schen Bänder etc.); in manchen Fällen ist auch die gynäkologische Affection durch eine primäre Anomalie des Verdauungsapparates bedingt. Theilhaber macht hier insbesonders auf die Atonie des Darmes und die dadurch bedingte Anhäufung von Gasen und Kothmassen aufmerksam, welche zu venösen Stauungen im Uterus und dadurch zu Metrorrhagien, Dysmenorrhoe und Fluor. albus führt. In einer weiteren Reihe von Fällen endlich gibt die Sexualerkrankung auf reflectorischem Wege den Anstoss zur Entwicklung gastrointestinaler Beschwerden. Was nun die Art dieser betrifft, so glaubte Kisch eine besondere „uterine Dyspepsie" unterscheiden zu dürfen, welche durch Veränderung der Magensecrete, Hemmung der Darmbewegung und Erbrechen characterisirt sein sollte. Durch Frank, Panecki und die Münchener Beobachter Theilhaber und Crämer wurde jedoch nachgewiesen, dass die von den Sexualorganen ausgehenden nervösen Magenaffectionen keine gleichförmige Symptomatologie aufweisen, und eine besondere

„uterine Dyspepsie" nicht existirt. Die genannten Beobachter fanden bei Frauen mit Genitalanomalien und gastrischen Beschwerden in der grossen Mehrzahl der Fälle die Secretion und Verdauungskraft des Magens normal (Theilhaber-Crämer unter 45 Fällen nur einmal Anaciditas und einmal Hyperacidität), ferner Erbrechen relativ selten; die gastrischen Störungen genitalen Ursprungs zeigen ganz die gleichen Variationen wie die Erscheinungen der nervösen Dyspepsie anderer Herkunft. Neben der einfachen nervösen Dyspepsie im Leube'schen Sinne (ohne Alteration des Chemismus und der motorischen Thätigkeit des Magens) werden Herabsetzung der Motilität (Atonie) und Störungen des Chemismus des Magens, auch Darmatonie angetroffen[1]). Auch periodische Gastralgien kommen mitunter vor (Theilhaber-Crämer). In Bezug auf die reflectorische Auslösung gastrointestinaler Beschwerden verhalten sich die einzelnen Theile des weiblichen Sexualapparates nicht gleichwerthig. Am häufigsten bilden Erkrankungen des Uterus eine Quelle dieser Störungen. Ungleich seltener sind Affectionen der Ovarien im Spiele, Veränderungen der Vagina und Vulva° bleiben in der fraglichen Richtung ganz ohne Einfluss. Besonders auffällig äussert sich mitunter die Einwirkung gewisser Lageveränderungen (Senkungen) des Uterus. Ich habe wiederholt Damen behandelt, bei welchen neben anderen neurasthenischen Beschwerden völliger Appetitmangel, Nausea und Brechreiz bestand. Diese Erscheinungen trotzten längere Zeit jeder Behandlung, sie schwanden dagegen sofort nach Einführung eines Pessars und kehrten wieder, wenn dieses aus der Lage kam.

An die gastrointestinalen Beschwerden reihen sich an Häufigkeit die Herzstörungen sexualkranker Frauen an. Es handelt sich hier um die verschiedenen Erscheinungen nervöser Herzschwäche, wie sie auch unabhängig von Sexualaffectionen bei Neurasthenischen angetroffen werden: Zumeist anfallsweise auf-

---

[1]) Crämer fand in allen Fällen einfacher nervöser Dyspepsie atonische Zustände des Colons mit Coprostase, die er als das Primäre und Ursache der gastrischen Störungen (sowie auch anderer gleichzeitig vorhandener nervöser Symptome) betrachtet. Theilhaber ist der Ansicht, dass die Atonie des Colons auf reflectorischem Wege von den Sexualorganen aus entsteht.

tretende Beschleunigung der Herzthätigkeit mit Gefühl des Herzklopfens, echte Tachycardie mit einer Pulsfrequenz bis 180 und selbst 200, begleitet zumeist von Brustbeklemmung und Angstzuständen, zum Theil auch von schmerzhaften Sensationen in der Herzgegend, die nach einem oder beiden Armen ausstrahlen können (Pseudo-angina pectoris), seltener Verlangsamung oder Unregelmässigkeiten der Herzthätigkeit (letztere mitunter den tachycardischen Anfall einleitend), oder ausgesprochene Herzschwäche, dabei auch öfters vasomotorische Störungen an der Peripherie (Erkalten der Hände und Füsse etc.). Kisch fand unter 126 weiblichen Personen im Alter von 17—48 Jahren mit Functionsstörungen oder pathologischen Veränderungen des Genitalapparates bei 38 (= 32,7 %) Herzbeschwerden und zwar nervöse Tachycardie in 21 und Pseudo-angina pectoris in drei Fällen. Unter den verschiedenen Sexualerkrankungen geben nach den vorliegenden Erfahrungen die entzündlichen Processe im Uterus (Endometritis und Metritis chronica) und die Tumoren desselben (insbesonders Myome) am häufigsten den Anstoss zum Auftreten nervöser Herzbeschwerden. Von den Menstruationsanomalien sind in dieser Richtung Amenorrhoe, Menorrhagie und Dysmenorrhoe häufig wirksam (Kisch). Die Beziehungen, welche zwischen den Herzbeschwerden und den Sexualerkrankungen oder Störungen bei Frauen bestehen, sind jedoch in den einzelnen Fällen sehr verschieden. Wir haben es hier mit ähnlichen Verhältnissen wie bei den gastrointestinalen Störungen zu thun. Die Erscheinungen der nervösen Herzschwäche können natürlich bei Frauen mit sexuellen Anomalien durch dieselben nervenschädigenden Momente hervorgerufen werden, wie bei Frauen mit normalen Genitalzuständen (gemüthliche Erregungen, toxische Einwirkungen etc.). Die Herzstörungen können daher jeder ursächlichen Beziehung zur Genitalaffection ermangeln. In nicht seltenen Fällen bildet diese nicht das einzige ursächliche Moment, welches zum Auftreten von Herzbeschwerden Anlass gibt. So habe ich mehrfach Fälle beobachtet, in welchen zur Zeit der Menses tachycardische Anfälle sich einstellten, solche aber auch in der intramenstruellen Zeit durch verschiedene Anlässe (Aufregungen, Kaffeegenuss etc.) herbeigeführt wurden. Die gynäkologische Affection kann auch auf indirectem Wege Herzbeschwerden nach sich ziehen, resp. zum Auftreten solcher beitragen, indem sie durch reichlichen Blutverlust zur Verschlechterung der Allgemeinernährung und dadurch zur Schwächung der nervösen Constitution führt, oder indem sie peinliche gemüthliche Erregungen veranlasst wegen Behinderung des ehelichen Verkehrs oder Verursachung von Sterilität, Furcht vor einem operativen Eingriff etc. Daneben begegnen wir Fällen, in welchen allem Anscheine nach lediglich auf reflectorischem Wege die Herzstörungen zu Stande kommen[1]).

Von sonstigen noch in das Gebiet der Neurasthenie fallenden Störungen, die mit Genitalaffectionen bei Frauen in reflectorischen Zusammenhang gebracht werden, seien hier nur die das Auge betreffenden erwähnt. Nach den Mittheilungen Salo Cohn's und Mooren's können Erkrankungen sowohl der äusseren als der inneren Genitalien bei Frauen und Menstruationsanomalien neurasthenische Asthenopie (Hyperästhesie und Anästhesie der Retina) nach sich ziehen[2]).

Ueber die Beziehungen der Sexualkrankheiten bei Frauen zur Hysterie gehen die Ansichten nicht nur zwischen Gynäkologen und Neurologen auseinander; es bestehen in diesem Punkte gegenwärtig auch noch unter den Neurologen nicht unerhebliche Meinungsverschiedenheiten, die selbstverständlich auch für die therapeutischen Anschauungen der Betreffenden nicht ohne Einfluss sind. Nach den Aeusserungen einzelner Neurologen möchte man glauben, dass die Annahme eines Zusammenhanges der Hysterie mit Genitalleiden eine Art Köhlerglauben darstelle, der keiner ernsthaften Widerlegung mehr bedarf. So bemerkt Möbius: „Die thörichte Meinung, dass der Uterus etwas mit der Hysterie

---

[1]) Kisch erwähnt, dass er auch Fälle sah, in denen nicht das gynäkologische Leiden selbst die Herzbeschwerden verursachte, sondern diese letzteren eine Folge der gegen die Sexualerkrankung angewendeten ärztlichen Behandlung waren, wobei er ausser intrauterinen Eingriffen, wie Sondirung, Aetzung, besonders die moderne gynäkologische Massage anschuldigt.

[2]) Nach Mooren sollen Genitalaffectionen bei Frauen auf reflectorischem Wege auch Accommodationskrämpfe, Mydriasis und Miosis herbeiführen. Diese Interpretation der betreffenden Fälle scheint mir jedoch keineswegs einwandfrei.

zu thun habe wie der Name ausdrückt, wird jetzt hoffentlich von Niemand mehr gehegt." Windscheid dagegen trägt nicht das geringste Bedenken, die Hysterie zu den reflectorisch von den weiblichen Sexualorganen ausgelösten Neurosen zu zählen; er erklärt sogar, dass es die Hysterie ist, welche sich in ihrem Proteusbild als diejenige allgemeine Neurose zeigt, die in erster Linie von localen Genitalerkrankungen abhängig ist[1]).

Nicht minder weit gehen die praktischen Consequenzen auseinander, zu welchen einzelne Neurologen auf Grund ihrer Auffassung von den Beziehungen zwischen Hysterie und Sexualerkrankungen gelangen. So erklärt ein hervorragender amerikanischer Neurologe Dercum in einer vor Kurzem veröffentlichten Arbeit: On the relation of the great neuroses to pelvic disease, The American Gynaecological and Obstetrical Journal, August 1898:

---

[1]) Windscheid scheint sogar die Hysterie als die einzige von den Sexualerkrankungen bei Frauen reflectorisch ausgehende allgemeine Neurose zu betrachten; das Vorkommen einer allgemeinen Neurasthenie als Folge von Sexualleiden erwähnt er nicht einmal. Der Autor hat auch einen allerdings nichts weniger als gelungenen Versuch gemacht, die Auffassung der Hysterie als genitaler Reflexneurose mit der Möbius'schen Definition der Hysterie als einer „Krankheit der Vorstellung" i. e. einer von Vorstellungen ausgehenden Krankheit zu vereinbaren. „Diese Vorstellungen" (die Vorstellungen, welche die hysterischen Erscheinungen hervorrufen), bemerkt er, „werden in erster Linie bedingt durch die vererbte oder erworbene Labilität des Nervensystems. Gelegenheitsursachen zu ihrer Auslösung sind mannigfache: vor Allem Gemüthsbewegungen, dann Traumata, Vergiftungen u. s. w. und schliesslich jede beliebige Krankheit. Für unsere Zwecke kommen als Gelegenheitsursachen in Betracht die Erkrankungen der weiblichen Genitalien. In den Vorstellungsmechanismus jeder einzelnen Form der Hysterie, welche durch eine Genitalerkrankung bedingt wird, einzudringen, ist ebenso wenig möglich, wie in andern Fällen von Hysterie aus sonstigen Gründen. Warum in einem Falle eine hysterische Lähmung, im andern Falle eine Respirationsneurose oder irgend eine andere hysterische Erscheinung ausgelöst wird, lässt sich nicht entscheiden. Jedenfalls entsprechen die körperlichen Veränderungen nicht immer dem Inhalte der Vorstellungen, sie haben wahrscheinlich oft secundäre Gelegenheitsursachen, denen sich nicht immer nachkommen lässt. Im Mittelpunkt steht aber immer die den psychischen Reflex auslösende Anomalie der Genitalien, welche das Seelenleben beherrscht und der Kranken unbewusst den Nährboden für alle Empfindungen bildet." Es sind dies nichts als leere Behauptungen; es fehlt nicht nur jeder Beweis dafür, dass bei sexualkranken Hysterischen die pathogenen Vorstellungen lediglich von den Sexualorganen ausgelöst werden, sondern auch dafür, dass die hysterischen Symptome bei den betreffenden Kranken lediglich von Vorstellungen ausgehen. Weiteres über diesen Punkt siehe S. 187.

„Vor Allem muss jede Idee, Neurasthenie oder Hysterie durch Operationen an den Beckenorganen zu heilen, vollständig aufgegeben werden. Glücklicherweise haben wir die Zeit schon beinahe hinter uns, da man solche Operationen unternahm." Fast zu gleicher Zeit theilte v. Krafft-Ebing (Arbeiten aus dem Gesammtgebiete der Psychiatrie und Neuropathologie 3. Heft 1898) einen Fall von Hysteria gravis mit, in welchem auf sein Andrängen zuerst das linke und später wegen eines Recidives der hysterischen Beschwerden auch das rechte Ovarium entfernt worden war, obwohl die gynäkologische Untersuchung keinerlei anatomische Veränderungen des linken Ovarium zu constatiren vermochte und vor der zweiten Operation zu keiner bestimmten Diagnose bez. der noch vorhandenen Adnexa geführt hatte. Es fand sich in den Ovarien lediglich kleincystische Degeneration, ein Zustand, der von Nagel noch als physiologisch angesehen wird. Da der Erfolg beider Operationen ein günstiger war, erachtet es v. Krafft-Ebing für eine Thatsache, „dass so geringfügige anatomische Veränderungen im Stande sind, so weitgehende klinische Reactionen hervorzurufen". Er hält es sogar für möglich, „dass auch blosse sogenannte functionelle Störungen in den Ovarien" die Ursache schwererer Nervenkrankheiten bilden.

Die Vorstellungen, welche wir uns von der Art der Beziehung zwischen hysterischen Erscheinungen und Sexualleiden bei Frauen bilden, hängen von der Auffassung ab, die wir bez. des Wesens und der nosologischen Stellung der Hysterie hegen, und wir müssen uns desshalb hiemit hier wenigstens in Kürze zunächst beschäftigen. Gegenwärtig stehen sich hauptsächlich zwei Anschauungen gegenüber, eine ältere und eine neuere. Nach der neueren Auffassung, in welcher deren Anhänger einen gewaltigen Fortschritt erblicken, handelt es sich bei der Hysterie lediglich um eine gewisse Form geistiger Störung, eine Psychose, und somit ein Leiden, das seinen Sitz in der Grosshirnrinde hat. Die Vertreter dieser Theorie berufen sich gerne auf Charcot, welcher jedoch in der letzten Zeit seines Lebens die Hysterie nur als eine „zum grossen Theil geistige Erkrankung" erklärte. Die ältere Anschauung, welche bereits in den 60er Jahren auftauchte und gegenwärtig noch die Mehrzahl der Neurologen für sich hat, geht dahin, dass die Hysterie als eine allgemeine Neurose oder Psychoneurose zu betrachten ist, i. e. eine Erkrankung, welche sich nicht auf die Grosshirnrinde beschränkt, sondern das ganze Nervensystem betrifft, allerdings mit sehr wechselnder Betheiligung der einzelnen Abschnitte desselben. Ich habe mich dieser Auffassung ebenfalls in meiner Pathologie und Therapie der Neurasthenie und Hysterie (Wiesbaden 1893) angeschlossen. Welche von den beiden in Frage stehenden Ansichten mit den uns derzeit bekannten Thatsachen besser vereinbar ist, wird aus den folgenden Darlegungen erhellen.

Zu einem Verständnisse der hysterischen Erscheinungen können wir nur gelangen, wenn wir zwischen zwei Dingen unterscheiden: dem mehr oder minder labilen Nervenzustande, welcher das Auftreten hysterischer Symptome ermöglicht, der hysterischen Constitution oder Diathese, und den Symptomen, die auf dieser Basis sich entwickeln. Letztere variiren bekanntlich nicht nur bei verschiedenen Kranken, sondern in den einzelnen Fällen zu verschiedenen Zeiten ganz ausserordentlich. Sehen wir zunächst zu, wodurch sich die hysterische Constitution charakterisirt. Die Autoren sind hierüber keineswegs einer Meinung. Manche derselben glauben, dass die in Betracht kommende Anomalie lediglich auf psychischem Gebiete zu suchen, die hysterische Constitution auf ein eigenthümliches psychisches Verhalten zurückzuführen sei. So spricht Strümpell von einer congenitalen abnormen psychischen Veranlagung. Nach Möbius besteht das Wesen der hysterischen Constitution darin, dass Vorstellungen ungewöhnlich leicht und ungewöhnliche körperliche Veränderungen bewirken.

Andere Beobachter (so Benedikt, Oppenheim, Hirt) betrachten als das Wesen der hysterischen Constitution die sogenannte reizbare Schwäche des Nervensystems. Jolly ist der Ansicht, dass zum Zustandekommen hysterischer Phänomene neben der erwähnten Beschaffenheit des Nervensystems noch gesteigerte Einbildungskraft (Suggestibilität) erforderlich ist; er nimmt also neben der somatisch-nervösen Anlage noch eine psychische an.

Zu einer ähnlichen Auffassung bin ich durch verschiedene Erwägungen gelangt.

Bekanntlich bildet die hereditäre Belastung einen sehr wichtigen Factor in der Aetiologie der Hysterie. Charcot erklärte als die Grundursache derselben, la cause primordiale, die neuropathische Heredität. Diese Ansicht hat auch in Deutschland Anhänger; allein die Vererbung ist bei der Hysterie, wenn auch sehr häufig, doch keineswegs — wenigstens nach meinen Beobachtungen — in der Mehrzahl der Fälle eine gleichartige. Auch Nervosität und Neurasthenie der Ascendenten bilden vielfach eine Quelle der Prädisposition. Ob jedoch die Vererbung eine gleichartige oder ungleichartige ist, übertragen wird immer eine gewisse „reizbare Schwäche" des Nervensystems, und in den Fällen, in welchen keine erbliche Anlage besteht, können wir gewöhnlich eine durch Erkrankung oder andere Umstände acquirirte derartige Schwäche als Disposition auffinden. Das Vorhandensein einer solchen dürfen wir daher bei den hysterisch Veranlagten immer annehmen. Allein neben dieser ist noch etwas erforderlich, wenn es zur Entwicklung eines hysterischen Zustandes kommen soll. Wir sehen, dass von einer Anzahl nervenschwacher Personen, unter der Einwirkung derselben Schädlichkeit — eines Schreckens z. B. — die einen an einem neurasthenischen, andere an einem hysteroneurasthenischen Zustande und wieder andere nur an hysterischen Zufällen erkranken. Diese Ungleichheit der Folgen derselben Einwirkung kann nicht in einer Ungleichheit der somatisch-nervösen Constitution, sondern nur in Verschiedenheiten der psychischen Constitution der Einzelindividuen begründet sein. Wir wissen ja auch, dass das Weib als solches schon zur Hysterie mehr disponirt ist als der Mann. Man hat zwar in neuerer Zeit in Frankreich diesen alten Erfahrungssatz bestritten. In Paris wurde von mehreren Beobachtern die schwerere Hysterie unter den Angehörigen der unteren Bevölkerungsschichten bei Männern häufiger gefunden als bei Frauen. In Deutschland, speciell Süddeutschland, ist nach den vorliegenden statistischen Daten und meinen eigenen Beobachtungen an der grösseren Disposition des weiblichen Geschlechtes (in allen Bevölkerungskreisen) nicht zu zweifeln.

Diese überwiegende Disposition kann nicht in dem Besitze einer Gebärmutter, überhaupt nicht in sexuellen Verhältnissen, sondern nur in der psychischen Constitution des Weibes begründet sein. Das, was das Weib in seinem seelischen Verhalten vom Manne unterscheidet, das Zurücktreten des kalt abwägenden Verstandes, die stärkere Ausprägung des Gefühlslebens, die geringere Willensenergie und die hiemit zusammenhängende grössere Suggestibilität bedingen auch dessen erheblichere Veranlagung zur Hysterie. Natürlich ist auch bei Männern, welche das gleiche seelische Verhalten — einen weibischen Charakter — aufweisen, eine Disposition zur Hysterie vorhanden.

Die hysterische Constitution führt an sich nicht nothwendig zur Entwicklung hysterischer Symptome. Wo dieselbe sehr wenig ausgeprägt ist, bedarf es zur Hervorrufung hysterischer Erscheinungen mächtiger Einwirkungen (gewaltiger gemüthlicher Erschütterungen etc.). Bleibt das Individuum von solchen verschont, so kann es trotz seiner Veranlagung ein vorgerücktes Alter erreichen, ohne hysterisch zu werden. Bei sehr bedeutender Ausbildung der hysterischen Constitution treten andererseits meist schon frühzeitig und auf geringfügige Anstösse hin, oder auch ohne ersichtliche Ursache — anscheinend spontan — hysterische Zufälle auf. Letzteres Verhalten findet sich glücklicherweise selten. Zumeist sind die ersten Manifestationen der Hysterie an die Einwirkung bestimmter äusserer Veranlassungen gebunden. Der gegenwärtige Stand unserer Kenntnisse lässt auch keinen Zweifel darüber zu, dass jedes Symptom, resp. jeder Symptomencomplex der Hysterie sein bestimmtes veranlassendes Moment hat und die Beschaffenheit dieser Momente in weitgehendem Maasse die specielle Gestaltung der Symptome beeinflusst.

Diese Erkenntniss dürfen wir als einen gewichtigen Fortschritt betrachten, dessen Bedeutung auch durch den Umstand nicht beeinträchtigt wird, dass wir häufig einen speciellen Ausgangspunkt des einen oder anderen hysterischen Symptoms nicht zu eruiren vermögen.

Für die Beobachter, welche die hysterische Constitution lediglich auf eine abnorme psychische Veranlagung zurückführen, sind die veranlassenden Momente der einzelnen hysterischen Phänomene ausschliesslich psychischer Natur, Vorstellungen (Suggestionen), oder emotionelle Vorgänge; die übrigen nehmen neben den psychischen auch rein somatische Veranlassungen an.

Was nun erstere Annahme betrifft, so handelt es sich hierbei wesentlich um eine Verallgemeinerung und zwar um eine ganz und gar unberechtigte Verallgemeinerung der Folgerungen, die sich aus den bekannten Versuchen Charcot's, hysterische Symptome auf suggestivem Wege hervorzurufen, ergeben. Charcot selbst war, nachdem ihm der Nachweis des ideogenen Ursprungs für eine Reihe hysterischer Erscheinungen gelungen war, doch keineswegs der Meinung, dass alle hysterischen Symptome diesen Ursprung haben müssten. Allein andere, die in seinen Wegen zu wandeln glaubten, calculirten: Wenn dieses und jenes hysterische Symptom von Vorstellungen ausgeht, warum sollen nicht auch andere, warum schliesslich nicht alle hysterischen Symptome auf gleiche Weise zu Stande kommen; und so hat denn auch Möbius bekanntlich den Ausspruch gethan: „Hysterisch sind alle diejenigen krankhaften Veränderungen des Körpers, welche durch Vorstellungen bedingt sind." Allein eine Abhängigkeit von Vorstellungen oder überhaupt von psychischen Vorgängen ist, wie ich schon anderen Ortes betont habe, bisher für alle hysterischen Erscheinungen von keiner Seite auch nur wahrscheinlich gemacht worden. Auf der anderen Seite habe ich in einer früheren Arbeit den Nachweis erbracht, dass eine Reihe hysterischer Symptome nicht durch Vorstellungen und überhaupt nicht auf psychischem Wege zu Stande kommt. Es würde uns hier zu weit führen, auf die Details dieser Beweisführung einzugehen; ich muss bez. derselben auf die betreffende Publication[1]) verweisen. Hier sei nur erwähnt, dass einerseits Localaffectionen auf rein somatisch-nervösem Wege, andererseits krankhafte Allgemeinzustände toxischer und infectiöser Natur hysterische Zufälle hervorzurufen im Stande sind. Unter den Localaffectionen, die hier in Betracht kommen, spielen die Sexual-

---

[1]) Löwenfeld, Hysterie und Suggestion. Münch. med. Wochenschrift No. 7 u. 8, 1894.

erkrankungen der Frauen allem Anscheine nach keine ganz untergeordnete Rolle. Der Einfluss der Genitalleiden beschränkt sich jedoch nicht auf die Herbeiführung einzelner hysterischer Symptome. Die ätiologischen Beziehungen der Sexualaffectionen zur Hysterie sind verschiedenartig, und die Beurtheilung der Frage, ob solche Beziehungen bestehen und welcher Art dieselben sind, unterliegt in den einzelnen Fällen sehr häufig grossen Schwierigkeiten. Sexualerkrankungen bei Frauen können zweifellos die Disposition zur Hysterie durch nervöse Irritationszustände (Schmerzen), welche sie hervorrufen, steigern, ebenso durch Blutverluste und gemüthliche Erregungen, zu welchen sie Anlass geben. Letzteres Moment kann auch direct den Anstoss zum Auftreten hysterischer Zufälle geben. Eine Patientin meiner Beobachtung regte sich, wie bereits an früherer Stelle (S. 141) erwähnt wurde, über die Erfolglosigkeit des bei ihr wegen chronischer Endometritis vorgenommenen Curettement's in solcher Weise auf, dass sie von schweren hysterischen Anfällen heimgesucht wurde, die lange sich wiederholten. Eine andere Patientin meiner Beobachtung wurde während einer gynäkologischen Exploration zum ersten Male von schweren Glottiskrämpfen befallen, welche dann während einer Anzahl von Wochen häufig und zum Theil ohne nachweisbare Veranlassung wiederkehrten. Die Mehrzahl der Beobachter (speciell der Gynäkologen), welche überhaupt eine ursächliche Beziehung zwischen Erkrankungen der weiblichen Sexualorgane und der Hysterie annehmen, huldigt der Anschauung, dass insbesonders auf reflectorischem Wege von den Sexualorganen aus hysterische Erscheinungen ausgelöst werden. Die Gegenwart irgendwelcher pathologischer Zustände im Sexualapparat bei Hysterischen ist jedoch selbstverständlich noch kein Beweis für die sexual-reflectorische Entstehung der vorhandenen hysterischen Beschwerden, und zweifellos wird dieser Modus der Verursachung hysterischer Symptome auch viel häufiger angenommen, als die Umstände es rechtfertigen. Zumeist lässt man sich von dem therapeutischen Erfolge einer Localbehandlung zur Annahme eines Causalzusammenhanges verleiten. Weil mit der Besserung oder Beseitigung der gynäkologischen Affection auch gewisse hysterische Symptome schwanden, wird die Abhängigkeit letzterer von ersterer als erwiesen erachtet. Dieser Schluss ist jedoch für die grosse Mehrzahl der Fälle ganz und gar unzuverlässig. Es lässt sich nicht bezweifeln, dass eine gynäkologische Localbehandlung so gut als irgend ein anderer therapeutischer Eingriff suggestiv wirken kann und wohl auch sehr häufig suggestiv wirkt. Der Patientin wird durch den Arzt die Vorstellung beigebracht, oder sie bildet sich die Vorstellung selbst, dass die locale Therapie auch auf ihre nervösen Beschwerden einen günstigen Einfluss ausüben wird, und diese Vorstellung kann bei einigermassen suggestiblen Personen eine Heilwirkung erzielen. Ganz besonders gilt dies für die Lageveränderungen, Flexionen und Versionen des Uterus. Wenn man die gynäkologische Literatur durchsieht, kann man sich eines gewissen Staunens nicht erwehren, wenn man vernimmt, welch verschiedenartige Symptome schon durch Lageveränderungen der Gebärmutter verursacht und durch mechanische Correctur dieser Abweichungen beseitigt wurden. Und doch erklärt mein hiesiger gynäkologischer Collega **Theilhaber** auf Grund sorgfältiger Beobachtungen, dass Flexionen und Versionen in der Regel keine Störungen hervorrufen[1]). Die Beschwerden, welche durch dieselben verursacht werden sollen, sind nach **Theilhaber** meist bedingt durch chronische entzündliche Affectionen des Uterus, Darmatonie, primäre Neurasthenie etc., und das Pessar ist nach diesem Beobachter manchmal ein recht geeignetes Mittel zur Erzielung eines suggestiven Effectes. Selbst in jenen Fällen, in welchen die hysterischen Erscheinungen nicht allein mit der Beseitigung der localen Veränderungen oder Störungen im Bereiche der Sexualorgane schwinden, sondern auch mit der Wiederkehr dieser sich wieder einstellen (ein Verhalten, das man insbesonders bei den Flexionen und Versionen des Uterus beobachtet), ist die Annahme eines Causalnexus keineswegs ohne Weiteres berechtigt. Hier können ebenfalls, wie **Theilhaber** schon

---

[1]) Dass man auch auf neurologischer Seite in Bezug auf den pathogenetischen Einfluss der Lageveränderungen des Uterus noch in neuerer Zeit sich nicht die nöthige Skepsis angeeignet hat, zeigt eine Bemerkung Windscheids: „In diese Kategorie (der durch reflectorische Erregung des Centralnervensystems von einer Genitalerkrankung aus entstehenden Neurosen) gehören die relativ häufigen Fälle, in denen z. B. eine geringe Retroflexio uteri, welche vielleicht erst zufällig entdeckt wird und gar keine Beschwerden verursacht, als das veranlassende Moment der Neurose betrachtet werden muss."

andeutete, suggestive Einflüsse im Spiele sein. Auch das Auftreten hysterischer Zufälle zur Zeit der Menses darf, wie wir schon gesehen haben, nicht unter allen Umständen als Beweis für einen Ausgang der betreffenden Zufälle vom Sexualapparate angesehen werden. Selbst die Auslösbarkeit gewisser hysterischer Erscheinungen durch Druck auf die eine oder andere Stelle im Bereiche des Sexualapparates (Compression der Ovarien etc.) bildet keinen Beweis für eine sexualreflectorische Entstehung der betreffenden Störungen. Wir müssen daher wohl zugestehen, dass bei dem jetzigen Stande der Wissenschaft ganz zuverlässige Kriterien für die reflectorische Abhängigkeit irgend welcher hysterischer Symptome von Leiden der Sexualorgane bei Frauen nicht bekannt sind. An dieser Thatsache ändern die massenhaften Berichte über günstige Wirkungen gynäkologischer und speciell operativer Behandlung bei hysterischen Zuständen nicht das Geringste. Wir wollen jedoch das Kind nicht mit dem Bade ausschütten, sondern zugeben, dass einerseits der Verlauf des Leidens, die Aufeinanderfolge der Affection im Bereiche des Sexualapparates und der nervösen Störungen, andererseits die Erfolge gynäkologischen Eingreifens wenigstens für eine Anzahl von Fällen Indicien liefern, welche eine reflectorische Auslösung gewisser hysterischer Beschwerden plausibel machen. Allein dieser Entstehungsmodus findet sich sicher ungleich seltener, als die Gynäkologen derzeit im Allgemeinen anzunehmen geneigt sind. Des Weiteren kommt in Betracht, dass keine Art weiblicher Sexualerkrankung mit Nothwendigkeit hysterische Erscheinungen nach sich zieht und das Auftreten solcher auch nicht an eine gewisse Schwere der Sexualerkrankung gebunden ist. Die schlimmsten Genitalleiden, wie Uteruscarcinome, können bestehen, ohne zu irgendwelchen hysterischen oder überhaupt nervösen Beschwerden zu führen.

Anomalien und pathologische Veränderungen der weiblichen Sexualorgane werden nicht selten erst anlässlich der Einleitung des sexuellen Verkehres zu einer Quelle nervöser Störungen. Bei Missbildung der äusseren Geschlechtstheile, Scheidenatresie, rudimentärer Entwicklung der Vagina, ebenso bei zu straffem Hymen können in Folge fortgesetzter fruchtloser Cohabitationsversuche nicht bloss Neurosen, sondern auch bedeutende pathologische Veränderungen der Sexualorgane entstehen (letztere theils durch locale Irritation, theils indirect durch Vermittlung des Nervensystems bedingt, Hegar). Ferner können in der Vulva, am Introitus vaginae (resp. am Hymen) oder in der Scheide örtliche Veränderungen (Entzündungen oder Einrisse der Schleimhaut in Folge ungeschickter Coitusversuche etc.) vorliegen, welche in Folge der hiedurch bedingten Hyperästhesie — Vaginismus — bei Cohabitationsversuchen zu lebhaften Schmerzen und reflectorischem Krampfe des Constrictor cunni und der Musculatur des Beckenbodens führen. Hiedurch kann der geschlechtliche Verkehr ganz unmöglich gemacht oder hochgradig erschwert werden. Werden unter diesen Verhältnissen die Cohabitationsversuche resp. der sexuelle Verkehr längere Zeit fortgesetzt, so kommt es zumeist zur Entwicklung hystero-neurasthenischer Beschwerden.

XIII.

Die Freud'sche Theorie von der Sexualität in der Aetiologie der Neurosen.

Wir haben im Vorstehenden gesehen, dass Vorgänge und Zustände im sexuellen Gebiete bei beiden Geschlechtern eine wichtige Quelle neurotischer Leiden bilden. Ein verdienstvoller Forscher auf neurologischem Gebiete, Freud in Wien, vertritt jedoch seit mehreren Jahren eine Anschauung bez. der Aetiologie der Neurosen, nach welcher sexuellen Einflüssen eine Bedeutung für die Entwicklung dieser Leiden zukommt, welche weit über das hinaus geht, was im Vorstehenden von mir festgestellt wurde und was von fast allen übrigen zeitgenössischen ärztlichen Schriftstellern angenommen wird. „Durch eingehende Untersuchungen", bemerkt er in seiner jüngsten Publicationen über den Gegenstand (Die Sexualität in der Aetiologie der Neurosen. Wiener klin. Rundschau Nr. 2, 4, 5 u. 7, 1898) „bin ich in den letzten Jahren zur Erkenntniss gelangt, dass Momente aus dem Sexualleben die nächsten und praktisch bedeutsamsten Ursachen eines jeden Falles von neurotischer Erkrankung darstellen." Freud ist bisher mit seinen Ansichten so ziemlich Prediger in der Wüste geblieben; man hat denselben zum Theil überhaupt keine weitere Beachtung gezollt, zum Theil dieselben direct zurückgewiesen, und ich selbst habe mich a. O. genöthigt gesehen, speciell gegen seine Anschauungen von der Aetiologie der Angstneurose mich zu wenden. Hier erheischt jedoch sowohl das Thema unserer Arbeit als die Beachtung, welche Freud's Untersuchungen seitens eines jeden ernsthaften Forschers beanspruchen, dass wir seine Theorie im Zusammenhange wenigstens einer kurzen Betrachtung unterziehen.

Wir müssen zunächst die allgemeinen Gesichtspunkte berücksichtigen, von welchen der Autor bei Beurtheilung der ätiologischen Verhältnisse der einzelnen Neurosen ausgeht. Freud sondert die bei den Neurosen in Betracht kommenden ätiologischen Momente nach ihrer ursächlichen Bedeutung und unterscheidet: a) Bedingung, b) specifische Ursache, c) Hilfsursachen (concurrirende oder accessorische Momente, zum Theil auslösende Ursachen). Als Bedingungen sind nach Freud solche Momente zu bezeichnen, bei deren Abwesenheit der Effect nie zu Stande käme, die aber für sich allein auch unfähig sind, den Effect zu erzeugen. Als specifische Ursache gilt diejenige, die in keinem Falle von Verwirklichung des Effectes vermisst wird und die in entsprechender Quantität oder Intensität auch hinreicht, den Effect zu erzielen, wenn nur noch die Bedingungen erfüllt sind. Als concurrirende (Hilfs-)Ursachen fasst Freud dagegen solche Momente auf, welche weder jedesmal vorhanden sein müssen, noch im Stande sind, in beliebigem Ausmaass ihrer Wirkung für sich allein den Effect zu erzeugen, welche aber neben den Bedingungen und der specifischen Ursache zur Erfüllung der ätiologischen Gleichung mitwirken. Der Kern der Freud'schen Theorie lässt sich dahin formuliren, dass jede der vier Neurosen — Hysterie, Zwangsneurose, Neurasthenie und Angstneurose — ihre specifische Ursache hat, welche im sexuellen Leben des Individuums und zwar entweder in einer Störung des gegenwärtigen sexuellen Lebens oder in gewissen früheren Ereignissen liegt, und diese specifische Ursache, sofern sie überhaupt zur Entstehung einer Neurose führt, nur eine bestimmte Neurose und keine andere hervorrufen kann. Die Schädlichkeiten, welche man bisher als directe Ursachen der Neurosen ansah, gemüthliche Erregungen, geistige Ueberanstrengung, acute Krankheiten, Intoxicationen etc. sind für Freud nur concurrirende (oder accessorische) ätiologische Momente, die auch fehlen können, die Erblichkeit ist nur eine Bedingung, eine mächtige und oft unentbehrliche, doch nichts weiter, ohne Hinzutritt der specifischen Ursachen bleibt sie unwirksam. Die specifische Aetiologie der Hysterie reducirt sich auf die Erinnerung an einen vor der Pubertät vorgefallenen Act sexuellen Verkehrs mit Reizung der Genitalien durch Missbrauch seitens einer anderen Person (Act sexueller Passivität). Der sexuelle Vorgang zieht zunächst keine oder nur geringfügige Folgen nach sich, aber die psychische Spur davon erhält sich und wird im Pubertätsalter auf die eine oder andere Weise geweckt. Die Erinnerung wirkt dann, als wenn es sich um ein Ereigniss aus jüngster Zeit handelte, es liegt also die Nachwirkung eines sexuellen Traumatismus vor. Alle Ereignisse nach der Pubertät, welchen ein Einfluss auf die Entwicklung der Neurose und die Gestaltung ihrer Symptome zuzuschreiben ist, sind thatsächlich nur concurrirende Ursachen.

Bezüglich des Mechanismus der hysterischen Symptombildung und des Antheils, welchen die in Frage stehenden infantilen sexuellen Erlebnisse an demselben haben, äussert sich Freud dahin, dass der Ausbruch der Hysterie nach der Pubertät fast regelmässig auf einen psychischen Conflict sich zurückführen lässt, indem eine unerträgliche Vorstellung die Abwehr des Ich rege macht und zur Verdrängung auffordert. Das Abwehrbestreben hat nur dann den pathologischen Effect, die unerträgliche Vorstellung aus dem Bewusstsein zu drängen und an ihrer Statt ein hysterisches Symptom zu schaffen, wenn bei der betreffenden, bis dahin gesunden Person infantile Sexualscenen als unbewusste Erinnerungen vorhanden sind, und wenn die zu verdrängende Vorstellung in logischen oder associativen Zusammenhang mit einem solchen infantilen Erlebnisse gebracht werden kann. Die hysterischen Symptome sind Abkömmlinge unbewusst wirkender Erinnerungen. Auf die Frage wie es zugeht, dass die Erinnerung an ein seinerzeit harmloses Erlebniss posthum die abnorme Wirkung äussert, einen psychischen Vorgang wie das Abwehren zu einem pathologischen Resultat zu leiten, während sie selbst dabei unbewusst bleibt, weiss der Autor keine Antwort zu geben, und er glaubt, dass die Ungelöstheit dieses Problems die von ihm gewonnene Einsicht in die Aetiologie der hysterischen Phänomene nicht zu entwerthen vermöge. Freud entgeht es auch keineswegs, dass nicht alle infantilen Sexualerlebnisse unbewusste Erinnerungen hinterlassen; wovon es jedoch abhängt, ob im einzelnen Falle diese Erlebnisse bewusste oder unbewusste Erinnerungen ergeben, diesem Problem glaubt er vorerst behutsam aus dem Wege gehen zu sollen.

Man sieht, die Freud'sche Theorie bez. der Aetiologie der Hysterie ist noch sehr lückenhaft, und wenn man die Bausteine, aus welchen dieselbe sich zusammensetzt, des Näheren betrachtet, so begreift man, dass bisher unter den Neurologen von Ruf sich keine Stimme zu Gunsten derselben hat vernehmen lassen. Zunächst ist die Constanz des infantilen Sexualerlebnisses, das als unbewusste Erinnerung sich in der Psyche erhaltend so weittragende Wirkungen äussern soll, bei Hysterischen nichts weniger als festgestellt. Freud erwähnt zwar, dass er in 18 Fällen von Hysterie, die er nach seiner hier nicht näher zu beschreibenden Methode einer Analyse unterwarf, den Zusammenhang der Symptome mit einer solchen infantilen Sexualscene nachweisen konnte. Allein wenn wir zusehen, wie es sich mit diesem Nachweis nach Freud's eigener Mittheilung in Wirklichkeit verhält, so können wir demselben kein Gewicht beilegen. „Die Kranken", berichtet der Autor, „wissen vor Anwendung der Analyse nichts von diesen Scenen, sie pflegen sich zu empören, wenn man ihnen etwa das Auftauchen derselben ankündigt; sie können nur durch den stärksten Zwang der Behandlung bewogen werden, sich in deren Reproduction einzulassen, sie leiden unter den heftigsten Sensationen, deren sie sich schämen und die sie zu verbergen trachten, während sie sich diese infantilen Erlebnisse in's Bewusstsein rufen, und noch, nachdem sie dieselben in so überzeugender Weise wieder durchgemacht haben, versuchen sie es, ihnen den Glauben zu versagen, indem sie betonen, dass sich hiefür nicht wie bei anderem Vergessenen ein Erinnerungsgefühl eingestellt hat." Aus diesen Bemerkungen erhellt zweierlei: 1. Dass die Kranken einer suggestiven Beeinflussung seitens des Analysirenden unterlagen, durch welche ihnen das Auftauchen der in Frage stehenden Scenen in ihrer Phantasie mehr oder minder deutlich nahe gelegt wurde. 2. Dass sie diesen unter dem Einflusse der Analyse sich einstellenden Phantasiebildern die Anerkennung als Erinnerungen reeller Erlebnisse mit Entschiedenheit versagten. Für letztere Folgerung besitze ich auch einen directen Beleg. Einer der Fälle, in welchen Freud seine analytische Methode anwandte, kam zufällig in meine Beobachtung. Der betreffende Patient erklärte mit Bestimmtheit, dass die infantile Sexualscene, welche bei ihm die Analyse anscheinend aufdeckte, reine Phantasie war und niemals von ihm in Wirklichkeit erlebt wurde. Es ist schwer verständlich, wie ein sonst so kritischer Forscher wie Freud solchen Erklärungen der Kranken gegenüber an der Annahme festhalten konnte, dass die in ihrem Geiste auftauchenden Bilder Erinnerungen reeller Erlebnisse waren, noch weniger ist es jedoch verständlich, dass er diese Annahme für jeden einzelnen Fall von Hysterie als vollständig erwiesen betrachten konnte.

Nicht minder misslich gestaltet sich die Sachlage für die Freud'sche Theorie, wenn wir daran gehen, die pathogene Bedeutung der von dem Autor angenommenen unbewussten Erinnerungen infantiler Sexualerlebnisse etwas zu prüfen. Man mag das Vorhandensein solcher Erinnerungen bei einzelnen Hysterischen zugeben; allein man wird dann nicht annehmen können, dass dieselben ad indefinitum sich erhalten und ihre pathogene Wirksamkeit bewahren. Die Hysterie bricht aber mitunter erst im späteren Lebensalter, zwischen dem 50. und 60. Lebensjahre und noch später aus. Ich habe selbst mehrere Fälle gesehen, in welchen hysterische Erscheinungen zum ersten Male zwischen dem 50. und 60. Lebensjahre auftraten. So kam vor einigen Jahren ein 53 jähriger Maurer in meine Beobachtung, welcher früher nie nervenkrank gewesen war und erst nach einem Unfalle, den er vor neun Monaten erlitten hatte, von schwereren hysterischen Zufällen (Lähmung etc.) heimgesucht worden war. Sollen wir annehmen, dass die Erinnerung an ein vielleicht vor 50 Jahren erlebtes sexuelles Trauma, welches in der Seele dieses Maurers wie ein Parasit sich erhielt, nach so langer Zeit noch zur Bildung hysterischer Symptome führte? Indess unser Maurer war doch ein civilisirter Mensch. Die Hysterie kommt aber auch bei halb- und ganz uncivilisirten Völkern ebensogut als bei den hochcultivirten Nationen vor. Die Frauen der Lappen, Samojeden, Kamtschadalen werden in gleicher Weise wie Abessinierinnen, Hottentottinnen, Madagesinnen betroffen, ja in Madagaskar herrschte in den Jahren 1863—64 eine Epidemie von hysterischen Zufällen (eine Art Chorea major) insbesonders unter den Mädchen und Frauen im Alter von 15 bis 20 Jahren. Und wer mag wohl glauben, dass auch diese Madagesinnen lediglich an den Folgen infantiler Sexualerlebnisse litten, oder dass den mittelalterlichen Epidemien von hysterischer Dämonopathie eine Häufung von infantilen sexuellen Traumen zu Grunde lag. Alles, was wir von der Geschichte und von der geographischen Ausbreitung der Hysterie wissen, spricht gegen die Allgemeingiltigkeit der Freud'schen Theorie, nicht minder aber das, was derzeit bez. der Verursachung der einzelnen hysterischen Symptome als feststehend erachtet werden kann. Es würde uns hier zu weit führen, dies im Einzelnen darzulegen; ich muss mich begnügen, hier nochmals an den von mir erbrachten, an früherer Stelle bereits berührten Nachweis zu erinnern, dass nicht alle hysterischen Symptome psychischen Ursprungs sind und daher auch nicht, wie Freud annimmt, „nur unter Mitwirkung von Erinnerungen entstehen".

Bezüglich der Neurose der Zwangsvorstellungen können wir uns kürzer fassen. Dieselbe besitzt nach Freud eine ähnliche Aetiologie wie die Hysterie; die Erinnerung an einen sexuellen Vorgang vor der Pubertät, welcher jedoch nicht wie bei der Hysterie Angst und Abscheu, sondern Vergnügen verursacht hat; „Zwangsvorstellungen sind jedesmal verwandelte, aus der Verdrängung wiederkehrende Vorwürfe, die sich immer auf eine sexuelle, mit Lust ausgeführte Action der Kinderzeit beziehen"[1]).

Dem gegenüber kann ich geltend machen, dass ich nicht nur in einzelnen Beobachtungen, sondern in einer ganzen Reihe von Fällen die Entstehung einzelner Zwangsvorstellungen genauer

---

[1]) Dies die Aeusserung des Autors in seinem Aufsatze: Weitere Bemerkungen über die Abwehr — Neuropsychosen Neurol. Centralblatt 1896, No. 10. In einer späteren Veröffentlichung (Zur Aetiologie der Hysterie, Wiener klinische Rundschau 1896 No. 22—26) spricht er sich zurückhaltender über den Einfluss der Art des Sexualvorganges auf die Gestaltung der späteren Neurose aus. Er bemerkt hier: „Ich merke bis jetzt, dass die Zwangsvorstellungen bei der Analyse regelmässig als verkappte und verwandelte Vorwürfe wegen sexueller Aggressionen im Kindesalter zu entlarven sind, dass sie darum bei Männern häufiger gefunden werden als bei Frauen, und häufiger bei ihnen sich entwickeln als Hysterie. Ich könnte daraus schliessen, dass der Character der Infantilscenen, ob sie mit Lust oder nur passiv erlebt werden, einen bestimmenden Einfluss auf die Auswahl der

verfolgen und dadurch feststellen konnte, dass dieselben mit sexuellen Vorgängen in keiner Weise zusammenhängen. Die Entstehung vieler Zwangsvorstellungen hängt von rein zufälligen Momenten ab (Suggestionen die von der Umgebung etc. ausgehen, Auftauchen gewisser Vorstellungen in Zuständen psychischer Erregung — Hypnoidzuständen — momentanen krankhaften Sensationen, dies insbesondere bei den so häufigen nosophobischen Zwangsvorstellungen[1]).

Um Freud's Anschauungen über die Aetiologie der Neurasthenie richtig zu würdigen, müssen wir zunächst berücksichtigen, dass der Autor von dem Symptomencomplex dieses Leidens, wie er gemeinhin aufgefasst wird, eine Gruppe von Symptomen, die Angsterscheinungen und deren Aequivalente, abgetrennt und zu einer selbstständigen Neurose, einer Angstneurose, mit specifischer Aetiologie vereinigt hat. Was nun die Aetiologie der Neurasthenieneurose nach der Freud'schen Abgrenzung anbelangt, so gestaltet sich dieselbe nach dem Autor sehr einfach. Die Neurasthenie lässt sich jedesmal auf einen Zustand des Nervensystems zurückführen, wie er durch excessive Masturbation erworben wird oder durch gehäufte Pollutionen spontan entsteht. Wir dürfen natürlich für die Prüfung dieser Freud'schen Aufstellung nur Fälle von Neurasthenie ohne Angstsymptome verwerthen; solche habe ich im Laufe der Jahre doch in grösserer Anzahl beobachtet und einzelne auch gegenwärtig noch in Beobachtung, und ich muss auf Grund meiner Erfahrungen erklären, dass die Neurasthenie im engeren (Freud'schen) Sinne bei beiden Geschlechtern keineswegs lediglich durch excessive Masturbation oder gehäufte Pollutionen entsteht. Unter meinen Beobachtungen finden sich

---

späteren Neurose hat, aber ich möchte auch den Einfluss des Alters, in dem diese Kinderactionen vorfallen, und anderer Momente nicht unterschätzen. Hierüber muss erst die Discussion weiterer Analysen Aufschluss geben."

[1]) Siehe Belege hiefür: Löwenfeld, Pathologie und Therapie der Neurasthenie und Hysterie S. 112. „Ein Fall mit Zwangsvorstellungen zusammenhängender corticaler Krämpfe. „Deutsche Zeitschrift für Nervenheilkunde VII. Band, „Ueber musikalische Zwangsvorstellungen", Centralblatt für Nervenheilkunde Februar 1897, „Ueber psychische Zwangszustände", Münchener med. Wochenschrift No. 23, 1898 und „Weitere Beiträge zur Lehre von den psychischen Zwangszuständen" Archiv für Psychiatrie Band 30, Heft 3, 1898.

Fälle, welche jeden Zweifel in dieser Beziehung ausschliessen (z. B. Fälle von älteren verheiratheten Männern mit sehr zahlreicher Familie und von Männern, die in kinderloser Ehe lebten, bei welchen ich die Entwicklung der Neurasthenie im Zusammenhange mit nichtsexuellen Schädlichkeiten genau verfolgen konnte etc.). Die Freud'sche Annahme lässt sich nur dadurch erklären, dass F. ein seltsamer Zufall ein Krankenmaterial zuführte, bei welchem lediglich die in Frage stehenden ätiologischen Momente vorlagen.

Die sexuellen Noxen, welche zur Angstneurose führen, sind nach Freud wesentlich verschieden von den die Neurasthenie bedingenden Momenten, und diese angenommene Verschiedenheit hat allem Anscheine nach den Autor in erster Linie zur Abtrennung seiner Angstneurose von der Neurasthenie bestimmt. Es handelt sich wie bei der Neurathenie um Schädlichkeiten, die dem actuellen Sexualleben angehören, hauptsächlich Congressus interruptus, Abstinenz bei erheblicher Libido und frustane Erregung. Das specifische Moment, das allen bei der Angstneurose in Betracht kommenden sexuellen Einflüssen gemeinsam ist, liegt nach Freud in dem Umstande, dass die Entladung der aufgespeicherten somatischen (beim Manne von den Nervenendigungen der Samenblasenwandungen ausgehenden) Sexualerregung ohne entsprechende psychische Entlastung i. e. Befriedigung vor sich geht. „Die Erscheinungen der Angstneurose kommen zu Stande, indem die von der Psyche abgelenkte somatische Sexualerregung sich subcortical, in ganz und gar nicht adäquaten Reactionen ausgiebt[1]." Ich habe alsbald nach dem Erscheinen der ersten Mittheilung Freud's über die Angstneurose gegen die Annahme einer einheitlichen und rein sexuellen Aetiologie der gemeinhin als neurasthenisch betrachteten Angstzustände in einem kleinen Aufsatze eine Reihe von Bedenken geltend gemacht, welche den Autor zu einer Entgegnung in der Wiener klinischen Rundschau 1895 veranlassten. In dieser bemühte sich der Autor, nicht nur meine Einwände

---

[1] An einer andern Stelle erklärt der Autor: „Angst ist überhaupt eine von ihrer Verwendung abgelenkte Libido".

gegen seine Theorie zu entkräften, was ihm jedoch nur bezüglich einzelner Punkte gelang, sondern auch seine Ansichten über die Aetiologie seiner Angstneurose (und der Neurosen überhaupt) schärfer zu formuliren, als dies früher geschehen war. Sein Schema für die Aetiologie der Angstneurose formulirte er hier folgendermassen: Bedingung: Heredität. Specifische Ursache: Ein sexuelles Moment im Sinne einer Ablenkung der Sexualspannung vom Psychischen. Hilfsursachen: Alle banalen Schädigungen: Gemüthsbewegung, Schreck, wie physische Erschöpfung durch Krankheit oder Ueberleistung. Indess konnte ich auch dieses Schema mit meinen Erfahrungen nicht in Einklang bringen. Diese Discrepanz bildete für mich eine Aufforderung, nunmehr die Aetiologie der neurotischen Angstzustände eingehender und an einem grösseren Materiale zu studiren, bei welchem neben den übrigen in Betracht kommenden Momenten die Verhältnisse der Vita sexualis in sorgfältigster Weise berücksichtigt wurden. Von den Ergebnissen dieser Untersuchungen, über welche schon andern Orts berichtet wurde, soll in folgendem Abschnitte hauptsächlich das auf die sexuelle Aetiologie der Angstzustände sich Beziehende mitgetheilt werden.

XIV.

Eigene Untersuchungen über die sexuelle Aetiologie der neurotischen Angstzustände.

Angstzustände, die dem Gebiete der psychischen Zwangserscheinungen angehören und wegen ihrer Entwicklung auf neurotischer Basis als neurotische (zum Unterschiede von den bei Psychosen auftretenden, den psychotischen) sich bezeichnen lassen, finden sich zwar ganz vorwaltend, aber doch nicht lediglich bei Neurasthenie; wir begegnen denselben auch bei Hysterie, Epilepsie und Migräne; daneben findet sich noch eine Reihe von Fällen, in welchen Angstphänomene isolirt bestehen oder nur mit Erscheinungen vergesellschaftet sind, welche in das Gebiet der Nervosität oder der hereditären psychopathischen Minderwerthigkeiten gehören, dagegen andere ausgesprochene Symptome der Neurasthenie oder einer anderen Neurose mangeln. Diese Fälle, in welchen Angsterscheinungen das Wesentliche bilden, habe ich zu einer Angstneurose sui generis zusammengefasst[1]). Das für meine ätiologischen Untersuchungen verwerthete Krankenmaterial setzt sich lediglich aus Fällen von Neurasthenie, Hysterie resp. Hysteroneurasthenie und Angstneurose nach meiner Unterscheidung zusammen, im Ganzen 210 Fälle.

---

[1]) Die von mir unterschiedene Angstneurose deckt sich keineswegs mit der von Freud angenommenen. Die Freud'sche Angstneurose schliesst die Angstzustände der Neurasthenischen in sich ein; wo sich bei Neurasthenischen Angstzustände finden, handelt es sich nach Freud um eine Complication der Neurasthenie mit seiner Angstneurose. Meiner Angstneurose gehören dagegen die Angstzustände der Neurasthenischen nicht an; ich betrachte diese nicht als Complicationen, sondern als Symptome des neurasthenischen Grundzustandes.

Was zunächst das Geschlecht der Patienten betrifft, so fand sich in meinem Krankenmateriale ein auffälliges Ueberwiegen der Männer; das Verhältniss der beiden Geschlechter ist fast 2 : 1. Zum Theil ist dies wohl auf Zufälligkeiten des Materials zurückzuführen, i. e. den Umstand, dass sich Männer mit Angstzuständen aus verschiedenen Gründen häufiger an den Nervenarzt wenden als Frauen, zum Theil mag aber auch dieses Missverhältniss darin begründet sein, dass bei Männern sich gewisse ursächliche Momente der Angstzustände (speciell sexuelle Noxen) häufiger geltend machen als bei den Angehörigen des weiblichen Geschlechtes. Die Betheiligung der einzelnen Altersklassen zeigt bemerkenswerthe Verschiedenheiten. Das Hauptcontingent kommt auf die Zeit vom 20.—50. Lebensjahre, und die Altersklasse vom 30. bis 40. Jahre ist bei beiden Geschlechtern am stärksten vertreten. Bei Frauen zeigt sich schon vom 40. Lebensjahre an ein sehr erheblicher Rückgang in der Zahl der Fälle, bei Männern erst vom 50. Jahre an; das höhere Lebensalter ist nur in sehr geringem Maasse betheiligt.

Hereditäre Belastung bestand sicher in 80 Proc. der Fälle, und nur in 10 Proc. der Fälle liess sich solche ausschliessen, soweit dies überhaupt möglich ist. Dabei ist bemerkenswerth, dass ich bei Männern keinen Fall fand, in welchem mit Sicherheit ausser der Heredität kein ätiologisches Moment im Spiele war, und bei Frauen nur einen Fall, in welchem die Heredität vielleicht sich als ausschliessliche Ursache der Angstzustände betrachten lässt, sofern dieselbe eine Besonderheit der Vita sexualis im Freudschen Sinne bedingte, welche geeignet ist, zu Angstzuständen zu führen. Es handelt sich um eine junge Frau, welche ebenso wie ihre Schwester sexuell anästhetisch ist. Was die Beziehung der erblichen Belastung zur Intensität und Hartnäckigkeit der Angsterscheinungen anbelangt, so ist zwar nicht in Abrede zu stellen, dass die schlimmen phobischen Zustände sich vorwaltend bei Hereditariern finden, doch kommen auch bei Nichtbelasteten intensive und hartnäckige Phobien und die schwersten inhaltlosen Angstzustände vor. Ferner ergab sich, dass die Schwere der erblichen Belastung in keinem bestimmten Verhältnisse zur Schwere der Angstsymptome steht. Es dürfte sich dies aus einem Umstande erklären, auf welchen meine Beobachtungen hinweisen. Es scheint, dass in manchen Fällen mit erblicher Belastung neben einer geringen, zum Theil sogar sehr geringen allgemeinen neuropathischen Anlage (vielleicht auch ohne solche) eine specielle Disposition zu Angstzuständen vererbt wird [1]).

Eine sexuelle Aetiologie fand sich nur in annähernd 75 Proc. der Fälle, d. h. in diesem Procentsatze der Fälle liessen sich irgendwelche als Schädlichkeiten anzusprechende Verhältnisse im Bereiche der Vita sexualis eruiren, welche bereits vor dem Eintreten der Angstzustände ihren Einfluss geltend machten. Ich muss hier betonen, dass für die Feststellung dieses Procentverhältnisses selbstverständlich nur ein Material von Einzelbeobachtungen verwerthet wurde, bei welchem die Anamnese bez. der Vita sexualis mit der erforderlichen Gründlichkeit erhoben wurde; soweit also von einem Mangel sexueller Noxen die Rede ist, kann der Einwand nicht erhoben werden, dass nach solchen nicht genügend geforscht wurde. In ihrer Art waren die sexuellen Schädlichkeiten, die sich in den einzelnen Fällen ermitteln liessen, sehr verschieden und ein einheitliches specifisches Moment bei denselben nicht zu erkennen. Bei Männern fand sich: absolute und relative Abstinenz, frustane Erregung, Congressus interruptus, Masturbation mit folgender Abstinenz und ohne solche, Excesse im normalen geschlechtlichen Verkehre, übermässige Pollutionen; [2]) bei Frauen: Congressus interr. und mangelnde sexuelle Befriedigung aus anderen Ursachen (sexuelle Anästhesie etc.), Abstinenz (absolute und relative), Masturbation. Die Bedeutung der sexuellen Schädlichkeiten schwankt jedoch in den einzelnen Fällen sehr; auf der einen Seite haben wir eine allerdings nur sehr geringe Zahl von Fällen, in welchen keine Ursache ausser der sexuellen Noxa nachweisbar ist, auf der anderen Fälle, in welchen das sexuelle Moment jedenfalls nur eine ganz untergeordnete (wenn

---

[1]) Hiefür spricht der Umstand, dass wir nicht selten bei einer Mehrzahl von Gliedern einer Familie, deren allgemeiner Nervenzustand keineswegs besonders ungünstig ist (nach meinen Beobachtungen bei 2, 3, 4 Geschwistern oder Mutter und Kindern), Angstzuständen begegnen, an deren Entstehung psychische Infection offenbar keinen Antheil hat.

[2]) In letzterer Zeit fand ich wiederholt Angstzustände auch bei Neurasthenischen, die an übermässigen — täglichen — Pollutionen litten.

überhaupt irgend eine) Rolle gegenüber den übrigen ätiologischen Factoren spielt.

Zwischen diesen Grenzfällen liegt die grösste Mehrzahl der Fälle mit sexueller Aetiologie. Bezüglich dieser Gruppe ergaben meine Nachforschungen, dass die Zahl der Fälle, in welchen neben den sexuellen Schädlichkeiten nur erbliche Belastung sich findet nahezu ebenso gross ist (etwa $^2/_5$) als die derjenigen, in welchen noch ausserdem Hilfsursachen sich nachweisen lassen, während die Zahl der Fälle, in welchen erbliche Belastung mangelt und neben den sexuellen Schädlichkeiten nur andere ätiologische Momente wirksam sind, oder solche auch mangeln, erheblich geringer ist (etwa $^1/_5$). Der Mangel hereditärer Belastung wird bei Männern zum grössten Theil durch einen äquivalenten Umstand ausgeglichen, die in früher Jugend, i. e. schon vor der Pubertät geübte, oder wenn auch später erst begonnene, so doch excessiv betriebene Masturbation.

Wenn wir uns nunmehr die Frage vorlegen, in welcher Weise die angeführten Noxen zu Angstzuständen führen, so muss ich zunächst constatiren, dass das mir vorliegende Beobachtungsmaterial der Freud'schen Theorie — Aufspeicherung somatischer Sexualerregung, Ablenkung vom Psychischen und subcorticale Entladung derselben — keine Stütze gewährt. Auf der einen Seite haben wir Fälle mit sexueller Aetiologie, in welchem von einer Aufspeicherung somatischer Sexualerregung keine Rede sein kann (Excesse im normalen geschlechtlichen Verkehre, Masturbation ohne Abstinenz, gehäufte Pollutionen) auf der anderen Fälle, in welchen zwar eine Aufspeicherung von Sexualerregung sich annehmen lässt, die Ablenkung vom Psychischen jedoch fehlt. Als Zeichen letzterer betrachtet Freud Abnahme oder Schwinden der Libido. Unter den Fällen meiner Beobachtung mit sexueller Abstinenz finden sich jedoch solche mit sehr erheblicher Libido ebensowohl vertreten, als solche mit gesunkener Libido. In einzelnen Fällen bestanden sogar zeitweilig Zustände hochgradiger sexueller Erregung [1]. Schon diesen Thatsachen gegenüber erscheint die

---

[1] Die Erfahrungen Beards bei Männern stimmen hiermit überein. Dieser Autor bemerkt: „Sexuelle Excesse, in natürlicher oder widernatürlicher Weise

ganze Freud'sche Theorie, so geistreich dieselbe auch construirt ist, unhaltbar. Indess kommt noch ein Umstand in Betracht, auf welchen ich bereits in dem erwähnten Aufsatze hingewiesen habe: Die Unzulänglichkeit der Freud'schen Theorie zur Erklärung des Auftretens und Ausbleibens der Angstanfälle in den einzelnen Fällen. Ich bemerkte l. c.: „Die Angstanfälle treten weit überwiegend nur bei bestimmten Anlässen ein; wenn der Patient diese meidet oder durch irgend eine Vorkehrung deren Einfluss zu paralysiren weiss, so bleibt er von Angstanfällen verschont, er mag dem Congr. interrupt. oder der Abstinenz andauernd huldigen oder sich einer normalen Vita sexualis erfreuen. So kann der Topophobe, wenn er von den ihm gefährlichen Plätzen (Theater, Kirche, Gasthaus etc.) wegbleibt und sich beim Ausgehen begleiten lässt, der Monophobe, wenn er immer für Gesellschaft sorgt, der von Angst bei öffentlicher Thätigkeit Heimgesuchte, wenn er auf diese verzichtet, sich andauernd von Angstanfällen frei halten, während der Topophobe, welcher allein auszugehen genöthigt ist und die ihm gefährlichen Localitäten nicht meidet, jeden Tag die schwersten Angstanfälle hat. Es ist selbstverständlich, dass das erwähnte Verhalten nichts nützen könnte, dass der Topophobe, welcher die ihm bekannten Anlässe zu Angstanwandlungen meidet, dennoch von Angszuständen heimgesucht werden müsste, wenn die Aufspeicherung der Sexualerregung Ursache dieser Zufälle wäre."

Die Unzulänglichkeit seiner Theorie gegenüber der Angst der Phobien hat auch Freud selbst unumwunden zugestanden; dagegen glaubt er, dass dieselbe das Auftreten und Ausbleiben der (anscheinend) spontanen Angstanfälle zu erklären vermöge, weil sich öfters ein Zusammenhang einzelner Angstanfälle mit gewissen sexuellen Vorgängen nachweisen lässt. Einen der-

---

begangen, ebenso langandauernde und quälende Enthaltsamkeit mit sexueller Erregung beim männlichen Geschlecht, und mannigfache leichte Erosionen oder Dislocationen und Risse des Uterus beim weiblichen Geschlecht sind die gewöhnlichen Ursachen dieser krankhaften Furcht, insbesondere bei Constitutionen, in denen die nervöse Diathese vorherrscht. (Die Nervenschwäche, deutsch von Neisser. S. 46.)

artigen Zusammenhang habe ich ebenfalls in einer Reihe von Fällen beobachtet, allein zur Erklärung desselben ist die Freud'sche Theorie keineswegs unentbehrlich, und von einer constanten Abhängigkeit der spontanen Angstanfälle von sexuellen Momenten kann jedenfalls keine Rede sein. Diese Species von Angstzuständen mangelt auch in jenen Fällen nicht, in welchen eine sexuelle Aetiologie überhaupt nicht nachweisbar ist.

Wenn wir einen Einblick in die Vorgänge gewinnen wollen, durch welche die erwähnten sexuellen Momente Angstzustände herbeiführen oder bei der Herbeiführung derselben mitwirken, müssen wir uns stricte an den Boden der klinischen Erfahrung halten und die Frage, welche wir zu beantworten haben, auch im Sinne der Localisationslehre fassen. Auf Grund der letzteren dürfen wir ohne Weiteres annehmen, dass bei den Angstzuständen andere Gehirnregionen betheiligt sind als bei den der Sexualsphäre angehörigen psychischen Vorgängen. Die genauere Localisation jener corticalen Territorien, an welche der Geschlechtssinn sich knüpft, ist derzeit noch nicht ermittelt. Nur für die Localisation der von der Haut und Schleimhaut der äusseren Geschlechtsorgane ausgehenden sexuellen Gefühle in der Körperfühlssphäre besitzen wir Anhaltspunkte (Flechsig). Was dagegen die cerebrale Localisation der Angst anbelangt, so spricht eine Reihe von Umständen, auf deren Anführung an dieser Stelle ich verzichten muss, dafür, dass durch associative Vorgänge ganz unabhängig von irgend welchen Veränderungen in den Körperverrichtungen Angstgefühle ausgelöst werden können, bei deren Entstehung vielleicht die associative Erregung gewisser Elemente der Körperfühlssphäre, an welche das Bewusstwerden der Functionsstörungen der lebenswichtigen Organe gebunden ist, eine Hauptrolle spielt. Diese rein corticale Angst führt bei einer gewissen Intensität zu Störungen in der Thätigkeit einer Reihe bulbärer Centren (der Centren für die Regulation der Herzbewegungen, des vasomotorischen und Respirationscentrums insbesonders), deren körperliche Folgezustände verstärkend auf das corticale Angstgefühl und den dadurch bedingten Affect wirken[1]). Die

---

[1]) Auf die Unhaltbarkeit der Lange'schen Affecttheorie, nach welcher wir im Angstzustande lediglich die Veränderung der Herzthätigkeit, Respiration

Bahnen, durch welche die corticale Angsterregung auf die bulbären Centren übertragen werden, gehen wahrscheinlich ebenfalls von der Körperfühlssphäre aus.

Die Frage, welche wir zunächst zu beantworten haben, lässt sich daher folgendermassen formuliren: In welcher Weise wirken die in Frage stehenden sexuellen Schädlichkeiten auf die Elemente der dem Geschlechtssinne dienenden corticalen Territorien und wie kommt die von diesen ausgehende Beeinflussung der bei den Angstzuständen betheiligten cerebralen (corticalen und subcorticalen) Apparate zu Stande?

Wenn wir uns zunächst mit dem ersten Theile der uns vorliegenden Doppelfrage beschäftigen, so sehen wir, dass Excesse im normalen geschlechtlichen Verkehre und in masturbatorischen Leistungen durch allzu häufige Erregung der sexuellen Rindencentren einen Zustand reizbarer Schwäche in diesen nach sich ziehen können. Abnorme Erregbarkeit dieser Centren kann aber auch durch sexuelle Abstinenz herbeigeführt werden, wenn diese mit unverändert bleibender oder allmählich sich steigernder Libido einhergeht, ganz besonders bei frustaner Erregung oder Einwirkung von anderen die Libido erhöhenden Momenten (Gedankenonanie, Lectüre pornographischer Romane etc.). Den Fall der Abstinenz mit verringerter Libido müssen wir vorerst ausser Betracht lassen. Bei dem Congress. interr. haben wir es mit complicirteren und wechselnden Verhältnissen zu thun. Führt derselbe, wie es namentlich bei Frauen oft der Fall ist, zu keiner Befriedigung, so liegen die Dinge ähnlich wie bei der Abstinenz, soweit die Einwirkung auf die corticalen Centren in Betracht kommt. Durch den sexuellen Act wird die moleculare Spannung in diesen Centren nicht herabgesetzt, in manchen Fällen sogar gesteigert, soferne sich an den Coitus örtliche Veränderungen (Hyperämien) im Bereiche der Sexualorgane knüpfen,

---

das Zittern etc. als Angst fühlen, habe ich schon anderen Orts (Lehrbuch der gesammten Psychotherapie S. 30) hingewiesen; dieselbe hat u. A. durch Lehmann eine gründliche Widerlegung erfahren (Bericht über den 3. internationalen Congress für Psychologie S. 286).

welche die von der Peripherie den Centren zufliessenden Reize vermehren[1]).

Die dem Geschlechtssinne dienenden Rindenterritorien stehen offenbar in enger Beziehung zu den corticalen und subcorticalen Apparaten, welche bei dem Angstvorgange betheiligt sind. Wir dürfen dies schon aus dem Umstande folgern, dass die Erregung beim sexuellen Acte ähnlich wie bei den Affecten in Veränderungen der Thätigkeit des circulatorischen und respiratorischen Apparates sich äussert (entlädt), also bei diesem Acte ein Abströmen corticaler Erregung nach den bulbären Centren hin stattfindet. Für die in Frage stehende Beziehung spricht des Weiteren das Auftreten von Angstanfällen im Anschlusse an gewisse sexuelle Vorgänge (Menses z. B. bei Frauen, Pollutionen bei Männern) und ein allerdings viel selteneres, aber sehr bemerkenswerthes Vorkommniss: die Hervorrufung sexueller Erregung durch Angstzustände (eigene Beobachtung). Die sexuellen Noxen, welche eine reizbare Schwäche oder Erschöpfung in den sexuellen Rindencentren herbeiführen, können in Folge des erwähnten Connexes die beim Angstzustande betheiligten corticalen und subcorticalen (bulbären) Apparate in Mitleidenschaft ziehen; in wie weit dies der Fall ist, ob sich ein ausgesprochener pathologischer Erregbarkeitszustand dieser Apparate entwickelt oder nicht, hängt von deren Widerstandsfähigkeit ab. Bei jenen Noxen dagegen, welche in Folge Mangels einer physiologischen Entladung eine abnorme Spannung im Bereiche der sexuellen Rindencentren bedingen, findet entweder andauernd oder periodisch ein Abströmen eines Erregungsquantums nach den beim Angstzustande betheiligten corticalen und subcorticalen Apparaten statt; dieselben können hiedurch andauernd in den Zustand gesteigerter Erregbarkeit oder periodisch, wenn die Spannung in den sexuellen Centren eine aussergewöhnliche Höhe erreicht (z. B. während der Menses), in Thätigkeit versetzt werden. (Angstanfälle.[2])

---

[1]) Aehnlich liegen die Verhältnisse bei sexueller Anästhesie (Mangel des Wollustgefühles) bei Frauen. Der sexuelle Verkehr führt hier zu keiner Entladung der corticalen sexuellen Centren.

[2]) Es muss dies jedoch nicht in allen Fällen eintreten; vielmehr wird es (wie bei den Noxen, welche reizbare Schwäche etc. in den sexuellen Rindencentren

Es ergibt sich aber nunmehr eine weitere Frage: Wirken die angeführten Noxen nur via Cortex schädigend auf die bulbären beim Angstvorgange betheiligten Centren oder beeinflussen sie diese auch direct? Letzteres lässt sich für einen Theil der Fälle jedenfalls nicht in Abrede stellen. Wenn sexuelle Excesse eine allgemeine nervöse Erschöpfung nach sich ziehen, bleiben auch die bulbären Centren für die Regulation der Herzbewegungen und Vasomotion gewöhnlich nicht verschont; wir begegnen aber auch Fällen, in welchen diese Centren in Folge primärer Veranlagung oder Schädigung durch gewisse Noxen (gemüthliche Erregungen, Gifte wie Coffeïn, Nicotin) zu einem Locus minoris resistentiae geworden sind und daher durch sexuelle (insbesonders masturbatorische) Excesse afficirt werden, ohne dass es zu allgemeiner nervöser Erschöpfung kommt. Was die von Freud angenommene subcorticale Verausgabung der Sexualerregung bei Abstinenz mit gesunkener Libido betrifft, so lässt sich die Möglichkeit eines derartigen Vorganges nicht in Abrede stellen; in der Mehrzahl der Fälle von Abstinenz mit verminderter Libido beruht letztere jedenfalls nicht lediglich auf Ablenkung der in normaler Weise producirten Sexualerregung vom Psychischen, sondern auf verminderter Production von Sexualerregung. Man sieht in diesen Fällen, dass auch die Pollutionen seltener werden und die Potenz abnimmt. Es ist aber auch möglich, dass die in geringerem Maasse producirte Sexualerregung genügt, um die bulbären Affectcentren in einen Zustand abnormer Erregbarkeit zu versetzen.

---

herbeiführen) zum Theil von der Intensität der abströmenden Erregnng, zum Theil von der Widerstandsfähigkeit der in Betracht kommenden corticalen und subcorticalen Apparate abhängen, ob in denselben ein pathologischer Erregbarkeitszustand sich entwickelt. Bei völlig normalem Verhalten dieser Apparate bleiben gewisse Mengen zufliessender Erregung wirkungslos.

XV.

Prophylaxe und Behandlung der sexuellen Neurasthenie.

Die neurasthenischen Zustände, welche wir unter dem Titel „sexuelle Neurasthenie" zusammenfassen und von anderen Varietäten der Neurose unterscheiden, bilden nicht eine ätiologische, sondern eine klinische Einheit, i. e. wir dürfen „sexuelle Neurasthenie" nicht als gleichbedeutend mit sexuell verursachter Neurasthenie betrachten. Ich habe anderen Orts schon dargelegt, dass wir der sexuellen Neurasthenie nur jene Fälle zuweisen können, bei welchen Störungen der sexuellen Verrichtungen entweder allein vorhanden sind, oder wenigstens hervorstehende Züge im Krankheitsbilde darstellen. Diese klinische Form der Neurasthenie tritt aber, wie auch schon von anderer Seite (Beard und v. Krafft-Ebing) hervorgehoben wurde, nicht lediglich als Folge sexueller Noxen und andererseits die durch diese herbeigeführte Neurasthenie nicht immer in der Form der sexuellen auf. Dabei muss jedoch betont werden, dass unter den Ursachen der sexuellen Neurasthenie die der Sexualsphäre entstammenden weitaus überwiegen, ein Umstand, der auch für die Prophylaxe und Therapie dieses Leidens nicht belanglos ist.

Die Prophylaxe der sexuellen Neurasthenie fällt einerseits zusammen mit der Prophylaxe der Neurasthenie überhaupt, andererseits mit der sexuellen Hygiene. Wir können natürlich hier nicht daran denken, diese Themata, von welchen das eine schon von Ripping zum Gegenstande einer besonderen, trefflichen Arbeit gemacht wurde, hier erschöpfend zu behandeln; wir müssen uns darauf beschränken, einige für die Prophylaxe der sexuellen Neurasthenie besonders wichtige Umstände kurz zu besprechen.

Die Schäden, welche die Masturbation für das Nervensystem nach sich zieht, haben wir im Vorstehenden kennen gelernt. Mit der Verhütung der Masturbation ist daher schon für die Prophylaxe der sexuellen Neurasthenie viel erreicht. Da die Onanie im Alter vor der Pubertätsentwicklung besonders nachtheilige Wirkungen äussert und zugleich bei kindlichen Individuen ungleich leichter bei entsprechender Sorgfalt hintanzuhalten ist als bei Erwachsenen, so muss auch ärztlicherseits die vollste Aufmerksamkeit der Verhütung der Onanie im Kindesalter zugewendet werden. In erster Linie kommt hier die Beseitigung örtlicher Affectionen in Betracht (Ekzem, Prurigo etc.), welche Veranlassung zu öfteren Berührungen der Genitalien bilden und damit zur Onanie führen können. Des Weiteren ist es Aufgabe des Arztes, auf stetige Ueberwachung der Kinder bei Tag und Nacht, speciell im Hinblick auf die Möglichkeit onanistischer Vorkommnisse und zwar von den ersten Lebensjahren an zu dringen. Diese Ueberwachung hat sich nicht blos auf das Verhalten der Kinder in der Häuslichkeit und beim Alleinsein derselben, sondern ganz besonders auf den Verkehr derselben mit anderen Kindern unablässig zu erstrecken. Von welcher Wichtigkeit letzterer Umstand ist, ergibt sich aus der Thatsache, dass in der grossen Mehrzahl der Fälle Onanie bei Kindern auf Verführung durch Spielgefährten oder Gefährtinnen, Mitschüler etc. zurückzuführen ist. Selbst bei Kindern, die noch nicht im schulpflichtigen Alter stehen, darf man die Möglichkeit einer Verführung durch Spielgenossen nicht ausser Acht lassen; eine Beobachtung, die ich vor Kurzem machte, zeigt dies zur Genüge. Der 4jährige Knabe einer mir bekannten Familie wurde durch einen 5jährigen, einer benachbarten Familie angehörigen Knaben, den er öfters ohne Aufsicht besuchte, zu onanistischen Manipulationen verleitet. Selbstverständlich sollte seitens der Eltern auch dafür Sorge getragen werden, dass der Wahrnehmung der Kinder alles entzogen bleibt, was geeignet ist, eine verfrühte

Libido in ihnen zu wecken oder nur ihre Aufmerksamkeit auf das Sexuelle zu lenken. In dieser Beziehung wird auch von den Eltern, denen an guter Erziehung der Kinder und Bewahrung derselben vor gesundheitlicher Schädigung zweifellos gelegen ist, aus Unverstand und Nachlässigkeit nicht selten gesündigt, nicht nur dadurch, dass sie den Kindern gänzlich unpassende Lectüre überlassen oder ihnen den Besuch von sinnlich erregenden Schaustellungen gestatten, sondern zuweilen sogar dadurch, dass sie dieselben — allerdings unbeabsichtigterweise — zu Ohren- oder Augenzeugen ihrer sexuellen Genüsse machen. Wiederholt haben mir junge Leute, welche ihre Nerven durch Masturbation schwer zerrüttet hatten, mitgetheilt, dass der erste Anstoss zur Onanie bei ihnen durch die sexuelle Erregung gegeben worden sei, welche bei ihnen durch gewisse aus dem Schlafzimmer ihrer Eltern durch eine offenstehende Thür dringende Geräusche hervorgerufen wurde.

Bezüglich des Einflusses sexueller Abstinenz auf das Nervensystem wurde bereits an früherer Stelle das Nöthige bemerkt. Wir haben dort dargelegt, dass andauernder Verzicht auf geschlechtlichen Umgang bei gesunden Erwachsenen ohne gesundheitlichen Nachtheil sehr wohl möglich ist, und können hier beifügen, dass alle die an früherer Stelle angeführten Umstände, welche die consequente Durchführung sexueller Abstinenz erleichtern, zugleich als Vorbeugemittel gegen masturbatorische Inclinationen wirksam sind. Dass wir ausserehelichen Geschlechtsverkehr nicht als geeignetes Prophylacticum gegen Onanie erachten, wie dies allerdings seitens mancher Aerzte geschieht, wollen wir zugleich ausdrücklich constatiren; die Gefahren, mit welchen diese Art der Prophylaxis umgeben ist, sind zu naheliegend, als dass irgend ein seiner Veranwortlichkeit in vollem Maasse bewusster Arzt dieselbe empfehlen könnte. Dagegen mag man bei Personen mit reger Libido, bei welchen die Gefahr vorliegt, dass sie bei andauernder Abstinenz der Masturbation anheimfallen, wenn die äusseren Verhältnisse kein Hinderniss bilden, die Eheschliessung anrathen.

Ein Punkt von grösster prophylaktischer (und therapeutischer) Tragweite, dem seitens des grössten Theiles der Aerzte bisher weder das richtige Verständniss entgegen gebracht, noch die nöthige praktische Berücksichtigung geschenkt wurde, ist die Meidung schädlicher Arten sexuellen Verkehrs in der Ehe. Das bisherige Verhalten der grossen Mehrzahl der Aerzte in dieser wichtigen Angelegenheit erklärt sich aus mehreren Umständen. Gar manche Aerzte sind, wie ich aus gelegentlichen Aeusserungen von Collegen ersehen konnte, noch in Unkenntniss darüber, dass der sexuelle Umgang auch abgesehen von Excessen zu einer Quelle nervöser Schädigungen werden kann; sie erachten die Art des sexuellen Verkehrs, ob normal oder nicht, für in gesundheitlicher Beziehung gleichgiltig; auch an solchen fehlt es nicht, welche sich den Mittheilungen über nachtheilige Folgen des Präventivverkehrs gegenüber einfach ungläubig verhalten, weil sie zufällig eigener Erfahrung in dieser Beziehung ermangeln. Die natürliche Folge dieses Verhaltens ist, dass die Betreffenden es für überflüssig erachten, sich um die Art der sexuellen Beziehungen der ihnen sich anvertrauenden Eheleute zu bekümmern, selbst wo Grund zur Annahme vorliegt, dass malthusiane Tendenzen bestehen, und dass des öfteren die in der vita sexualis liegende Hauptquelle nervöser Uebel nicht erkannt und in Umständen gesucht wird, die von nebensächlicher oder gar keiner Bedeutung in dem zu beurtheilenden Falle sind. Ungleich grösser als die Zahl der ununterrichteten und der Aufklärung sich verschliessenden Praktiker ist nach meinen Wahrnehmungen die Zahl derjenigen, welche es mit ihrer Standeswürde oder ihren Moralbegriffen nicht vereinbar erachten, Eheleuten einen Rath bezüglich einer die Gesundheit nicht schädigenden Art des Präventivverkehrs zu geben. Diese allzu Subtilen sind gewöhnlich der Anschauung, dass das heutzutage so verbreitete Bestreben Verheiratheter, die Nachkommenschaft zu beschränken, zumeist nur auf Bequemlichkeit oder anderen verwerflichen Motiven zurückzuführen sei, und desshalb der Arzt keinerlei moralische oder sonstige Verpflichtung habe, einen Rath zu ertheilen, wie das angestrebte Ziel ohne Gesundheitsschädigung zu erreichen ist, oder sich überhaupt nur um diese Privatangelegenheit der Eheleute zu kümmern. Wie unberechtigt und verkehrt diese Auffassung und das auf derselben basirende ärztliche Verhalten ist, ergibt sich aus einigen einfachen Erwägungen. Hegar, dessen Unbefangenheit in der Frage des Malthusianismus gewiss Niemand bestreiten kann, bemerkt: „Wann wird nun die Zahl der Kinder in einer Familie zu gross? Eine gewisse Maximalgrenze ist leicht festzustellen. Die passendste Zeit für Kindererzeugung liegt für eine Frau zwischen dem 20. und 40. Lebensjahr. Vorher und nachher leidet sowohl das Weib als auch die Nachkommenschaft zu leicht Noth. Zwischen der Geburt eines jeden Kindes sollte ein Zwischenraum von etwa $2^{1}/_{2}$ Jahren liegen, so dass wir also 8 Kinder hätten. Nimmt man an, dass die Schwangerschaft 9 Monate dauert, weitere 9—12 Monate das Kind zu stillen ist, oder wenn die Frau nicht selbst stillt, die wachsame Beaufsichtigung der Amme oder der künstlichen Ernährung durchgeführt werden muss, so wird man die weitere Frist von 6—9 Monaten zur vollständigen Erholung der Frau nicht für zu hoch gegriffen halten. Sie ist doch auch nicht dazu da, um während zweier Decennien allein der Fortpflanzung zu dienen. Dieses Maximum setzt einen guten Gesundheitszustand vor Allem der Frau, gute Luft und genügende äussere Mittel voraus. Krankheiten, Schwäche oder Gebrechlichkeit des Weibes, welche die Führung des Haushaltes und die Pflege der vorhandenen kleinen Kinder erschweren, erfordern häufig eine weitere Beschränkung oder sollten dieses wenigstens thun." Nehmen wir nun an, wir haben es mit einem Ehepaare zu thun, von welchem der Gatte zur Zeit der Eheschliessung im 30., die Gattin im 20. Lebensjahre stand. Dieses Ehepaar hat im Zeitraum von 20 Jahren 8 Kinder und der eheliche Verkehr wurde während jeder Schwangerschaft, selbst bis an das Ende derselben, was doch gewöhnlich nicht der Fall sein dürfte, fortgesetzt; so ergibt sich, dass für dieses kinderreiche Ehepaar innerhalb der 20 Jahre nur während einer Frist von 6 Jahren der eheliche Verkehr in normaler Weise möglich war; in den übrigen 14 Jahren musste entweder Abstinenz oder irgend eine Art des Präventivverkehrs geübt werden. Indess schliessen die sexuellen Bedürfnisse beim Manne nicht mit dem 50. und bei der Frau mit dem 40. Lebensjahre ab. Nehmen wir des Weiteren an, dass diese Bedürfnisse bei dem in Frage stehenden Ehepaare

30 Jahre lang (beim Mann bis zum 60., bei der Frau bis zum 50. Lebensjahre) sich geltend machen, so ergibt sich, dass das Ehepaar trotz seines Kinderreichthums von 30 Jahren ehelichen Lebens nur den 5. Theil der Zeit seine sexuellen Bedürfnisse in normaler Weise zu befriedigen vermochte. Heutzutage sind jedoch bekanntlich nicht allzu viele Familien in der Lage für den Unterhalt und die Erziehung einer so zahlreichen Nachkommenschaft genügend Sorge zu tragen. Nehmen wir an, das betreffende Ehepaar ist aus dem einen oder anderen Grund genöthigt, sich mit 6 Kindern zu begnügen, so beschränkt sich bei demselben innerhalb eines Zeitraums von 30 Jahren die Zeit normalen sexuellen Verkehrs auf $4^1/_2$ Jahre. Wir ersehen aus dem Angeführten, dass malthusianische Vorkehrungen in jeder Ehe, in welcher die Frau ihre Conceptionsfähigkeit behält und der Mann es nicht für sein unantastbares Recht hält, in brutaler Weise ohne jede Rücksicht auf Wohl und Wehe der Frau und der bereits vorhandenen Kinder seine sinnlichen Bedürfnisse zu befriedigen, früher oder später zur Nothwendigkeit werden; bei zahlreicher Nachkommenschaft nicht minder als bei dem sogenannten Zweikinder- oder Einkindsystem.

Glücklicherweise nimmt auch bei uns die mitunter sogar noch mit einem Scheine von Moralität sich umhüllende eheherrliche Brutalität mehr und mehr ab, z. Th. auch in den unteren Bevölkerungsschichten. Eine nothwendige Folge dieses Umstandes ist es, dass in neuerer Zeit nicht nur der Gebrauch anticonceptioneller Mittel gewaltig zugenommen, sondern auch die Uebung des Congr. interr. als der einfachsten Form des Präventivverkehrs bedeutend sich ausgebreitet hat und dabei auch, wie schon an früherer Stelle erwähnt wurde, in Kreise eingedrungen ist, welche sich früher durch Kinderreichthum (resp. durch die Zahl der Geburten) besonders auszeichneten (Lehrer, kleine Geschäftsleute, Arbeiter, Landbevölkerung). Dieser Umstand ist nach meinen Wahrnehmungen nicht ohne beachtenswerthe Folgen geblieben. Ich habe anderen Orts schon erwähnt, dass wir es in neuerer Zeit mit einer Zunahme der neurotischen Angstzustände zu thun haben, welche weniger auf das allgemeine Anwachsen der Nervosität als die grössere Verbreitung gewisser sexueller Schädlichkeiten zurückzuführen ist, unter welchen der Congr. interr. eine Hauptrolle spielt. Dabei muss ich constatiren, dass unter den verheiratheten Patienten meiner Beobachtung, welche sich durch jahrelange Uebung des Congr. interr. nervöse Uebel zugezogen hatten, gar manche waren, welche einen Hausarzt seit langer Zeit hatten und doch erst durch mich auf das Schädliche ihrer sexuellen Beziehungen aufmerksam gemacht werden mussten.

Ueber die Pflichten, welche sich aus dieser Sachlage für den Arzt, speciell den Hausarzt ergeben, kann unseres Erachtens kein Zweifel bestehen. Es gehört zu den Obliegenheiten des wahren Hausarztes, der ja auch Freund und Berather der Familie in allen die Gesundheit berührenden Angelegenheiten sein soll, nicht nur eintretende Krankheiten zu behandeln, sondern solche soweit als möglich bei den sich ihm Anvertrauenden zu verhüten. Er hat daher auch die Pflicht bei Ehepaaren, bei welchen nach Lage der Dinge die Uebung irgend welcher Prävention anzunehmen ist, sich darüber in discreter Weise zu informiren, in welcher Weise dieselbe geschieht, und falls er vernimmt, dass dem Congr. interr. gehuldigt wird, vor demselben nachdrücklich zu warnen und bezüglich eines minder schädlichen Modus der Conceptionsverhinderung seinen Rath zu ertheilen. Er darf sich dieser Pflicht auch dann nicht entziehen, wenn er die Motive, welchen die malthusianischen Tendenzen entspringen, nicht ganz billigen kann, da es seine Aufgabe nicht ist, seinen Clienten gegenüber den Wächter der Moral zu spielen. Ferner hat er die Obliegenheit, in den Fällen, in welchen er selbst aus dem einen oder anderen Grunde vor einer weiteren Schwangerschaft der Frau überhaupt oder innerhalb einer gewissen Frist warnen muss, dies nicht lediglich den Gatten anzukündigen, sondern ihnen auch mit Rath behilflich zu sein, wie sie es künftig mit ihren ehelichen Beziehungen halten sollen. Durch ein derartiges Verhalten kann der Hausarzt, ohne der Würde unseres Standes das Geringste zu vergeben, sicher viel zur Verhütung sexueller Neurasthenie und damit zugleich zur Erhaltung des ehelichen Friedens und ehelichen Glückes in vielen Familien beitragen.

Die Behandlung der sexuellen Neurasthenie, so wie sie derzeit gelehrt und geübt wird, umfasst nicht nur manchen strittigen Punkt; noch immer machen sich auf dem Gebiete derselben zwei Richtungen bemerklich, welche man als die localistische und die constitutionelle unterscheiden kann. Die erstere erachtet die Localbehandlung vorhandener, respective angenommener — hypothetischer — Veränderungen der Sexualorgane, speciell der pars prostatica der männlichen Harnröhre als das Haupterforderniss; die andere erblickt das Wichtigste in der Einwirkung auf das Nervensystem, ohne dabei übrigens die Localbehandlung ganz zu verwerfen. Diese Verschiedenheiten des therapeutischen Standpunktes rühren offenbar hauptsächlich davon her, dass die Behandlung der betreffenden Krankheitsfälle die Vertreter zweier medicinischer Specialfächer, der Nervenkrankheiten und der Harn- und Geschlechtskrankheiten (Neuropathologen und Urologen) beschäftigt und von einem Theile der letzteren hinsichtlich der Wirkungsweise der sexuellen Missbräuche allen Anfechtungen gegenüber an jener oben (S. 161) bereits berührten Auffassung festgehalten wird. Es ist begreiflich, dass die Vertreter dieser Anschauung bei ihrer Therapie ein sehr grosses Gewicht auf die Localbehandlung der pars prostat. legen, als desjenigen Theiles, der den supponirten Ausgangspunkt des ganzen Leidens darstellt. Die fragliche Auffassung entbehrt jedoch, wie wir gesehen haben, der Begründung. Sie würde aber auch, wenn sie völlig berechtigt wäre, die weitgehenden Erwartungen nicht rechtfertigen, welche noch gegenwärtig so manche Urologen bezüglich der Wirksamkeit einer Localbehandlung der pars prostatica bei sexueller Neurasthenie hegen. Denn, selbst wenn die in Betracht kommenden nervösen Störungen ursprünglich lediglich reflectorisch von der pars prostatica aus zu Stande kämen, könnten dieselben nach längerem Bestehen durch eine ausschliessliche locale Behandlung in der Regel nicht mehr beseitigt werden. Wie ich bereits vor fast 12 Jahren (Die moderne Behandlung der Nervenschwäche etc. 1. Aufl. 1887) darlegte, haben die Veränderungen des Centralnervensystems, die dem neurasthenischen Zustande. zu Grunde liegen, bei längerem Bestehen eine Neigung, sich von den ursächlichen Momenten loszulösen, so dass die Beseitigung dieser an der Fortdauer des Leidens nichts mehr ändern kann. Dies gilt für die nervösen Schwächezustände, die durch sexuelle Noxen verursacht sind, in dem gleichen Maasse wie für Neurasthenien anderen Ursprunges. Ist aber einmal die Unabhängigkeit des Nervenleidens von der ursprünglichen Ursache eingetreten, so kann die ausschliessliche Bekämpfung letzterer nicht nur nutzlos dem Nervenübel gegenüber sein, sondern geradezu verschlimmernd auf dasselbe einwirken. Ich habe in der erwähnten Schrift von manchen Erfahrungen dieser Art den Fall eines jungen Geschäftsreisenden erwähnt, der wegen einer chronischen Urethritis, an die sich verschiedene neurasthenische Beschwerden knüpften, eine Reihe von Curversuchen bei verschiedenen Aerzten an verschiedenen Orten, darunter auch bei anerkannten Fachautoritäten auf dem Gebiete der Geschlechtskrankheiten unternahm. Das Endresultat aller dieser Bemühungen war, dass der junge Mann eine Neurasthenie schwerster Form besass, die ihn vollständig arbeitsunfähig machte; die Curversuche hatten überdies sein nicht sehr beträchtliches Vermögen vollständig verschlungen.

Man darf wohl sagen, dass gegenwärtig auch die Mehrzahl der Urologen bereits die verderblichen Wirkungen schablonenmässiger Be- resp. Misshandlung der pars prostatica erkannt und die Bedeutung antineurasthenischer Allgemeinbehandlung bei sexueller Neurasthenie mehr oder minder schätzen gelernt hat. Allein die Thatsache, dass lange bestehende neurasthenische und zwar auch der Sexualsphäre angehörige Störungen von gleichzeitig vorhandenen Veränderungen der pars prostatica gänzlich unabhängig sein können, wird noch keineswegs genügend gewürdigt, wesshalb es nicht überflüssig sein wird, wenn ich hier eine Beobachtung aus neuerer Zeit anführe, welche nicht nur diese Unabhängigkeit in geradezu classischer Weise zeigt, sondern auch lehrt, dass selbst bei an sich völlig sachgemässer, lange fortgesetzter Behandlung der pars prostatica unter Umständen unerwünschte Wirkungen nicht zu vermeiden sind.

Beobachtung 72.

Der Fall betrifft einen 40jährigen, verheiratheten, neurasthenischen Herrn, bei welchem in Folge von Masturbation schon im 16. Lebensjahre häufige Pollutionen auftraten und seit vielen Jahren (auch schon lange vor seiner Verheirathung) neben Spermatorrhoe und gesteigerter geschlechtlicher Erregbarkeit eine psychisch-nervöse Potenzstörung bestand. Obwohl es bei dem Patienten an kräftigen Erectionen bei Tag und Nacht durchaus nicht mangelte und solche bei etwas längerer Abstinenz sich sogar in belästigender Weise einstellten, waren beim ehelichen Verkehr die Erectionen gewöhnlich mangelhaft — ein Umstand, der nur auf psychische Einflüsse zurückgeführt werden konnte — ausserdem erfolgte die Ejaculation in der Regel in sehr präcipitirter Weise. Der Zustand verschlechterte sich allmählich derart, dass schon bei Zärtlichkeiten der Frau gegenüber Ejaculation erfolgte. Die pars prostatica erwies sich bei Sondeneinführung äusserst empfindlich. Die Verschlimmerung wurde unter hydriatischer Behandlung, Gebrauch der Kühlsonde etc. rückgängig, doch blieben die Erectionen zumeist mangelhaft, die Ejaculation präcipitirt. Als später die endoskopische Untersuchung durch einen sehr erfahrenen hiesigen Urologen vorgenommen wurde, ergab sich bedeutende Hyperämie und leicht blutende Beschaffenheit der Schleimhaut der pars prostatica; ausserdem wurden circumscripte, knötchenartige Härten in der Prostata gefunden. Der über eine Anzahl von Monaten sich erstreckenden Behandlung des erwähnten Collegen mit Aetzungen, Sondeneinführung etc. gelang es, die Hyperämie und Hyperästhesie der pars prostatica völlig zu beseitigen, so dass schliesslich die dicksten Sonden ohne erhebliche Beschwerden eingeführt werden konnten. Hiemit verlor sich zwar die Spermatorrhoe, an der vorhandenen Potenzstörung wurde jedoch, obwohl der behandelnde Collega auch das Allgemeinbefinden nicht unberücksichtigt liess, nicht das Geringste geändert. Dagegen hatte sich unter dem Einflusse der sicher mit grossem Geschick durchgeführten Localbehandlung ein dem Patienten sehr lästiges Symptom, das sich schon früher zeitweilig gezeigt hatte, in sehr hartnäckiger Weise wieder eingestellt. Längere Zeit hindurch trat nach dem Uriniren regelmässig ein Gefühl ausgesprochener Müdigkeit, namentlich im Rücken, ein. Diese Erscheinung war schon in früheren Jahren mitunter, aber immer nur ganz vorübergehend nach dem Uriniren, insbesonders nach spermatorrhoischen Abgängen aufgetreten; es musste sich also, während die Empfindlichkeit der pars prostatica für mechanische Reize eine so hochgradige Herabsetzung erfuhr, eine Hyperästhesie derselben für Wärmereize entwickelt haben, in Folge welcher das einfache Hinwegströmen des Urins über die Schleimhaut bei der bestehenden erhöhten Irritabilität des Lendenmarkes genügte, in diesem reflectorisch einen shockartigen Vorgang auszulösen. Eine Erklärung für dieses Verhalten dürfte in dem Umstande gesucht werden, dass der Patient längere Zeit einen Mastdarmkühlapparat gebrauchte, welcher, während er in anderer Hinsicht sich wohl nützlich erwies, die in Frage stehende Hyperästhesie der pars prost. für Wärmereize herbeigeführt haben mag.

Es muss als ein besonderes Verdienst Fürbringer's anerkannt werden, dass er, nach seiner eigenen Aussage ehemals ein sehr entschiedener Vertreter einer rationellen Localbehandlung à tout prix, seit Jahren bemüht ist, den specialistischen Uebereifer in mechanischer und chemischer Behandlung der pars prostatica auf Grund seiner reichen Erfahrung nachdrücklichst zu bekämpfen.

„Nichtsdestoweniger", erklärt er, „warnen wir nochmals eindringlich vor einer systematischen, einseitigen „specialistischen" Behandlung „der Harnröhre bei solchen Formen, in welchen die nervösen Symptome „die entzündlichen Veränderungen überwiegen, und insbesondere bei „rein neurasthenischen Fällen, die mit früherer Gonorrhoe gar nichts zu „thun haben. Die Fälle, die wir einfach durch Sistirung der von Local„fanatikern geübten Misshandlung der armen Harnröhre, allenfalls unter „Hinzufügung des Aufenthalts in einem geeigneten Curort sich von Tag „zu Tag haben bessern, ja selbst heilen sehen, sind viel zu bedeutend, „als dass wir nicht an dieser Stelle unserer durch breite Erfahrung ge„stützten Ueberzeugung Ausdruck geben müssten."

Es würde indess der Wahrheit nicht entsprechen, wenn wir nicht zugeben wollten, dass hinsichtlich der Ueberschätzung des pathogenetischen Einflusses der pars prost. und damit der Localbehandlung nicht gelegentlich auch von neuropathologischer Seite gesündigt wurde und vielleicht noch gesündigt wird. Das Unglaubliche hat in dieser Hinsicht gerade Beard, der um unsere Kenntniss der Neurasthenie sich so hervorragende Verdienste erwarb, geleistet. Was dieser Autor in der Localbehandlung sexueller Neurastheniker gelegentlich verübte, könnte bei Unbefangenen den Eindruck hervorrufen, dass mitunter selbst bedeutende Aerzte es für Pflicht halten, in therapeutischen Dingen wie in Glaubensangelegenheiten von ihrem Denkvermögen möglichst wenig Gebrauch zu machen.

Bei der Behandlung der in Frage stehenden Zustände müssen wir unser Augenmerk in erster Linie den ursächlichen Umständen zuwenden; dabei dürfen wir jedoch nicht ausser Acht lassen, dass aus den eben angeführten Gründen mit der Beseitigung der ursächlichen Momente häufig nur eine conditio sine qua non für die Wirksamkeit weiterer nothwendiger therapeutischer Maassnahmen erfüllt ist. Was die Onanie bei Kindern betrifft, so glaube ich, dass im Allgemeinen neben der Bekämpfung etwa vorhandener localer Erkrankungen (Ekzem etc.) strenge Ueberwachung, wo solche durchführbar ist, zu Verhinderung weiterer Schädigung genügt und nur in Ausnahmsfällen — bei ganz besonderer Stärke des onanistischen Hanges — weitere Maassnahmen, wie hypnotische Behandlung oder die Vornahme schmerzhafter Eingriffe an den Genitalien (z. B. des Abkappens eines Theiles der Vorhaut) nöthig werden. Die künstliche Erzeugung einer Urethritis und Cystitis nach Lallemand wird heutzutage Niemand mehr ernsthaft in Vorschlag bringen wollen.

Bei Erwachsenen darf man sich durch die Versicherung, dass Masturbation „früher" geübt wurde, nicht ohne Weiteres zu dem Glauben bestimmen lassen, dass das Laster ein überwundener Standpunkt ist; denn häufig genug wird demselben noch gefröhnt, nachdem die Erkenntniss der schädlichen Wirkungen desselben sich bereits aufgedrängt hat. Energischer Appell an die Willenskraft des Leidenden und Belehrung über die möglichen Folgen eines Fortfahrens in der üblen Gewohnheit sind in diesen Fällen zwar nicht zu umgehen; man thut jedoch immer gut, wenn man auf den Erfolg dieser psychischen Beeinflussung sich nicht zu sehr verlässt und durch strenge Regulirung der Lebensweise dafür Sorge trägt, dass dem Patienten nicht viel Zeit bleibt, sinnlichen Gedanken nachzuhängen, und auch die äusseren und inneren — körperlichen — Anreize zu solchen möglichst beschränkt werden. Wer nach redlicher Tagesarbeit noch stundenlang angestrengt turnt oder eine Marschleistung von 10—12 Stunden hinter sich hat, wird nicht von sexuellen Regungen belästigt. Energische Muskelübung jeder Art drückt entschieden die Erregbarkeit der sexuellen Centren herab. Speciell jenen Onanisten, bei welchen Beruf oder Neigung vieles Stubensitzen veranlasst, ist daher reichliche Bewegung im Freien oder eine andere Art körperlicher Beschäftigung während einer Anzahl von Tagesstunden (aber nicht Reiten und Velocipedfahren)[1]) dringend zu empfehlen. Intensive geistige Anspannung

---

[1]) Bei zwei jungen Männern meiner Beobachtung, die längere Zeit excessiver Masturbation ergeben waren, stellten sich nach Reitversuchen Anzeichen von Spermatorrhoe ein. Dass das Velocipedfahren in derartigen Fällen ähnliche Folgen haben kann, ist naheliegend. Bei einem noch in meiner Beobachtung stehenden, seit Jahren an Pollution. nimiae leidenden Neurastheniker traten beim Velociped-

bildet dagegen kein durchwegs geeignetes Ableitungsmittel gegen den sexuellen Drang des eingefleischten Masturbanten. Dieselbe erweist sich zwar bei dem in sexueller Abstinenz Lebenden förderlich zur Bekämpfung der gelegentlich sich stärker geltend machenden sexuellen Regungen; bei den neurasthenischen Masturbanten kann dieselbe dagegen die bestehende nervöse Erschöpfung steigern und hierdurch das Auftreten übermässiger Pollutionen und der Spermatorrhoe begünstigen. Leider kommt ein grosser Theil der Masturbanten uns erst in einem Stadium zu Gesicht, in welchem die geistige und körperliche Leistungsfähigkeit derselben bereits erheblich gesunken ist. Auch bei diesen Patienten liegt es uns ob, auf eine entsprechende, den vorhandenen Kräften sorgfältig angepasste Beschäftigung hinzuwirken. Des Weiteren ist in allen Fällen für regelmässige und leichte Stuhlentleerung Sorge zu tragen, der Genuss geistiger Getränke einzuschränken, wenn nicht ganz zu untersagen und bei körperlich heruntergekommenen Individuen auf Verbesserung der Allgemeinernährung hinzuwirken.

Sehr wichtige Dienste kann uns, wo es sich um die Beseitigung eingewurzelter masturbatorischer Gewöhnungen handelt, die hypnotische Suggestion leisten. v. Schrenk-Notzing glaubt sogar, dass bei Onanie keine andere Behandlungsmethode in Bezug auf Schnelligkeit und Sicherheit der Wirkung mit der hypnotischen Therapie sich vergleichen lässt und dieses Heilverfahren berufen sei, zukünftig in der Behandlung der Onanisten die Hauptrolle zu spielen, und die bisher üblichen Heilmethoden nur ergänzungsweise heran zu ziehen seien. Auch Berillon, Forel, Wetterstrand u. A. rühmen die Wirksamkeit der Hypnotherapie bei Masturbation. Nach einer Zusammenstellung v. Schrenk-Notzings wurden von 20 Onanisten 13 geheilt

---

fahren auf holperigen Wegen öfters Pollutionen ein. Von Interesse sind hier auch die Mittheilungen Hammond's über die „Mujerados" unter den Puebloindianern in Neu-Mexico. Diese erzeugen bei sich durch häufiges Masturbiren und fast continuirliches Reiten auf ungesattelten Pferden eine andauernde Spermatorrhoe, welche allmählich zur Verkümmerung der Sexualorgane und Impotenz führt. Die weitere Folge dieser künstlichen Entmannung ist, dass Charakter und Körperbau bei den Mujerados allmählich einen exquisit weiblichen Typus annehmen.

(hievon 10 mit späterer Nachricht) und 6 gebessert. Nach meinen bisherigen Erfahrungen empfiehlt sich die Anwendung der hypnotischen Suggestion bei älteren Kindern, deren andauernde Ueberwachung auf grosse Schwierigkeiten stösst und z. Th. überhaupt nicht durchführbar ist, dann bei Erwachsenen, deren Willensschwäche einen nachhaltigen Erfolg auch von energischen Mahnungen und Belehrungen im wachen Zustande nicht erwarten lässt, ferner in den Fällen, in welchen der Impuls zur Onanie ausgesprochenen Zwangscharakter aufweist. Bei Kindern jedoch sowohl als Erwachsenen dürfen wir auch bei Anwendung der Hypnotherapie die vorstehend erwähnten diätetischen Maassnahmen keineswegs ausser Acht lassen.

Bei den Excedenten in Venere mit gesunkener Potenz ist oft ein Aussetzen des sexuellen Verkehrs für längere Zeit nothwendig. Dabei ist natürlich jede Gelegenheit zu sexueller Erregung zu meiden. Bei Verheiratheten führt in diesem Punkte nicht selten nur eine zeitweilige Trennung von der allzusehr geliebten oder begehrlichen Gattin zum Ziele. Dass wir ausserdem auf Meidung des Congressus interr. und frustraner Erregung hinzuwirken haben, ist selbstverständlich. In den Bereich der ursächlichen Behandlung gehört ferner die Beseitigung von Erkrankungen und Abnormitäten der Sexualorgane bei beiden Geschlechtern, bezüglich welcher wir auf die einschlägigen Specialwerke verweisen müssen.

Wenden wir uns nun zu jenen Mitteln, welche auf den Zustand des Nervensystems direct einwirken, so ist vor Allem zu bemerken, dass die Neurasthenie sexuellen Ursprungs kein anderes Eingreifen erheischt als jede Neurasthenie anderer Verursachung. Welchen Weg wir bei der Behandlung jedoch auch einschlagen wollen, immer müssen wir uns von zwei Klippen ferne zu halten suchen, zwei Klippen, an welchen so viele therapeutische Unternehmungen zu Grunde gehen: der Ueberschätzung wie der Unterschätzung der einzelnen gebräuchlichen Heilverfahren. Bei der Behandlung aller sogenannten functionellen Nervenkrankheiten werden bekanntlich mit den verschiedensten Mitteln — physikalischen Heilagentien, Massage, Luftcuren, Arzneien, localer Behandlung der Sexualorgane etc. häufig auffallende Erfolge erzielt. Dieser Umstand und die specialistische Beschäftigung mit einzelnen Behandlungsmethoden haben einen grossen Theil der Aerzte zur Ueberschätzung der Leistungsfähigkeit und dem entsprechend zu einem übermässigen Cultus einzelner Mittel geführt, womit sich gewöhnlich ungerechtfertigte Vernachlässigung anderer Mittel verbindet. An die Polypharmacie amerikanischer und englischer Aerzte, an den Missbrauch, der mit den sogenannten Nervinis, narkotischen und hypnotischen Mitteln noch immer in grossem Maassstabe getrieben wird, reiht sich der mit gänzlicher Verwerfung arzneilicher Behandlung einhergehende Wasserfanatismus deutscher Hydropathen, der übermässige Cultus einzelner elektrotherapeutischer Verfahren, der Massage und der schwedischen Heilgymnastik, gewisser Diätcuren, die gynäkologische Behandlung nicht vorhandener oder irrelevanter Uterinaffectionen und die planlose Malträtirung des Caput gallinaginis an, von der Bäderreclame ganz zu schweigen. Die nicht zu leugnenden Wirkungen der Suggestion haben andererseits hervorragende Vertreter der suggestiven Behandlung (Bernheim, Forel) dazu geführt, die grosse Mehrzahl der Heilwirkungen der eben genannten Verfahren auf suggestive Einflüsse zu beziehen. Zum Glück hat diese Anschauung in weiteren ärztlichen Kreisen bisher keinen Eingang gefunden; sie müsste, wenn nicht zum therapeutischen Nihilismus, jedenfalls zu einer Vernachlässigung der durch vielfältige Erfahrungen erworbenen Grundsätze für die Anwendung der physikalischen, klimatischen und arzneilichen Heilmittel führen. Wenn die Wirkungen der Hydrotherapie z. B. hauptsächlich auf Suggestion beruhen würden, so könnte es keinen grossen Unterschied ausmachen, ob wir in einem gegebenen Falle kalte Vollbäder und Douchen oder nur temperirte Halbbäder anwenden; die kalten Proceduren müssten sogar eine intensivere Suggestivheilwirkung äussern. Für den Elektrotherapeuten wäre es an sich gleichgiltig, wenn seine Erfolge hauptsächlich durch Suggestion bedingt sind, ob er am Kopfe mit einer Stromdichte von $1/10$ oder $1/100$ operirt, sofern er nicht die grössere Stromdichte etwa wegen ihrer intensiveren Suggestivwirkung vorziehen wollte. Die Erfahrung lehrt jedoch, dass es sich keineswegs so verhält. Die ungeheuere Zahl von Misserfolgen, die bei der Anwendung der physikalischen Heilmethoden in unerfahrenen Händen beobachtet werden, die Vor- und Umsicht, deren auch der Geübteste bei Verwerthung derselben bedarf, um das der Individualität des einzelnen Kranken Entsprechende zu treffen, sie zeigen in unverkennbarer Weise, dass die Erfolge dieser Heilverfahren nicht in dem Maasse von suggestiven Einflüssen herrühren können, wie die Vertreter der Nancyer Schule annehmen. Wir dürfen auch hier das Kind nicht mit dem Bade ausschütten. Die ungerechtfertigte und verwerfliche Reclame, die mit einzelnen Curmethoden getrieben wird, darf uns nicht verleiten, denselben den ihnen immanenten therapeutischen Werth abzusprechen. Immerhin müssen wir aber Bernheim und Forel das Verdienst zugestehen, zu einer strengeren Kritik der Wirksamkeit der bei nervösen Schwächezuständen gebrauchten Curmittel den Anstoss gegeben zu haben.

Von arzneilichen Mitteln ist bei Bekämpfung neurasthenischer Affectionen — sohin auch bei der sexuellen Neurasthenie — wenigstens in Bezug auf Hebung des krankhaften Allgemeinzustandes der Nerven erfahrungsgemäss nicht viel Erspriessliches zu erwarten. Seltsam contrastirt mit dieser Thatsache allerdings das stetige Anwachsen der Zahl der Nervenmittel, von denen eines das andere nach den Versicherungen der Fabrikanten und gläubiger Aerzte an Wunderleistungen überbieten soll. In der That hat aber die Menge der neueren und neuesten Nervina unser therapeutisches Vermögen im Wesentlichen nur in symptomatischer Hinsicht vermehrt. Wo es sich z. B. um Beseitigung von Schmerzen und anderen Reizzuständen handelt, leisten uns neben den Brompräparaten Antipyrin, Phenacetin, Antinervin, Salophen etc. schätzbare Dienste; diese Mittel ermöglichen es uns auch, den Gebrauch der Narcotica auf gewisse seltene Einzelfälle zu beschränken. Aber eine direkte Kräftigung des Gesammtnervensystems wird durch kein einziges der uns derzeit bekannten Erzeugnisse der chemischen Industrie erzielt[1]). Diese Erkenntniss

---

[1]) Mehr als von den chemisch-pharmaceutischen Producten scheint mir nach den Erfahrungen, die ich mit der subcutanen Injection von Nervensubstanz und

hat sich noch nicht genügend Bahn gebrochen. Noch immer werden bei einer Menge Neurasthenischer insbesonders mit Brommitteln, Eisen und Arsenik hartnäckige Heilversuche unternommen, ohne dass man die Frage einer weiteren Prüfung unterzieht, ob bei denselben für die Anwendung dieser Mittel eine besondere Indication vorliegt. Es ist begreiflich, dass bei diesem kritiklosen Vorgehen die Erfolge recht sparsam und dabei überwiegend auf suggestive Einflüsse zurückzuführen sind, dagegen nicht selten statt der erwarteten Besserung des Nervenzustandes eine Beeinträchtigung des Magens resultirt.

Ich möchte nicht missverstanden werden. Eisenmittel leisten uns in manchen Fällen von Neurasthenie entschiedene Dienste; ihre Verordnung ist jedoch nur in den Fällen am Platze, wo die Blutarmuth und die daraus resultirende Herabsetzung der Allgemeinernährung zweifellos das Primäre, die nervösen Störungen deren Folgezustand bilden, also insbesondere in Fällen, wo direkte Blut- oder länger dauernde Säfteverluste in Folge irgend welcher Krankheiten vorhanden waren oder durch schwere Allgemeinerkrankungen die Ernährung herabgesetzt wurde. In diesen Fällen empfehlen sich auch die verschiedenen Hämoglobinpräparate, welche den Vorzug haben, dass sie den Magen nicht belästigen; dieselben können auch bei secundärem (im Gefolge der Neurasthenie sich entwickelndem) anämischem Zustande Anwendung finden. Eine Combination von Mitteln, welcher manche Nervenärzte besonderes Vertrauen entgegenbringen, enthält Fellow's Syrup hypophospites (Chinin, Strychnin, Eisen, Mangan, Calcium, Kali, gebunden an unterphosphorige Säure); ich glaube von demselben bei manchen mit Anämie zusammenhängenden neurasthenischen Affectionen gute Wirkung gesehen zu haben; doch empfiehlt sich die Anwendung dieses Syrups nur in Fällen, in welchen Reizzustände fehlen und der Magen frei von Störungen ist.

Entschieden Beträchtlicheres als arzneiliche Agentien leisten bei vielen Neurasthenikern klimatische Curen. Schon ein einfacher Landaufenthalt in waldreicher Gegend erweist sich dem Städter mit heruntergekommenen Nerven oft in hohem Maasse förderlich; noch grössere Vortheile bietet namentlich bei länger bestehenden Leiden ein Aufenthalt im Gebirge oder an der See. Der Einfluss der Luft, der übrigens nicht zu unterschätzen ist,

---

Spermin Pöhl machte (s. Löwenfeld, Die moderne Behandlung der Nervenschwäche, 3. Auflage, S. 51, 52) von organotherapentischen Präparaten zu erwarten. Dass die günstigen Wirkungen der bisher gebrauchten Präparate dieser Gattung lediglich auf Suggestion zurückzuführen sind, wie so manche annehmen, hiefür liegt kein völlig stichhaltiger Beweis vor.

bedingt natürlich nicht allein den Heilerfolg der klimatischen Curen. Die geistige Ausspannung, die hiermit gewöhnlich verbunden ist, die angenehmen und umstimmenden Eindrücke der neuen Umgebung, bessere und regelmässigere Ernährung und reichliche Körperbewegung haben meist sogar den Hauptantheil an dem Heilerfolge zu beanspruchen. Reisen sind dagegen nur solchen zu empfehlen, die über ein gut Theil körperlicher und geistiger Leistungsfähigkeit verfügen. Ich habe mehrfach bei sexuellen Hypochondern, die anhaltend über Parästhesien und Schmerzen in den Genitalien, dem Rücken etc. klagten, von Reisen in Gesellschaft eines Freundes den günstigsten Einfluss gesehen.

Zu den mit Recht am meisten in Anspruch genommenen Hilfsmitteln zählt die Hydrotherapie, die bei der Mannigfaltigkeit und Abstufbarkeit ihrer Proceduren bezüglich der thermischen und mechanischen Reizeinwirkung für die grosse Mehrzahl Neurasthenischer in irgend einer Form sich anwendbar erweist. Wenn wir auch zugeben wollen, dass häufig die Wirksamkeit der Wassercuren insofern überschätzt wird, als dem Einfluss derselben zugeschrieben wird, was anderen hiermit verknüpften Factoren (der geistigen Ruhe, Landluft etc.) zukommt, so müssen wir andererseits doch entschieden davor warnen, die Bedeutung der Art der angewandten Proceduren zu unterschätzen, etwa in der Annahme, dass die Suggestion die Hauptsache leiste. Die wahrhaft abschreckenden Resultate, welche der Kaltwasserfanatismus der Wasserärzte älteren Schlages lieferte, sind schon genügend, diese Illusion gründlich zu zerstören. Die von einem mächtigen Glauben ausgehenden Suggestiveinflüsse können zwar, wie manche in Wörishofen und anderweitig erzielte Erfolge lehren, die Wirkungen einer an sich schädlichen Behandlung paralysiren und sogar übercompensiren, so dass trotz aller dem Körper zugefügten Unbill eine günstige Aenderung des Befindens eintritt. Solch mächtigen Glauben erwecken jedoch, wie der Nimbus lehrt, der seinerzeit eine Hohenester und in neuerer Zeit Pfarrer Kneipp umgab, in der Regel nur Heilkünstler nicht ärztlichen Standes. Der Arzt, der bei einem Patienten eine Wassercur für angezeigt hält, thut jedenfalls gut, soferne er auf hydriatischem Gebiete nicht zureichende Kenntnisse und Erfahrungen besitzt, seinen Patienten einer Anstalt zu überweisen, deren Leiter Bürgschaft für wissenschaftliche und strenge individualisirende Anwendung der Wassercur bietet. Bei der hydriatischen Behandlung der sexuellen Neurasthenie ist abgesehen von dem allgemeinen Nervenzustande speciell der Umstand zu berücksichtigen, ob sexuelle Reizsymptome vorhanden sind oder nicht. Kalte Douchen auf den Rücken und die Genitalien, ebenso kalte Sitzbäder sind bei Reizzuständen (belästigenden Erectionen, Pollutiones nimiae etc.) zu meiden; diese Proceduren eignen sich nur für die Fälle mit herabgesetzter Potenz ohne Reizerscheinungen. Bei Neigung zu übermässigen Pollutionen, verfrühter Ejaculution etc. sind dagegen mehr temperirte Sitzbäder (16—22° R.) am Platze. Halbbäder von 22—24° R. entsprechen den Anforderungen der grossen Mehrzahl der Fälle, sie können bei Vorhandensein sowohl als bei Mangel von Reizerscheinungen Anwendung finden. Warme Bäder (Thermen, warme See-, Sool- und Stahlbäder) sind besonders bei in ihrer Ernährung sehr herabgekommenen, blutarmen Nervenschwachen angezeigt. Einfache Fluss- und Binnenseebäder leisten indess auch in vielen Fällen erspriessliche Dienste; selbst während der kalten Jahreszeit ist bei vorhandener Gelegenheit in einer entsprechend eingerichteten Badeanstalt die regelmässige Benützung eines Schwimmbades öfters empfehlenswerth.

Die Anwendung der Elektricität gestattet uns auf den Gesammtzustand des Nervensystems wie auf den Zustand einzelner Abschnitte desselben einzuwirken. Beeinflussung des Gesammtnervensystems erzielen wir durch die Methoden der allgemeinen Elektrisation, wovon meines Erachtens nur die sogenannte allgemeine Faradisation und das elektrische Bad Beachtung verdienen. Die Galvanisation des Kopfes wenden wir bei Erschöpfungszuständen des Gehirns, die Galvanisation des Rückens bei Myelasthenie, die Galvanisation am Halse vorzugsweise bei den mannigfachen Erscheinungen der Herzneurasthenie an. Die statische Elektricität, die in ihrer physikalisch-therapeutischen Wirksamkeit dem galvanischen und faradischen Strome nachsteht, eignet sich besonders zur Erzielung psychischer Wirkungen.

Massage und Heilgymnastik erweisen sich bei höheren Graden von Muskelschwäche oft von Nutzen, die Massage namentlich bei

Erschöpfungszuständen, die wenig active Bewegung zulassen. Sehr gute Dienste leisten diese Factoren auch bei Bekämpfung der habituellen Obstipation, die bei den sexuellen Neurasthenikern oft wesentlich zur Steigerung ihrer Beschwerden beiträgt.

Die grosse Bedeutung einer sachgemässen und consequenten psychischen Behandlung bei neurasthenischen Zuständen hat in den letzten Jahren mehr und mehr Anerkennung gefunden. Die Maassnahmen, welche in das Gebiet der Psychotherapie gehören, sind jedoch sehr verschiedener Art und die Ansichten über den Heilwerth einzelner derselben bei Neurasthenie getheilt. Dies gilt insbesonders für die hypnotische Suggestivbehandlung, viel weniger für die Suggestivtherapie im Wachen; doch scheinen die Vorurtheile, welche gegen die Verwerthung der Hypnotherapie im Allgemeinen und daher auch bei Neurasthenie sich geltend machten, mehr und mehr abzunehmen. Das hypnotische Heilverfahren kann sich nicht direkt gegen den neurasthenischen Allgemeinzustand richten, sondern nur gegen einzelne Symptome, mit deren Beseitigung allerdings in der Regel auch der Allgemeinzustand günstig beeinflusst wird; das Gleiche gilt für die Wachsuggestion.

Zur Vornahme von Mastcuren ist bei sexuellen Neurasthenikern im Ganzen nicht häufig Veranlassung; ihre Anwendung kann auf die Fälle hochgradiger Nervenerschöpfung mit gesunkener Potenz ohne sexuelle Reizerscheinungen beschränkt werden.

Indem ich nun bezüglich der Details der Gebrauchsweise der angeführten Curverfahren auf meine a. a. O. gegebene ausführliche Darstellung verweise[1], will ich hier nur noch in Kürze auf die Behandlung der wichtigsten nach sexuellen Missbräuchen in der Genitalsphäre auftretenden Störungen eingehen.

Was zunächst die Therapie der übermässigen Libido betrifft, die wir als eine sehr beschwerliche Erscheinung nicht nur bei Ledigen, sondern mitunter auch bei Verheiratheten mit Gelegenheit zu regelmässigem Geschlechtsverkehr, ferner bei an

---

[1] S. Löwenfeld, die moderne Behandlung der Nervenschwäche (Neurasthenie), der Hysterie und verwandter Leiden, 3. Aufl. Wiesbaden 1895, bezüglich der psychischen Behandlung des Weiteren: Lehrbuch der gesammten Psychotherapie, Wiesbaden 1897.

Jahren vorgeschrittenen Personen nicht minder als bei jüngeren antreffen, so ist auf die hier erforderlichen Maassnahmen z. Th. schon früher hingewiesen worden (S. 37 u. 221).

Die Wichtigkeit der Fürsorge für stete und leichte Stuhlentleerung möchte ich hier nochmals betonen; bei vollblütigen Individuen mit sitzender Lebensweise erweist sich öfters längerer Gebrauch von abführenden Mineralwässern von günstigem Erfolge. In den in Betracht kommenden Fällen ist ferner eine gewisse Gedankendisciplin nothwendig; die betreffenden Patienten haben alles zu meiden, was irgend geeignet ist, sexuelle Erregung zu verursachen, oder auch nur die Gedanken auf das sexuelle Gebiet zu lenken, wie intimeren Verkehr mit Angehörigen des anderen Geschlechts (bei Verheiratheten Beschränkung der gegenseitigen Zärtlichkeiten), gewisse Arten der Lektüre, Besuch mancher Schauspiele, Operetten und insbesonders der Variétévorstellungen, Betrachtung obscöner Bilder etc.

Dagegen kann ich vieles Alleinbleiben, das Meiden jeder geselligen Unterhaltung durchaus nicht empfehlen. Ich habe gefunden, dass gerade bei Männern, welche in Folge Mangels geeigneter Gesellschaft oder von Abneigung gegen geselligen Verkehr in einer Art beständiger Isolirung lebten, das Ueberwuchern des Sexuellsinnlichen in der Gedankenwelt besondere Dimensionen annahm. Eine gewisse Beschäftigung ist ebenfalls, wie wir schon erwähnten, unentbehrlich, um das Abschweifen der Gedanken auf das sexuelle Gebiet möglichst zu verhindern; hiebei muss der körperlichen und geistigen Leistungsfähigkeit der Patienten sorgfältig Rechnung getragen werden.

Dass die hypnotische Suggestion uns bei excessiver Libido grosse Dienste leisten kann, erhellt schon aus dem an früherer Stelle bei Besprechung der Therapie des onanistischen Hanges Erwähnten. In manchen Fällen ist die Wirkung der Hypnose äusserst prägnant und über alles auf anderem Wege Erreichbare weit hinausgehend. So genügte bei einem von mir behandelten, Ende der 20er Jahre stehenden Fräulein, welches nach dem Aufgeben lange geübter Masturbation zeitweilig an Schlafmangel und grosser geschlechtlicher Erregtheit litt, wiederholt eine einmalige Hypnotisirung mit entsprechenden Suggestionen, um der Betreffenden für Wochen ruhigen Schlaf und Befreiung von der sehr lästigen sexuellen Erregung zu verschaffen. Allerdings war diese Patientin eine vorzügliche Somnambule, die in wenigen Sekunden sich tief einschläfern liess, und auch in einzelnen anderen Fällen, in welchen Somnambulismus erzielt wurde, waren die Erfolge sehr befriedigend, während bei den Patienten, bei welchen nur leichtere Grade der Hypnose sich herbeiführen liessen, die Wirkung der einzelnen hypnotischen Sitzungen z. Th. weniger ausgesprochen und nachhaltig war. Manche der betreffenden Leidenden verhielten sich auch den Hypnotisirungsversuchen gegenüber refractär.

Von medicamentösen Mitteln erweisen sich häufig grössere Gaben von Bromsalzen (4—6 Gramm pro die) von deutlichem Nutzen, in manchen Fällen auch Campher pur oder in Verbindung mit Brom als Camphora monobromata.

Bei der Behandlung der übermässigen nächtlichen Pollutionen ist vor allem ein gewisses diätetisches Regime unerlässlich. Sind diese Samenabgänge Theilerscheinung eines nervösen Erschöpfungszustandes, der mit Herabsetzung der Allgemeinernährung und Blutarmuth vergesellschaftet ist, so ist eine roborirende Diät, Meidung erheblicher geistiger und körperlicher Anstrengungen und während der besseren Jahreszeit reichlicher Aufenthalt im Freien angezeigt. Bei gut genährten, körperlich nicht herabgekommenen Pollutionisten ist dagegen reizlose, frugale Ernährung mit Einschränkung der Fleischspeisen und geistigen Getränke am Platze. Bei beiden Kategorien von Leidenden ist es jedoch erforderlich, den Genuss geistiger Getränke Abends ganz zu untersagen und nur ein frugales Abendbrod (bei den Gutgenährten nur eine leicht verdauliche Mehl- oder Milchspeise) zu gestatten; dieses Abendbrod soll zeitig verzehrt und zwei Stunden vor dem Zubettegehen, wenn thunlich, überhaupt kein Getränk mehr genossen werden. Der Zweck dieser Verordnung ist ein doppelter: sowohl die reflectorische, durch den Druck einer stark ausgedehnten Blase vermittelte, als die von den psychischen Centren aus — durch sinnliche Traumvorstellungen — erfolgende Erregung des Centrum genitospinale zu verhüten. Von arzneilichen Mitteln kann ich gegen die übermässigen Pollutionen nach sexuellen Missbräuchen neben dem Brom nur dem Atropin Werth beimessen. Die Wirksamkeit dieses Alkaloids gegen Pollutionen ist zwar bezweifelt worden, doch haben mannigfache Beobachtungen mir dieselbe in evidenter Weise erwiesen. Von elektrischen Behandlungsmethoden kommen bei Pollut. nimiae die horizontale Durchströmung des Lendenmarkes (+ Pol untere Dorsal und oberste Lendenwirbel, — Pol Abdomen), die Galvanisation längs der Wirbelsäule mit besonderer Berücksichtigung des Lendenmarkes und absteigende Ströme von der Lendenmarksregion der Wirbelsäule zum Damme in Betracht; die Stromdichte soll hierbei $\frac{2-4 \text{ M.A}}{10 \times 5 \text{ cm}}$, die Sitzungsdauer 5 Minuten nicht übersteigen.

Eine locale Behandlung der pars prostatica der Harnröhre ist nur in einer Minderzahl jener Fälle, in welchen es sich nicht um chronische Urethritis handelt, erforderlich. Das wirksamste unter den hier in Betracht zu ziehenden Verfahren und dabei ganz gefahrlos ist jedenfalls die Anwendung der von Winternitz empfohlenen Kühlsonde (Psychrophor). Die Kühlsonde, ein Katheter à double courant ohne Fenster und mit einem Zu- und Ablaufschlauche versehen, durch welchen man Wasser von einer Temperatur von 20—10° in der Dauer von höchstens 12 Minuten durchfliessen lässt, wird bis an den Blasenhals eingeführt; hierdurch wird die Harnröhrenschleimhaut mit dem Caput gallinaginis und seinen Ringmuskeln dem mechanischen Einflusse des Druckes und dem thermischen der gewählten Temperatur ausgesetzt. Ultzmann pflegte dem Gebrauche der Kühlsonde die Einführung dicker Metallsonden vorauszuschicken; diese vorbereitende Behandlung scheint mir jedoch überflüssig, da nichts entgegensteht, anfänglich die Anwendung der Kühlsonde auf ganz kurze Zeit zu beschränken, um die Harnröhre an den Eingriff zu gewöhnen. Die Erfolge, welche Winternitz mit der Kühlsonde erzielte, sind ausserordentlich günstig[1]). Ob

---

[1] S. Winternitz erwähnt, dass in den meisten Fällen von abnorm häufigen nächtlichen Samenentleerungen unter dem Gebrauche der Kühlsonde die Pollutionen seltener wurden. Sämmtliche Fälle, die mit grösserer Hyperästhesie der Harnröhrenschleimhaut einhergingen, wurden geheilt.

dieselben jedoch lediglich auf die mechanische und thermische Localwirkung des Instrumentes zurückzuführen sind, erscheint mir jedoch mindestens zweifelhaft. Die Anwendung der Kühlsonde ist eine Procedur, die einer erheblichen Suggestivwirkung fähig ist. In den Fällen meiner Beobachtung liessen sich durch die Kühlsonde nicht immer andauernde Erfolge erzielen. In der ersten Zeit der Application war die Wirkung allerdings fast immer eine günstige, zum Theil sogar — bei täglichem oder fast täglichem Auftreten von Pollutionen — eine höchst frappante; diese günstige Beeinflussung lässt jedoch in manchen Fällen bei Fortsetzung der Applicationen wieder nach, so dass schliesslich von denselben abgesehen werden muss. Auch die Berichte in der Literatur zeigen, dass die Wirkung der Kühlsonde bei Poll. nim. keine gleichmässig gute ist. Wir dürfen auch nicht unerwähnt lassen, dass die Einführung des Psychrophors bei Pollutionisten zumeist durch eine bei denselben vorhandene beträchtliche Hyperästhesie der ganzen Urethra oder der pars prost. allein erschwert wird. Mit geduldigem Vorgehen und eventuell Anwendung von Suppositorien mit Extr. Belladonn. oder Opii, die einige Zeit vor der Anwendung in das Rectum eingeführt werden und neben ihrer pharmakodynamischen jedenfalls auch eine Suggestivwirkung der Hyperästhesie der Urethra gegenüber äussern, kommt man zwar wenigstens in den Fällen, in welchen keine Strictur besteht, gewöhnlich an's Ziel; die anfänglich erhebliche Schmerzhaftigkeit oder Unannehmlichkeit der Procedur verliert sich mit öfterer Wiederholung derselben mehr und mehr. Doch sind auch bei behutsamster Einführung des Instrumentes Ohnmachtsanwandlungen während oder noch einige Zeit nach derselben in der ersten Zeit der Behandlung nicht sicher zu vermeiden. Wiederholt ist es mir auch vorgekommen, dass bei der Entfernung des Instrumentes aus der Harnröhre Samenergiessungen (ohne Erection etc.) erfolgten, so dass aus diesem Grunde von dem weiteren Gebrauche des Psychrophors abgesehen werden musste. In Fällen, in welchen die Anwendung der Kühlsonde wegen zu grosser Empfindlichkeit oder Aengstlichkeit des Patienten zunächst nicht rathsam erscheint, kann man den Arzberger'schen oder einen anderen der verschiedenen Mastdarmkühlapparate mit Nutzen verwenden. Was dagegen die Anwendung von Aetzmitteln im prostatischen Theile der Harnröhre in Form von Einspritzungen etc. bei Mangel von Entzündungszuständen gonorrhoischer Provenienz anbelangt, so sind die mir bekannt gewordenen Resultate dieser Therapie im Allgemeinen so abschreckend, dass ich diesbezüglich nur meine Warnungen den von sehr berufener Seite bereits vorliegenden beifügen kann.

Bezüglich der hydriatischen Behandlung haben wir an früherer Stelle bereits das Nöthige bemerkt. Hier sei nur noch erwähnt, dass wir dem von manchen Seiten empfohlenen Gebrauche des Chapman'schen Rückenschlauches bei Poll. nim. kaum eine andere denn eine suggestive Wirkung zuzuerkennen vermögen.

Besondere Beachtung erheischt auch das psychische Verhalten der Pollutionisten. In Folge der ungünstigen Rückwirkung, welche die nächtlichen Samenergüsse auf das Allgemeinbefinden oder einzelne neurasthenische Symptome äussern, richtet sich die Aufmerksamkeit sehr vieler dieser Patienten — auch bei nicht sehr erheblicher Mehrung der Pollutionen — mehr und mehr auf die Samenverluste, und unter dem Einflusse einer allmählich sich entwickelnden oder verstärkenden hypochondrischen Verstimmung gelangen sie schliesslich dahin, in diesen einen Umstand zu erblicken, der früher oder später zu ihrem körperlichen und geistigen Ruine führen muss. Wir dürfen natürlich, wo wir derartigen pessimistischen Anschauungen begegnen, nicht unterlassen, dieselben durch Aufklärungen und beruhigenden Zuspruch zu bekämpfen. Daneben müssen die Patienten zu der an früherer Stelle (S. 230) erwähnten, dem Abschweifen der Gedanken auf das sexuelle Gebiet entgegenarbeitenden geistigen Disciplinirung energisch angehalten werden. Bei Leuten, welche vor dem Zubettegehen sich mit der Lecture pornographischer Romanwerke die Zeit vertreiben, ist es sehr schwer, den übermässigen Pollutionen Einhalt zu thun. Als Mittel direkter psychischer Beeinflussung kommen hier die larvirte und die hypnotische Suggestion in Betracht. Die larvirte Suggestion z. B. in Form indifferenter Pulver oder Pillen hat mir schon in manchen

Fällen Dienste geleistet; wirksamer ist jedoch im Allgemeinen die hypnotische Suggestion; doch genügt es nicht, einfach das Wegbleiben der Pollutionen für eine gewisse Zeit zu suggeriren; die Suggestion muss gegen die Quelle der Pollutionen, die sinnlich erregenden Träume, gerichtet sein. Die diversen mechanischen Pollutionsverhinderungs-Instrumente belästigen in der Regel den Leidenden erheblich, ohne ihren Zweck auf die Dauer zu erfüllen.

Bei an Spermatorrhoe Leidenden erscheint mir eine Localbehandlung immer indicirt, wenn der Samenfluss bereits längere Zeit besteht. Wir dürfen indess auch hier keineswegs sorgfältige Regulirung der Lebensweise, des Stuhlganges und die Anwendung von auf Kräftigung des Nervensystems hinwirkenden Mitteln vernachlässigen. Eine umfängliche Erfahrung hat mich belehrt, dass bei entwickelter Spermatorrhoe verschiedene Momente einen unverkennbaren Einfluss auf die Menge und Häufigkeit der Samenabgänge äussern. Sexuelle Aufregungen, geistige und körperliche Ueberanstrengungen können entschieden verschlimmernd einwirken und sind desshalb natürlich zu vermeiden. Andererseits ist aber, wenn nicht ein höherer Grad nervöser Erschöpfung besteht, eine mässige, das geistige Interesse in Anspruch nehmende Beschäftigung keineswegs zu widerrathen, da das mit anhaltender Unthätigkeit gewöhnlich verknüpfte Brüten über das vorhandene Leiden der Heilung nicht förderlich ist. Von den in Betracht kommenden Methoden localer Behandlung kommt der Anwendung des elektrischen Stromes in den Fällen, in welchen es sich nicht um chronische Urethritis handelt, wohl die ausgedehnteste Wirksamkeit zu; dieselbe leistet aber auch bei chronischer Urethritis oft gute Dienste. Bei leichteren Graden des Samenflusses genügt mitunter schon die äusserliche Application (Durchleitung anschwellender faradischer oder kräftiger galvanischer Ströme mit öfteren Wendungen vom Damme zur Symphyse); hiermit verbinde ich gewöhnlich absteigende Galvanisation vom Lendenmarke zum Damme. In der Mehrzahl der Fälle führt jedoch intraurethrale Behandlung rascher und sicherer zum Ziele und in den schlimmeren Fällen ist solche immer nothwendig. Diese innerliche Behandlung geschieht vermittelst einer Katheterelektrode, die bis in die pars prostat. vorgeschoben wird, während die andere Elektrode in Form einer Platte am Damme placirt ist. Ich verwende hierzu nur mehr den faradischen Strom. Dieser bietet, intraurethral angewandt, den Vortheil, dass er keine Aetzwirkung entfaltet und bei sachtem Steigern der Stromstärke die Anwendung sehr kräftiger Ströme gestattet, ohne selbst sehr empfindlichen Neurasthenikern Schmerzen oder nur Unbehagen zu verursachen; in Folge dieses Umstandes gestattet derselbe immer eine energische Einwirkung auf die Contractilität der muskulösen Elemente der Samenausführungsgänge. Die Thatsache, dass selbst bei hyperästhetischer pars prost. bei allmählicher Steigerung der Stromintensität Ströme leicht ertragen werden, die an der äusseren Haut intensiven Schmerz verursachen, lässt sich nur dadurch erklären, dass der faradische Strom die Empfindlichkeit der Schleimhautpartien, auf welche er einwirkt, herabsetzt. Bezüglich des constanten Stromes andererseits sind wir noch im Unklaren, bei welcher Stromdichte Anätzung der Harnröhrenschleimhaut sicher vermieden wird. Die allseitigen Mahnungen zur Anwendung schwacher Ströme besagen gar nichts, da sich mir bei Anwendung einer Stromstärke von $1/2$ Milliamp., die nach elektrotherapeutischen Begriffen sehr gering ist, schon deutliche Anzeichen einer Cauterisation der Schleimhaut der pars prost. (Auftreten eines geringen bräunlichen Ausflusses) ergaben, obwohl der betreffende Patient während der Stromanwendung keinen Schmerz empfunden hatte. Die Aetzwirkung erklärt sich in dem betreffenden Falle daraus, dass die Oberfläche der Metallspitze meiner Katheterelektrode nur circa 1,7 cm beträgt, die Stromdichte demnach $\frac{0,5}{1,7}$ oder ungefähr $1/3$ und sohin trotz der geringen angewandten Stromstärke erheblich war. Man müsste daher, um Aetzwirkungen zu verhüten, noch erheblich geringere Stromdichten anwenden, bei welchen dann wieder eine erregende Einwirkung auf die erschlafften Muskelelemente zweifelhaft ist. Mit der intraurethralen Elektrisirung lässt sich mit Vortheil die äusserliche Behandlung (Durchleitung vom Damme zur Symphyse) mit dem galvanischen oder faradischen Strome und die absteigende Galvanisation vom Lendenmarke zum Damme verbinden. Die elektrische Behandlung der Spermatorrhoe (nicht gonorrhoischen Ursprungs) lässt nur in wenigen Fällen im Stiche; sie erheischt aber immer Geduld. Ich habe von derselben nie wunderartige Erfolge, sondern immer nur allmähliche Wirkungen gesehen; bei lange bestehender Spermatorrhoe darf man immer mehrmonatliche Behandlung in's Auge fassen. In einer Anzahl von Fällen von Samenfluss erweist sich der Psychrophor von deutlichem Nutzen; welche Fälle sich für diesen Behandlungsmodus besonders eignen, hierüber besteht jedoch noch keine Klarheit. Ich muss nach meinen Wahrnehmungen jedenfalls bei veralteten Fällen von Spermatorrhoe der Anwendung der Elektricität den Vorzug geben. Bezüglich der localen Anwendung ätzender Mittel begnüge ich mich, auf das bei der Therapie der übermässigen Pollutionen Bemerkte zu verweisen.

Was nun die Behandlung der Potenzmängel anbelangt, die dem Gebiete der sexuellen Neurasthenie angehören, so muss dieselbe selbstverständlich der Art der vorhandenen functionellen Störungen angepasst werden; dies ist bisher keineswegs von allen Seiten berücksichtigt worden. Die der Impotentia coeundi zu Grunde liegenden Störungen sind in den einzelnen Fällen verschieden, und man kann im Allgemeinen bei den hier in Betracht kommenden Patienten 2 Formen des Uebels unterscheiden: bei der einen bildet die präcipitirte Ejaculation das Hauptphänomen; die Erectionsfähigkeit kann dabei intact sein oder auch gelitten haben (erethische oder irritative Form). Bei der anderen ist die Erectionsfähigkeit mehr oder minder verringert oder auch ganz erloschen, während die präcipitirte Ejaculation mangelt (atonische oder paralytische Form, z. Th. psychischen Ursprungs) Als pathologische und Impotenz begründende Erscheinung kann die präcipitirte Ejaculation nur in den Fällen angesehen werden, in welchen dieselbe constant (nicht lediglich vorübergehend) unmittelbar nach der Immissio penis oder noch vor derselben, selbst schon bei sexuellen Aufregungen sich einstellt.

Bei der Behandlung beider im Vorstehenden unterschiedenen Formen der Impotenz können wir neben der antineurasthenischen Allgemeinbehandlung, welche bei einem erheblichen Theile der Fälle zunächst in Betracht kommt, einer gewissen Localbehandlung nicht entrathen. Bezüglich der Nothwendigkeit resp. Erspriesslichkeit dieser beiden Heilverfahren bei Potenzstörungen sind jedoch die Ansichten getheilt. Einzelne sehr vorsichtige und erfahrene Autoren wie Fürbringer und Eulenburg legen das Hauptgewicht bei nervöser Impotenz auf die Allgemeinbehandlung des Nervensystems und erachten eine Localbehandlung zumeist für entbehrlich, wenn nicht gar für nachtheilig[1]). Es ist nach dem Schaden, welchen die schablonenmässige Misshandlung der pars prost. insbesonders mit Aetzungen in zahlreichen Fällen verursacht hat, zu wohl begreiflich, dass sich bei den genannten Autoren und anderen kritischen Beobachtern ein weitgehendes Misstrauen gegen die urethrale Therapie der Potenzstörungen entwickelt hat. Allein man darf durch dieses berechtigte Misstrauen weder zu einer Vernachlässigung der Localbehandlung überhaupt, noch zu einer Ueberschätzung der Wirkungen der Allgemeinbehandlung sich verleiten lassen. Neben der beschwerlichen und zum Theil gefährlichen Localbehandlung der Impotenz mit Aetzungen und erheblicher mechanischer Insultirung der Harnröhre verfügen wir noch über eine andere bei sachgemässer Anwendung völlig harmlose Localtherapie, die Anwendung der Elektricität und der Kühlsonde. Die Heranziehung dieser Heilfactoren scheint mir in der grossen Mehrzahl der Fälle nervöser Impotenz unentbehrlich. Wenn ich die Bedeutung der antineurasthenischen Allgemeinbehandlung in den von mir beobachteten Fällen noch so günstig taxire, so kann ich doch nur zugeben, dass dieselbe in etwa $1/3$ der Fälle die

---

[1]) Letzteres ist speciell Eulenburg's Ansicht. Dieser Autor erachtet eine Localbehandlung sexueller Neurasthenie im Allgemeinen nur insoweit berechtigt, als sie der Erfüllung bestimmter nachweisbarer Causalindicationen (Urethritis chron. etc.) dient. Eine wesentlich symptomatische Behandlung mit örtlichen Hülfsmitteln will er nur ausnahmsweise zulassen, und zwar weil nach seiner Ansicht eine ihrer Natur nach meist sehr chronische örtliche Behandlung sexualer Functionsstörungen wie Pollutionen, Spermatorrhoe, Impotenz etc. in der Regel nur nachtheilig wirkt; die betreffenden Verfahren sollen nur allzu geeignet sein, die örtliche Reizung zu unterhalten oder neu zu entfachen und jedenfalls die Aufmerksamkeit der Kranken beständig auf diesen Locus affectus hinzulenken, eine abziehende und beruhigende psychische Wirkung dadurch zu erschweren oder ganz zu vereiteln.

Hauptrolle spielt und die Localbehandlung ganz entbehrlich oder von untergeordneter Bedeutung ist. Bei etwa der Hälfte der Fälle muss ich die elektrische Localbehandlung (und zum Theil auch die Anwendung der Kühlsonde) als mindestens ebenso wichtig für die Erzielung günstiger Erfolge erachten wie die antineurasthenische Allgemeinbehandlung, und bei einem geringen Procentsatze der Fälle fand ich letztere sogar ganz entbehrlich.

Die Unzulänglichkeit der Allgemeinbehandlung in der Mehrzahl der Fälle mit Potenzstörungen darf uns nicht zu sehr befremden; sie erklärt sich wenigstens z. Th. aus dem Umstande, dass die Störungen im sexuellen Bereiche bei sexueller Neurasthenie in ihrer Art und Intensität in keinem bestimmten Verhältnisse zu dem allgemeinen Nervenstatus stehen. Ich habe anderen Orts erwähnt, dass wir es bei einer Gruppe von Fällen sexueller Neurasthenie lediglich oder fast lediglich mit Functionsstörungen in der Sexualsphäre i. e. einer Neurose der genitalen Lendenmarkscentren zu thun haben. Als besonders bemerkenswerth bezüglich dieser Gruppe führte ich den Umstand an, dass die Schädigung im Bereiche der Sexualfunctionen selbst die höchsten Grade erreichen kann, ohne dass eine merkliche Beeinträchtigung anderer nervöser Verrichtungen sich zeigt. Aehnlich sind die Erfahrungen Fürbringer's. „Die Impotenz", bemerkt dieser Autor, „kann das einzige Symptom der Neurasthenie sein." Allein auch in den Fällen, in welchen sich zu den Erscheinungen sexueller Schwäche Symptome neurasthenischer Affection anderer Abschnitte des Nervensystems oder Zustände allgemeiner Neurasthenie gesellt haben, beobachten wir häufig, dass die sexuellen Störungen sich durch Constanz und Intensität von den übrigen neurasthenischen Symptomen wesentlich unterscheiden. Es ist daher begreiflich, dass Maassnahmen, welche auf das Nervensystem allgemein roborirend wirken, sich der tieferen functionellen Schädigung der genitalen Lendenmarkscentren gegenüber in diesen Fällen unzureichend erweisen, weil sie sich in ihren anregenden und sedirenden Wirkungen den durch den Zustand der genitalen Lendenmarkscentren gegebenen Erfordernissen nicht anpassen lassen. Ich kann das elektrische Agens in der einen oder anderen Form, in grösserer oder geringerer Intensität, an dieser oder jener Stelle anwenden; auch der Gebrauch der Kühlsonde gestattet manche Modificationen durch Anwendung dünnerer oder stärkerer Sonden, verschiedene Dauer der Sitzungen und Anwendung von Wasser von verschiedener Temperatur. Allein an den Wirkungen eines Seebades oder der Höhenluft können wir nichts reguliren und nichts ändern.

Was ich hier von der Unzulänglichkeit der antineurasthenischen Allgemeintherapie sagte, gilt auch für die Anstaltsbehandlung, sofern mit dieser nicht die erforderliche Localbehandlung verknüpft ist. Mit den Leistungen mancher (ich dürfte vielleicht sagen vieler) Anstalten auf diesem Gebiete sieht es jedoch nach meinen Wahrnehmungen sehr precär aus, und dieser Uebelstand wird sich noch verschlimmern, wenn noch öfters als in den letzten Jahren Anstalten in den Besitz von Praktikern ohne specialistische (neurologische und elektrotherapeutische) Ausbildung gelangen.

Wir werden uns im Folgenden zunächst und zwar in etwas eingehenderer Weise mit der elektrischen Behandlung der Potenzstörungen beschäftigen, zumal über diese noch gar manche Unklarheiten bestehen. Wer in den Lehrbüchern der Elektrotherapie und den grösseren Abhandlungen und Journalaufsätzen über Impotenz und deren Behandlung nachsieht, findet eine Menge verschiedenartiger elektrotherapeutischer Proceduren empfohlen, so dass ein mit der Sache nicht Vertrauter leicht auf die Idee kommen kann, das Wirksame bei allen diesen Verfahren bilde die larvirte Suggestion. Galvanisation und Faradisation werden vorwaltend angewendet, doch hat auch der Gebrauch des combinirten Stromes, die Galvanofaradisation, und die Franklinisation Anhänger.

Die Behandlung mit dem galvanischen Strome geschieht in der Form der Durchleitung vom Kopfe zum Halssympathicus und zur Wirbelsäule nach Grier wohl nur sehr selten, zumeist in der Form der Galvanisation am Rücken oder vom Lendenmark (untere Dorsalwirbel und erster Lendenwirbel) zum Damm stabil oder labil über Glied, Damm, Samenstränge bei fixer Application einer Elektrode über dem Lendenmarke oder an anderer Stelle; ferner wird Durchleitung des Stromes von der Symphysengegend zum Damm oder Einführung einer Elektrode in die pars prost. der Harnröhre, der anderen in das Rectum oder Application derselben an den Damm oder das Kreuzbein, auch Durchleitung des Stromes durch die Hoden angewendet. Der faradische Strom wird mit feuchter Elektrode in ähnlicher Weise gebraucht, daneben jedoch auch faradische Pinselung der Genitalgegend, des Gesässes, der Oberschenkel (ebenso auch galvanofaradische Pinselung). Auch die Franklinisation wird in verschiedener Weise geübt, indem man Funkenströme oder sogenannte Büschelentladungen auf die Wirbelsäule, das Gesäss oder die Genitalgegend einwirken lässt etc. Unzweifelhaft liegt hier eine Ueberfülle von Behandlungsmethoden vor; allein, wenn man aus derselben folgern wollte, dass es ganz gleichgültig sei, welche Procedur im Einzelfalle angewendet wird, dass es doch nur auf eine psychische Beeinflussung ankommt, so wäre dies ein entschiedener Irrthum. Dass die Elektricität, unabhängig von jedem suggestiven Element, auf die genitalen Lendenmarkscentren erregende Wirkungen auszuüben vermag, hiefür habe ich anderen Orts einwandfreie Beobachtungen beigebracht, auf welche ich hier verweisen muss[1]).

Wenn wir die verschiedenen bei Impotenz angewandten elektrotherapeutischen Proceduren überblicken, so lassen sich dieselben, abgesehen von dem Grier'schen Verfahren, welchem nur eine Suggestivwirkung zukommen kann, in 2 Gruppen theilen: in solche, welche direct auf den Zustand der genitalen Lendenmarkscentren einwirken und solche, welche denselben reflectorisch beeinflussen. Der ersteren Gruppe gehören lediglich die Galvanisation und Faradisation am Rücken resp. die Durchleitung des Stromes von der Lendenmarksgegend in absteigender Richtung nach dem Damme etc. an, der 2. Gruppe alle übrigen Methoden. Wenn nun auch eine Einwirkung auf dem einen Wege ebensogut wie dem anderen möglich ist, so ist doch die Behandlungsmethode, welche wir im einzelnen Falle wählen, keineswegs gleichgiltig; das Verfahren, welches im einem Falle nützt, kann im anderen

---

[1]) Therapeutische Monatshefte, Februar 1898.

unwirksam bleiben oder sogar schaden. Es liegt nahe, dass bei der irritativen Form der Impotenz die abnorme Erregbarkeit der Lendenmarkscentren, auf welcher diese Störung beruht, durch die Anwendung starker Ströme am Rücken und reflectorisch von der Haut der Genitalgegend und deren Nachbarschaft aus wirkende Proceduren eher gesteigert als herabgesetzt wird. Bei den in Frage stehenden Zuständen empfiehlt sich daher nur Galvanisation des Rückens resp. des Lendenmarks mit schwachen Strömen (+ Pol unterster Dorsal- und oberster Lendenwirbel, — Pol Abdomen oder am Damm; Stromdichte $\frac{2-3 \text{ M.-A.}}{10\times 5}$ bei Verringerung der Erectionsfähigkeit $\frac{3-5 \text{ M.-A.}}{10\times 5}$. Besteht dabei Hyperästhesie der pars prostatica der Harnröhre, so lässt sich gegen diese Durchleitung eines schwachen constanten Stromes vom Damm zur Symphyse ($\frac{2-3 \text{ M.-A.}}{4\times 6}$ am Damme) oder intraurethrale Faradisation (Katheterelektrode in die pars prostatica urethrae, die andere Elektrode an den Damm) zur Anwendung bringen; doch erweist sich zur Beseitigung der Hyperästhesie die Kühlsonde im Allgemeinen geeigneter.

Bei der atonischen und paralytischen Form der Impotenz haben wir einen weit grösseren Spielraum sowohl in der Auswahl der elektrotherapeutischen Methoden als der Bemessung der zu gebrauchenden Stromstärke; wir können hier, wenn nicht andere Symptome Gegenanzeigen bilden, und keine organische Erkrankung des Rückenmarks vorliegt, bei der centralen Behandlung galvanische und faradische Ströme von erheblicher Stärke und mit Volta'schen Alternativen anwenden, auch bei der directen Behandlung der Genitalorgane (speciell bei der Durchleitung vom Damme zur Symphyse) können wir uns kräftiger galvanischer und faradischer Ströme bedienen, ferner die faradische oder galvanofaradische Pinselung der Genitalien und der benachbarten Theile mit so intensiven Strömen vornehmen, wie sie eben der Patient erträgt. Dass man die elektrische Behandlung zu einer Tortur für den Patienten gestaltet, halte ich jedoch weder für nothwendig, noch für nützlich. Ob es sich darum handelt, den Torpor des Centr. genitospinale zu überwinden oder dem Kranken die

Vorstellung beizubringen, dass er von der angewendeten Procedur die Herstellung seiner Potenz zu erwarten hat, macht in dieser Beziehung keinen wesentlichen Unterschied.

Bei der erethischen Form der Impotenz leistet uns auch die Kühlsonde zumeist sehr gute Dienste. Der Heilwerth der örtlich wirkenden hydriatischen Proceduren (Sitzbäder, locale Douchen) tritt gegen den der Elektricität erheblich zurück, und man thut im Allgemeinen gut, von denselben nicht viel zu erwarten. Die Dienste, welche uns die Hydrotherapie bei Potenzstörungen leistet, sind im Wesentlichen die einer antineurasthenischen Allgemeinbehandlung. Arzneien mögen bei rein psychischer Impotenz auf suggestivem Wege mitunter sich nützlich erweisen, bei den übrigen Formen der Impotenz kann denselben eine nennenswerthe Bedeutung nicht zuerkannt werden, und die complicirten Recepte, auf welche einzelne amerikanische Autoren verfallen sind, leisten im Allgemeinen nicht mehr als die Anwendung einzelner der gebräuchlichen Mittel (Strychnin, Phosphor etc.).

Neben den verschiedenen Arten somatischer Behandlung findet auch die Psychotherapie bei den Potenzstörungen ein lohnendes Feld, ganz besonders — von der rein psychischen Impotenz sehen wir hier ab — in jenen Fällen von sexueller Neurasthenie, in welchen die Potenz zwar durch den Nervenzustand gelitten hat, aber erst durch psychische Momente, welche sich zu der neurasthenischen sexuellen Schwäche gesellten — Angst vor dem Misslingen des Actes, übermässige Aufregung bei Cohabitationsversuchen — eine factische Impotenz herbeigeführt wird. Hier ist es Aufgabe des Arztes, dem Patienten wieder Vertrauen zu seiner Manneskraft zu verschaffen, die hypochondrischen Befürchtungen durch Darlegung des wirklichen Sachverhaltes und beruhigenden Zuspruch zu beseitigen; hiermit allein kann schon sehr viel erreicht werden. Ferner ist darauf Bedacht zu nehmen, dass der Patient sich in seinen Gedanken nicht allzusehr mit seiner sexuellen Leistungsfähigkeit beschäftigt. Von den angeführten somatischen Heilmitteln besitzt die Elektricität neben ihrer physikalischen auch eine erhebliche suggestive

Wirksamkeit; wo diese sich nicht als ausreichend erweist, kann man auch zur hypnotischen Suggestion seine Zuflucht nehmen; dieselbe kann sowohl bei der erethischen als bei der atonischen Form der Impotenz mit Nutzen Anwendung finden. Man darf jedoch nicht glauben, dass die psychischen Hemmnisse der Erection, wenn es sich um seit längerer Zeit mit automatischer Regelmässigkeit sich einstellende Vorgänge handelt, durch die hypnotische Behandlung sehr rasch und leicht zu beseitigen sind; vielmehr ist zumeist geduldiges, längere Zeit hindurch fortgesetztes Bemühen erforderlich, wenn dauernder Erfolg erzielt werden soll.

Die Dauer des Curverfahrens ist überhaupt ein sehr wichtiger, in seiner Bedeutung noch vielfach nicht genügend gewürdigter Umstand. Bei allen einigermaassen eingewurzelten Potenzstörungen muss sich die Behandlung meist über eine Reihe von Monaten ($^1/_2$, $^3/_4$ Jahr und darüber) erstrecken; sie erheischt also grosse Geduld und Ausdauer seitens des Arztes wie des Patienten. Hierin liegt eine grosse und häufig unüberwindliche Schwierigkeit für nicht am Domicile des Arztes wohnende Patienten. Eine continuirliche Fortsetzung der Behandlung während der ganzen angegebenen Zeit ist jedoch nicht immer nothwendig, man kann mitunter nach einer 2—3 monatlichen Cur, durch welche bereits ein gewisser Erfolg erreicht wurde, eine Pause von 1—2 Monaten eintreten lassen, welche man lediglich mit hygienischen Maassnahmen ausfüllt. In manchen Fällen habe ich auch entschiedenen Nutzen von der Wiederholung einer mehrmonatlichen Behandlung in aufeinanderfolgenden Jahren gesehen.

Wie es bei geschlechtlichen Schwächezuständen mit dem sexuellen Verkehr zu halten ist, hierüber lassen sich allgemeine Vorschriften nicht geben. Es macht natürlich einen wesentlichen Unterschied, ob man es mit verheiratheten oder unverheiratheten Patienten zu thun hat. Wir haben bereits erwähnt, dass bei Excedenten in Venere oft längere Carenz erforderlich ist. Besteht eine Neigung zu häufigeren Pollutionen, so muss auf thunlichste Vermeidung oder wenigstens Einschränkung derselben Rücksicht genommen werden. Sind psychische Einflüsse beim Misslingen eines Cohabitationsversuches im Spiele, so wird man immer gut thun, den nächsten Versuch nicht zu bald unternehmen zu lassen und während der Zwischenzeit den Patienten von dem Verhalten seiner Potenz möglichst abzulenken.

Von Rosenthal wurde Geschlechtsinvaliden zur Conservirung ihrer reducirten Manneskraft Eingehen einer Ehe mit einer „verständigen Person" empfohlen. Theoretisch ist dieser Rath zweifellos berechtigt. Denn so nützlich sexuell Geschwächten zeitweilige Enthaltsamkeit sein mag, so kann doch andauernde Abstinenz nicht als zur Hebung ihrer Potenz förderlich erachtet werden. Allein einerseits haben die Geschlechtsinvaliden zum grossen Theile im Bewusstsein ihrer Unzulänglichkeit eine heilige Scheu vor der Ehe, andererseits kann die „Verständigkeit" der Gattin allein den Geschwächten gegen weitere Schädigung auf sexuellem Wege nicht schützen. Eine directe Empfehlung der Verehelichung scheint mir daher in diesen Fällen nicht am Platze, wohl aber dürfen wir unter gewissen Cautelen unsere Zustimmung geben, wenn von Seiten des Patienten bezügliche Wünsche geäussert werden.

Wir müssen schliesslich hier noch zweier Gattungen von Hilfsmitteln gedenken, die bei Mannesschwäche in Gebrauch sind und über deren Heilwerth durch die Reclamen ihrer Erfinder nicht nur das in Betracht kommende leidende Publikum, sondern z. Th. auch die Aerzte in Täuschung versetzt werden. Seit vielen Jahren werden immer wieder mit mehr oder weniger Absatzerfolg den Impotenten an den Genitalien zu applicirende elektrische Ketten und Platten angepriesen, deren angeblich wunderbare Leistungen von den Verfertigern durch theoretische Erörterungen über Elektricitätswirkungen erklärt werden, wodurch selbst mancher auf elektrotherapeutischem Gebiete unerfahrene Arzt irre geführt werden mag. Abgesehen von einer möglichen Suggestivwirkung kommt allen diesen Apparaten keinerlei therapeutischer Werth zu[1]).

---

[1]) Dies gilt auch für die von Dr. Borosody hergestellten bis vor wenigen Jahren in Folge einer sehr lebhaften Reclame von gar manchen sexuell Ge-

Mechanische Erectionsbeförderungs- und Einführungsinstrumente sind ebenfalls schon seit längerer Zeit in Gebrauch und insbesonders sogenannte Schlitten, Vorrichtungen aus 2 federnden, durch Ringe verbundene Metallschienen bestehend, um die Einführung des ungenügend erigirten Gliedes zu erleichtern oder zu ermöglichen, mitunter auch von ärztlicher Seite empfohlen worden. In neuerer Zeit beschäftigt sich der Civilingenieur Gassen speciell mit der Anfertigung solcher Apparate, deren Absatz auch in Folge äusserst schwunghaft betriebener Reclame unter den an Potenzmängeln Leidenden kein geringer zu sein scheint. Was Gassen bei den Anpreisungen seiner Apparate, die nach seiner Versicherung unfehlbare Hilfsmittel für die verschiedenen Impotenzformen darstellen, besonders zu Statten kommt, ist der Umstand, dass er in der Lage ist, sich auf ein Gutachten zu berufen, das ihm Professor v. Krafft-Ebing bezüglich der Wirksamkeit eines seiner Instrumente, des Erector, in einer Processangelegenheit ausgestellt hat und dessen nunmehrige Ausnützung zu Reclamezwecken der genannte Autor zu seinem Leidwesen nicht zu verhindern vermag. Es sind 4 Apparate, welche Gassen in den Handel bringt; dieselben werden von dem Erfinder als Erector, Compressor, Cumulator und Ultimo bezeichnet. Von diesen ist der Erector eine vergoldete Spirale, welche den Zweck hat, auch bei ungenügender Erection die Immissio penis zu ermöglichen, indem sie demselben eine gewisse mechanische Rigidität verleiht. Der Compressor, welcher in zwei Façons zu haben ist (vor und hinter dem Scrotum zu appliciren), ist ein Apparat, welcher durch Druck auf den Damm oder die Wurzel des Penis die Blutstauung in den Hohlräumen desselben fördern soll, der Cumulator, eine schröpfkopfartige Vorrichtung, welche über dem Penis angebracht wird und durch Luftverdünnung mechanisch eine stärkere Blutfüllung des Penis und damit Erection herbeiführt. Bei dem vierten „Ultimo" bezeichneten Apparate, der auch in verzweifel-

---

schwächten benützten Platten. Den minimalen Elektricitätsmengen, welche diese Platten durch Reibung an der Haut erzeugen, kann eine therapeutische Bedeutung nicht zukommen. Eine Suggestivwirkung könnte dagegen der hohe Preis der Platten (100 Gulden österr.) äussern; doch fehlte auch diese Wirkung in den Fällen meiner Beobachtung, in welchen die Anschaffung riskirt worden war.

ten Fällen Hilfe bringen soll, handelt es sich gewissermassen um ein künstliches, dem mangelhaft irigirten Glied sich anpassendes Schwellgewebe. Wenn wir ermitteln wollen, bei welchen Fällen von Impotentia coeundi diese Apparate einen Nutzen versprechen, müssen wir zunächst die zu Grunde liegenden Störungen näher ins Auge fassen, nach welchen man, wie wir sahen, zwei Formen unterscheiden kann. Bei der irritativen Form, welche unter den für die Behandlung in Betracht kommenden Potenzstörungen, wenigstens nach meinen Erfahrungen, bedeutend vorherrscht, liegt immer eine reizbare Schwäche der genitalen Lendenmarkscentren vor, in Folge welcher psychische Reize (sexuelle Vorstellungen) allein oder unter Beihilfe momentaner peripherer (mechanischer oder thermischer, auf die Glans einwirkender Reize) im Stande sind, den Ejaculationsvorgang auszulösen. Daneben besteht in vielen Fällen wenigstens eine abnorme Erregbarkeit des corticalen Gebietes für die sexuellen Vorstellungen und Gefühle. **Es ist ohne Weiteres begreiflich, dass für diese Gruppe von Impotenzfällen und sohin für die Mehrzahl derselben die Gassen'schen Mittel wie überhaupt mechanische Apparate jeder Art absolut nutzlos, wenn nicht schädlich sind und, was Gassen Gegentheiliges behauptet, jeder Glaubwürdigkeit entbehrt.** Keine Art mechanischer, die Blutstauung im Gliede verstärkender Einwirkung kann die abnorme Reaction der genitalen Lendenmarkscentren auf psychische Erregungen verhindern, es liegt dagegen sehr nahe, dass derartige Einwirkungen das Uebel leicht verschlimmern. Besonders verwerflich erscheint in diesen Fällen die von Gassen zum Behufe sexueller Gymnastik empfohlene Anwendung seines Cumulators. Durch denselben soll die übermässige Empfindlichkeit der Harnröhre, die Hauptursache des zu frühen Samenergusses, derart abgeschwächt werden, dass eine völlige Heilung dieses Uebels erzielt wird. Eine widersinnigere, frivolere Behauptung ist nicht leicht aufgestellt worden. Alle Aerzte, welche auf dem Gebiete der Potenzstörungen Erfahrung besitzen, sind darüber einer Meinung, dass es ein wesentliches Erforderniss der Heilung bei der irritativen Form der Impotenz ist, dass die Beschäftigung des

Patienten mit Vorstellungen sexuell-sinnlichen Inhaltes möglichst verhindert, sexuelle Erregungen jeder Art überhaupt hintangehalten und dadurch den erschöpften und überreizten genitalen Centren Ruhe verschafft wird. Im Gegensatze zu diesem bewährten Verfahren verlangt Gassen sexuelle Gymnastik i. e. künstliche tägliche Erzeugung von Erectionen vermittels seines Cumulators. Dass diese Gymnastik nur geeignet ist, die in Frage stehenden Patienten zu schädigen, hierüber wird bei keinem sachverständigen Arzte ein Zweifel bestehen.

Die Anwendung mechanischer Mittel kann nur bei der atonischen oder paralytischen Form der Impotenz in Betracht kommen. Allein auch bei dem grössten Theile der hierher gehörigen Fälle sind wir in der Lage, durch sachgemässe, genügend lange fortgesetzte Behandlung günstige Erfolge zu erzielen, so dass thatsächlich nur ein kleiner Procentsatz von Fällen bleibt, in welchen man veranlasst ist, den Patienten auf die Gassensche Hilfe faute de mieux hinzuweisen. Selbst die complete paralytische Impotenz ist der Behandlung nicht unzugänglich, und ich kann bezüglich derselben der pessimistischen Auffassung Fürbringer's wenigstens bei neurasthenischem Ursprunge des Leidens mich nicht anschliessen. Ich habe in mehreren Fällen dieser Art, in einem sogar schon nach zweimonatlicher Behandlung, befriedigenden Erfolg gesehen. Was die Anwendung des Cumulators bei rein psychischer Impotenz betrifft, so ist dieselbe weder nöthig, noch empfehlenswerth, weil den betreffenden Patienten Erectionen nicht mangeln und die artificiell herbeigeführten und mit der Entfernung des Instrumentes sogleich wieder schwindenden Erectionen kaum geeignet sind, denselben die Ueberzeugung von dem Vorhandensein einer normalen Potenz beizubringen. Auf einen Nutzen ist von dem Gebrauche dieses Apparates nur bei auffallender Kleinheit oder schlaffer, welker Beschaffenheit des Gliedes zu rechnen, vorausgesetzt, dass in den sonstigen Verhältnissen keine Contraindication gegen sexuelle Gymnastik vorliegt [1]).

---

[1]) Diese Ausführungen sind zuerst in einem Aufsatze in den therapeutischen Monatsheften (Februar 1898) veröffentlicht worden. Es ist mir erfreulich,

Dass die Verbreitung der Gassen'schen Apparate sich nicht auf die Fälle beschränkt, in welchen die ärztliche Kunst versagt oder von denselben überhaupt irgend ein Nutzen zu erwarten ist, ist ein Uebelstand, den wir bedauern, aber auch wohl in's Auge fassen müssen. Da der Laie nicht in der Lage ist, zu beurtheilen, was von den dreisten Behauptungen Gassen's über den Werth seiner Apparate und den Unwerth ärztlicher Behandlung bei Potenzstörungen der Wahrheit entspricht, so dürfen wir uns nicht wundern, dass viele von den in Betracht kommenden Leidenden es vorziehen, einen Versuch mit den zwar sehr kostspieligen, aber auch — angeblich — so wunderthätigen Gassen'schen Mitteln zu machen, statt sich in die Umständlichkeiten einer längeren ärztlichen Behandlung einzulassen. Gar mancher mag auch zu Gassen seine Zuflucht nehmen, weil ihm sachgemässe ärztliche Hilfe aus dem einen oder anderen Grunde unzugänglich ist. Bei wie vielen von diesen Leidenden die Hoffnungen, welche sie bezüglich der Wiederherstellung ihrer Manneskraft auf die Gassen'sche Hilfe setzen, zu Wasser werden, kann man sich nach dem oben Dargelegten leicht vorstellen. Der Erfinder berichtet natürlich nur von Heilungen. Der Arzt, welcher wegen etwaigen Gebrauches Gassen'scher Apparate zu Rath gezogen wird, darf sich selbstverständlich durch die Anpreisungen des Verfertigers in keiner Weise beeinflussen lassen. Er muss die Art der vorliegenden sexuellen Störungen, deren Ursachen und den Gesammtzustand

---

dass Fürbringer ganz unabhängig von mir in einer späteren Publication (Zeitschrift für diätetische und physikalische Therapie, Band I, Heft I) bezüglich des Werthes der Gassen'schen Apparate zu ähnlichen Schlüssen gelangte, wie ich. Insbesonders gilt dies für den Gebrauch der Gassen'schen Apparate bei der irritativen Form der Impotenz. Fürbringer bemerkt u. A.: „Ferner zögern wir nicht, die umfassende Kategorie der Sexualneurasthenie, bei welcher die verfrühte Ejaculation den Hauptinhalt ihrer Potenzstörung bildet, im Allgemeinen den Contraindicationen für den Gebrauch des Erectors zuzuzählen. Schon die Manipulationen des Anlegens des Apparates vermögen dem Leiden einen bedenklichen Vorschub zu leisten. Hier bildet selbstverständlich das der reizbaren Schwäche verfallene Nervensystem den Angriffspunkt für eine rationale Therapie." Auch gegen den Gebrauch des Cumulators äussert Fürbringer gewichtige Bedenken.

des Patienten in Betracht ziehen und danach ermessen, ob für den vorliegenden Fall von den Gassen'schen mechanischen Mitteln irgend ein Nutzen zu erwarten ist. Bei solchem Vorgehen werden die Aerzte dazu gelangen, die Empfehlung Gassenscher Apparate jedenfalls auf eine sehr bescheidene Zahl von Fällen zu beschränken und hierdurch viele Patienten vor Geldverlusten, sehr unliebsamen Enttäuschungen und Schädigung ihrer Gesundheit zu bewahren.

Literatur.

Acton, On the reproductive organs. 6th ed. London.
Angelucci e Pieraccini, La cura chirurgico ginecologica dell' isterismo. Rev. speriment. XXIII. p. 291. ff. 1897.
Arndt, Lehrbuch der Psychiatrie.
Barruco, N., Die sexuelle Neurasthenie und ihre Beziehung zu den Krankheiten der Geschlechtsorgane; nach der 3. Auflage deutsch von Wichmann. Berlin 1899.
Beale, Our morality and the moral question. Chiefly from the medical side. London 1887.
Beard, Die sexuelle Neurasthenie. Deutsche Ausgabe. Wien 1885.
Bechterew, W. von, Die suggestive Behandlung des conträren Geschlechtstriebes und der Masturbation. Centralblatt für Nervenheilkunde und Psychiatrie, Februar 1899.
Behrend, Ueber die Reizung der Geschlechtstheile, besonders über die Onanie bei ganz kleinen Kindern und die dagegen anzuwendenden Mittel. Jahrbuch für Kinderkrankheiten. 1860, 33.
Benedict, Neurosen des Harn- und Sexualapparates. Internat. klin. Rundschau 1890.
— Klinische Zeit- und Streitfragen. Bd. VI. Heft 3 „Ueber Neuralgien und neuralgische Affectionen".
Berger, O., Archiv für Psychiatrie. Bd. VI. 1876.
Bergeret, Des fraudes dans l'accomplissement des fonctions génératrices. Paris 1881. 13. ed.
Bernhardt, Zur Lehre von der Innervation der Blase, des Mastdarmes und der Geschlechtsfunction. Berl. klin. Wochenschrift 1888 Nr. 32.
Börner, Praktisches Werk von der Onanie. Leipzig 1780.
Börner, E., Die Wechseljahre der Frau. Stuttgart, F. Enke 1886.
Bourbon, De l'influence du coït et de l'onanisme dans la station sur la production des paralysies. Paris 1859. Thèse.
Burr, The Insanity of Masturbation. Ref. in Erlenmeyer's Centralblatt, 1882. S. 567.
Cannstatt, Handbuch der med. Klinik. 3. Bd. 1. Abth. 1843.
Capellmann, Facultative Sterilität ohne Verletzung der Sittengesetze. 1883.
Casper, L., Impotentia et Sterilitas virilis. München 1890.

Charcot, Leçons sur les maladies du système nerveux. 2. Th. Paris 1887 u. Leçons du Mardi 1887—88, 1888—89.
— Vorrede zu Janet's Werk „Etat mental des Hystériques."
Christian, Dictionaire encyclopaedique des sciences méd. Paris 1881, XVI.
Cohn, H., Augenkrankheiten bei Masturbanten. Archiv für Augenheilkunde von Knapp und Schweizer. 11. Band 1882.
Cohn, Salo, Uterus und Auge. Wiesbaden, J. F. Bergmann 1890.
Crutchfield, Incomplete copulation detrimental to health. The medical Bulletin 1897, S. 180.
Curschmann, Die functionellen Störungen der männlichen Genitalien. v. Ziemssen's Handbuch der spec. Path. u. Therapie IX. 2. (1878).
Després, A., Sur les consequences du coït chex les vieillards et chez les urinaires. Revue de therap. méd. chir. 1879, S. 310.
Dercum, On the relation of the great neuroses to pelvic dispease. The american gynaecological and obstetrical Journal, August 1898.
Deslandes, De l'onanisme et des autres abus vénériens considérés dans leurs rapports avec la sauté. Paris 1835.
Donner, H., Ueber unfreiwillige Samenverluste. Stuttgart.
Eckhard, Verlauf der Nervi erigentes etc. Beiträge zur Anatomie u. Physiologie. Bd. VII.
Effertz, O., Ueber Neurasthenia sexualis. Physiologie der sexuellen Gemeingefühle. New York 1894.
Eisenhart, Die Wechselbeziehungen zwischen internen und gynäkologischen Erkrankungen. Stuttgart 1895.
Ellinger, Allgem. Zeitschrift für Psychiatrie II. Bd.
Ellis, Traité de l'alienation, trad. p. Archambault. Paris 1840.
Engelhardt, Nervöse Symptomencomplexe bei anatomischen Veränderungen in den Sexualorganen. Stuttgart 1886.
Erb, Handbuch der Rückenmarkskrankheiten. 2. Aufl. 1878. (v. Ziemssen's Handb. d. spec. Path. u. Therapie, II. Bd.)
— Zur Aetiologie der Tabes. Berliner klin. Wochenschrift 1891. No. 29 u. 30.
Eulenburg, A., Sexuale Neuropathie, genitale Neurosen und Neuropsychosen der Männer und Frauen. Leipzig 1895.
Féré, Contribution à la pathologie des rapports sexuels. Paralysies post-paroxystiques. Revue de Médecine No. 8. 1897.
— Les Épilepsies et les Épileptiques. Paris 1890. S. 398.
Ferrier, S., Die Functionen des Gehirns, Deutsch von Obersteiner 1879.
Finkelstein, L. O., On sensory disorders in diseases and on changes of the field of vision in menstruation. Dissertation, Petersburg 1887. Ophthalmic Review VI, No. 73, 1887.
Fleischer, Berliner klin. Wochenschrift 1882, No. 7.
Fleischmann, Ueber die Onanie und Masturbation bei Säuglingen. Wiener med. Presse XIX 15. 2. 1898.
Forel, Einige Worte über die reglementirte Prostitution in Kiew und über die sexuelle Hygiene. Separatabdruck aus dem Correspondenzblatt für Schweizer Aerzte. Jahrg. XIX. 1889.
Frank, M., Zusammenhang von Genitalaffectionen der Frauen und Magenbeschwerden. Archiv f. Gynäkologie 45. Band, 1. H. 1893.

Freud, Die Abwehr-Neuropsychosen. Versuch einer psychologischen Theorie der acquirirten Hysterie, vieler Phobien und Zwangsvorstellungen und gewisser hallucinatorischer Psychosen. Neurologisches Centralblatt 1894, No. 10 u. 11.
— Ueber die Berechtigung von der Neurasthenie einen bestimmten Symptomencomplex als „Angstneurose" abzutrennen. Neurologisches Centralblatt 1895. No. 2.
— Obsessions et phobies. Leur mécanisme psychique et leur étiologie. Revue neurologique 1895. No. 2.
— Zur Kritik der Angstneurose. Wiener klin. Rundschau 1895.
— L'hérédité et l'étiologie des névroses. Revue neurologique 1896. No. 6.
— Zur Aetiologie der Hysterie. Wiener klin. Rundschau 1896.
— Die Sexualität in der Aetiologie der Neurosen. Wiener klin. Rundschau 1898.
Friedmann, M., Ueber die primordiale menstruelle Psychose. Münchener med. Wochenschrift 1894. No. 1 u. 2.
Fuchs, A., Therapie der Anomalien vita sexualis bei Männern, mit specieller Berücksichtigung der Suggestivbehandlung. Stuttgart 1899.
Fürbringer, Die inneren Krankheiten der Harn- und Geschlechtsorgane. 2. Aufl. 1890.
— Die Störungen der Geschlechtsfunctionen des Mannes. Wien 1895. (Nothnagel's specielle Pathologie und Therapie XIX. Band, 3. Theil, mit sehr ausführlichem Literaturverzeichnisse.)
— Zur diätetischen und physikalischen Behandlung der Impotenz. Zeitschrift für diätet. u. physikal. Therapie, Bd. I, Heft I. 1898.
Gattel, F., Ueber die sexuellen Ursachen der Neurasthenie und Angstneurose, Berlin 1898.
Gebhard, K., Die Menstruation; Handbuch der Gynäkologie, 3. Band 1. Abtheilung. Wiesbaden, J. F. Bergmann.
Glaeveke, Körperliche und geistige Veränderungen im weiblichen Körper nach künstlichem Verluste der Ovarien einerseits und des Uterus anderseits. Leipzig 1889.
Goltz, Pflüger's Archiv, Bd. VIII. Hft. 8 u. 9. (Functionen des Lendenmarks des Hundes).
Goodell, New York med. Journal XXXI. 1. p. 37. Jan. 1880.
Gowers, London Lancet. Febr. 16 1889.
— Manual of Diseases of the Nervous Systeme. Vol. I 1886.
Gyurkovechky, Path. u. Therapie der männl. Impotenz. 1889.
Hagen, Statistische Untersuchungen über Geisteskrankheiten. Erlangen 1876.
Hammond, Die sexuelle Impotenz beim männlichen und weiblichen Geschlechte. Deutsch von Sallinger. 1889.
Hasse, C., Ueber facultative Sterilität. 1882.
Hegar, Der Geschlechtstrieb. Eine social-medicinische Studie. Stuttgart 1894.
— Der Zusammenhang der Geschlechtskrankheiten mit nervösen Leiden und die Castration bei Neurosen. Stuttgart 1885.
Hennig, C., Die Beweise für den Wechselverkehr zwischen Herz und Gebärmutter. Zeitschr. f. Geburtsh. u. Gynäkol. 1894, 29. Band.
Hippokrates περὶ νούσων B § μϑ., citirt bei Leyden, Klinik der Rückenmarkskrankheiten, 2. Band, S. 24.

Hirschsprung, Erfahrungen über Onanie bei kleinen Kindern. Berliner klin. Wochenschrift No. 38, 1886.
Hirth, Path. u. Therapie der Nervenkrankheiten. 2. Aufl. Wien u. Leipzig 1894.
Hoesslin, v., Müller's Handbuch der Neurasthenie. 1893.
Hoven, W. v., Versuch über die Nervenkrankheiten. Nürnberg 1813.
Jacobi, On Masturbation and „Hysteria" in young children. Amer. Journal of Obstetr. and Diseases of Women and Children 1876. Febr. u. Juni.
Jolly, Handbuch der Krankheiten des Nervensystems (von Ziemssens Handbuch 12 Bd. 2. Hlft.) 2. Aufl.
— Berliner klin. Wochenschrift No. 34, 1892.
Kisch, Ueber Dyspepsia uterina. Berliner klin. Wochenschrift No. 18, 1883.
— Cardiopathia uterina. Wiener klin. Rundschau 1896.
— Ueber Herzbeschwerden durch die Cohabitation. Münchner med. Wochenschrift 1897.
— Uterus und Herz in ihren Wechselbeziehungen. Leipzig 1898.
Kraepelin, Lehrbuch der Psychiatrie, 6. Aufl. 1. Band.
Krafft-Ebing, v., Lehrbuch der Psychiatrie. 4. Aufl.
— Ueber Neurasthenia sexualis beim Manne. Wiener med. Presse No. 5 u. f. 1887.
— Ueber pollutionsartige Vorgänge beim Weibe. Wiener med. Presse No. 14. 1888.
— Ueber Neurosen und Psychosen durch Abstinenz. Jahrbücher für Psychiatrie, 8. Bd. 1889.
— Psychopathia sexualis mit besonderer Berücksichtigung der conträren Sexualempfindung. 9. Aufl. Stuttgart 1894.
— Ueber Neuropathia sexualis feminarum. Zülzer-Oberländer's „Klin. Handbuch der Harn- und Sexualorgane" 1894. 4. Abthl.
— Arbeiten aus dem Gesammtgebiete der Psychiatrie und Neuropathologie. Hft. 3. Leipzig 1898. S. 237. (Hysteria gravis.)
Kretschy, Deutsches Archiv für klin. Medicin. Bd. 18. Hft. 6.
Lallemand, Ueber unwillkürliche Samenverluste, Deutsche Ausgabe von Ofterdinger 1841.
Leyden, Klinik der Rückenmarkskrankheiten 1. Bd. 1874.
Lindner, Jahrb. für Kinderkrankheiten, Bd. 14.
Loewenfeld, Die moderne Behandlung der Nervenschwäche (Neurasthenie), der Hysterie und verwandter Leiden. 3. Aufl. Wiesbaden 1895.
— Pathologie u. Therapie der Neurasthenie u. Hysterie, Wiesbaden 1894.
— Hysterie und Suggestion. Münchner med. Wochenschrift. No. 7 u. 8, 1894.
— Ueber die Verknüpfung neurasthenischer und hysterischer Symptome in Anfallsform nebst Bemerkungen über die Freud'sche Angstneurose. Münchner med. Wochenschrift No. 13. 1895.
— Zur Lehre von den neurotischen Angstzuständen. Münchner med. Wochenschrift Nr. 24 u. 25. 1897.
— Ueber Epilepsiebehandlung, Centralblatt für die gesammte Therapie, Hft. XI. u. XII. 1897.
— Ueber die Behandlung der männlichen Impotenz u. die Gassen'schen Apparate. Therapeutische Monatshefte, Febr. 1898.

Mac Clanahan, An investigation on the effects of masturbation. New-York, Med. Journ. 1897. 9. Oct.

Mantegazza, Physiologie der Liebe. Uebersetzung. Jena.

— Hygiene der Liebe. Uebersetzung. Jena.

Matusch, Zeitschrift für Psychiatrie. Bd. 34.

Mauriac, Article „Onanisme" im Nouveau dictionaire de médecine et de chirurgie pratiques. Paris 1877 tome XXIV.

Mendelsohn, Artikel „Prostatitis". Diagnostisches Lexicon für prakt. Aerzte. Bd. 3.

Mettenheimer, Memorabilien, 1883.

Moebius, Erlenmeyer's Centralblatt für Nervenheilkunde, 1888, No. 3.

— Abriss der Lehre von den Nervenkrankheiten, 1893.

Mooren, Gesichtsstörungen und Uterinleiden. 2. Aufl. Wiesbaden 1898.

Moraglia, G. B., Die Onanie beim normalen Weibe und bei den Prostituirten. Autorisirte Uebersetzung. Berlin 1897.

Neftel, Beiträge zur Aetiologie und Therapie des Tabes dorsales. Virchow's Archiv. Bd. CXVII.

Niemeyer, Lehrbuch der speciellen Pathologie u. Therapie. 7. Aufl. 2. Bd.

Nothnagel, Handbuch der Krankheiten des Nervensystems. 2. Hlft., 2. Aufl. 1877.

Oppenheim, Lehrbuch der Nervenkrankheiten. Berlin 1894.

— Berliner klin. Wochenschrift No. 25. 1890.

Paget, citirt bei Beale, S. 99.

Panecki, Therap. Monatshefte 1892, S. 79.

Panthel, Memorabilien 1881.

Peretti, Ueber Geisteskrankheit bei Onanisten. Der prakt. Arzt 1881. XI.

Peyer, Der unvollständige Beischlaf (Congressus interruptus, Onanismus conjugalis) und seine Folgen beim männlichen Geschlechte. 1890.

— Diagnostisches Lexicon für prakt. Aerzte. Artikel „Masturbation, Pollution und Spermatorrhoe".

— Die nervösen Erkrankungen der Urogenitalorgane in Zülzer-Oberländer's klin. Handbuch der Harn- u. Sexualorgane. Bd. IV. Leipzig 1894.

Pfister, Die Wirkungen der Castration auf den weiblichen Organismus. Arch. für Gynaecologie. 56. Bd. 3. Hft. 1898. S. 583.

Pouillet, Sur les formes, les causes, les signes, les conséquences et le traitement de l'onanisme chez la femme. 4. édit. Paris 1884.

Reinl, Die Wellenbewegung der Lebensprocesse des Weibes. Volkmann's Sammlung klinischer Vorträge, No. 243.

Ribbing, S., Die sexuelle Hygiene u. ihre ethischen Consequenzen. Deutsch von Reyher, 2. Aufl. 1890.

Rohleder, Die Masturbation. 1899.

Rosenthal, Wiener Klinik, 6. Jahrg. 5. Heft, 1880.

— Einfluss von Nervenkrankheiten auf Zeugung etc. Wiener Klinik, 1880, No. 5.

Rouband, Traité de l'impuissance et de la stérilité. Paris 1878.

Roux, Psychologie de l'Instinct sexual. Paris 1899.

Schönthal, Beiträge zur Kenntniss der im frühen Lebensalter auftretenden Psychosen; Archiv für Psychiatrie. Bd. 23, 1892.

Schrenk-Notzing, v., Die Suggestionstherapie bei krankhaften Erscheinungen des Geschlechtssinnes etc. Stuttgart 1892.

Schultze, Virch. Jahresbericht für 1867, Bd. II.

Spitzka, Selbstbefleckung im Verhalten zu Geisteskrankheiten. The Dublin med. Journal 1887.

Spratling, Masturbation in the adult. The medical Record, 28. Sept. 1895.

Steiner, Compendium der Kinderkrankheiten. 1872. Cap. Onanie.

Stille, Memorabilien 1881.

Strümpell, Lehrbuch der spec. Pathologie u. Therapie, 2. Bd. 1. Theil, 5. Aufl.

Tarnowsky, B., Die krankhaften Erscheinungen des Geschlechtssinnes. Berlin 1886.

Theilhaber, Beziehungen gastrointestinaler Affectionen zu den Erkrankungen der weiblichen Sexualorgane. Münchner med. Wochenschrift 1893. S. 887.
— Welche Symptome machen die Flexionen und Versionen des Uterus? Münchener med. Wochenschrift 1896. S. 517.
— Die klinische Bedeutung der Retroflexio u. Retroversio uteri. Verhandlungen der deutschen Gesellschaft für Gynäkologie. 7. Versammlung zu Leipzig 1897.

Tissot, De l'onanisme ou dissertation sur les maladies produites par la masturbation. Lausanne 1760.

Trousseau, Med. Klinik. Deutsch von Culmann. 2. Bd. 1868.

Tschich, W. v., Coitus reservatus als Ursache von Neurasthenie. (Sitzungsbericht des IV. Congr. der Gesellschaft russischer Aerzte in Kiew 1896.)
— Epilepsie in Folge von Coitus interruptus. (Jahrbücher für Psychiatrie u. Neurologie von Merschejewski. 1896.)

Ultzmann, Neurosen der Harn- und Geschlechtsorgane. Wiener Klinik 1879.
— Artikel „Impotenz" in Eulenburg's Realencyclopädie, 2. Aufl. Bd. VII.
— Artikel „Onanie" in Eulenburg's Realencyclopädie, 2. Aufl. Bd. VII.

Valenta, Ueber den sogenannten C. reserv. als eine Hauptursache der chronischen Metritis und der weiblichen Nervosität. Memorabilien 1880.

Wetterstrand, Der Hypnotismus und seine Anwendung in der prakt. Medicin. Wien u. Leipzig 1891.

Windscheid, Neuropathologie und Gynäkologie. Eine kritische Zusammenstellung ihrer physiologischen und pathologischen Beziehungen. Berlin 1897.

Winternitz, Die Hydrotherapie auf physiologischer und klinischer Grundlage, 2. Bd. S. 123. 1879.

Sachregister.

(Die beigesetzten Ziffern bedeuten die jeweiligen Seitenzahlen.)

Abstinenz, sexuelle, beim männlichen Geschlechte 33.
— Wirkungen derselben bei Gesunden 35.
— bei neuropathisch Veranlagten 40.
— Einfluss derselben auf Entstehung von Angstzuständen 44.
— Einfluss derselben auf Entstehung von Spermatorrhoe 49.
— auf die männliche Potenz 50.
— beim weiblichen Geschlechte 54.
— Folgen derselben bei Gesunden 54.
— Einfluss derselben bei neuropathisch Veranlagten 56.
Aetzung des prostatischen Theiles der Harnröhre 234, 238.
Amenorrhoe 18.
Anästhesie, sexuelle 59.
Anaphrodisie siehe sexuelle Anästhesie.
Anfälle, hysterische, Beziehung derselben zur Menstruation 20.
Angstneurose, Definition derselben 202.
— Freud's Theorie von der sex. Aetiologie derselben 209.
Angstzustände, Folge sex. Abstinenz 44 u. f.
— Folge von sex. Excessen 66.
— Folge von Masturbation 97.
— Folge von Präventivverkehr 123, 124, 144, 145.
— Untersuchungen über die sexuelle Aetiologie derselben 208 u. f.

Anstrengungen, körperliche, post coitum, Folgen derselben 73.
Antinervin 225.
Antipyrin 225.
Arzneiliche Behandlung der Neurasthenie 225.
Asthenopie, neurasthenische, als Folge von Sexualerkrankungen bei Frauen 181.
— als Folge von Onanie 99.
Asthma, nervöses 99.
Asthma uterinum 20.
Atropin 232.
Augenaffectionen, Folge von Onanie 99.
Augenmigräne, Folge von Onanie 99.
Badecuren bei Neurasthenie 228.
Bäder, warme 228.
Balanitis 162.
Bedürfnisse, sexuelle 9, 12, 37.
Befriedigung, sexuelle, Mangel derselben bei Frauen 58, Ursachen des Mangels 59, Folge desselben 127, 145.
Begattungstrieb 6.
Berufsthätigkeit, Einfluss derselben bei sexueller Abstinenz 37.
Beschäftigung, Regulirung derselben bei Onanisten 221.
Blase, reizbare 99, 147.
Blutungen, vicariirende bei Amenorrhoe 18.
Brompräparate 221, 231.

Camphora monobromata 231.
Castration bei Frauen, nervöse Beschwerden im Gefolge derselben 26, 27, 29.
Centrum für den Geschlechtsact im Rückenmarke (genitospinale) 1.
Centrum für den Geschlechtssinn im Gehirn 1, 2, 206.
Cerebrasthenie s. Gehirnerschöpfung.
Clitorismus 113.
Coccygodynie 175.
Coitus in statione, Folgen desselben 72.
Condoms, Gebrauch derselben als anticonceptionelles Mittel 126.
Congressus interruptus 116 u. f.
— reservatus 116.

Darmatonie bei sexualkranken Frauen 178, 179.
Defaecationsspermatorrhoe 169.
Depression, gemüthliche bei Frauen in den Wechseljahren 24.
— als Folge der Castration der Frauen 27.
— bei Masturbanten 93.
Diätetische Behandlung der übermässigen Pollutionen 231.
Disposition, neuropathische, Bedeutung derselben bei sexueller Abstinenz 17, 27.
— als Ursache der Masturbation bei Kindern 83.
— Einfluss derselben auf die Entstehung des onanistischen Irrseins 100.
— Einfluss derselben auf die Wirkungen des Präventivverkehrs 142, 145.
Douchen 228.
Dysmenorrhoe 18.
Dyspepsie, nervöse 99, 178, 179.
— uterine 178.

Eheschliessung, prophylaktische Kraft derselben in Bezug auf Geistesstörungen 157.

Eheschliessung, Einfluss derselben bei Hypochondern 155.
— Einfluss derselben bei Hysterie 153.
Eisengebrauch bei Neurasthenie 226.
Ejaculationscentrum 1.
Ejaculation, präcipitirte 59, 95, 143.
Ekzem der Genitalien als Ursache von Masturbation 83.
Elektrisation, allgemeine 228.
— intraurethrale 236.
Elektrisches Bad 228.
Elektrische Behandlung der Pollutiones nimiae 232.
— der Spermatorrhoe 285.
— der Impotenz 240 u. f.
Enthaltsamkeit, sexuelle, s. sexuelle Abstinenz.
Entwicklungspsychose, menstruale 14.
Epilepsie, Beziehung derselben zu sexuellen Excessen 68.
— Beziehung derselben zur Menstruation 20.
Epilepsie, Verursachung derselben durch Onanie 103.
Erectionscentrum im Lendenmarke 1.
Erectionsfähigkeit, Abnahme derselben 95, 143.
Erethismus genitalis 113.
Erregung, frustrane 36.
Excesse, geschlechtliche 61.
— neurasthenische Folgen derselben 65.
— Einfluss derselben auf Entstehung von Psychosen 67.
— Beziehungen derselben zur Epilepsie 68.
— Beziehungen zu den organischen Rückenmarkskrankheiten 69 u. f.
— Folgen derselben beim weiblichen Geschlechte 75.

Faradisation, allgemeine 228.
Fellow's Syrup 226.
Flussbäder 228.
Fortpflanzungstrieb 6.
Franklinisation 228, 241.

Freud's Theorie von der Sexualität in der Aetiologie der Neurosen 192.
Frigidität, sexuelle 11.

Gall's Theorie von dem Sitze des Geschlechtssinnes 1.
Galvanisation des Kopfes 228.
— des Rückens (längs der Wirbelsäule) 228.
— am Halse 228.
Gassen'sche Apparate 246.
Gastralgien bei Sexualkrankheiten der Frauen 179.
Gastrointestinale Beschwerden als Folge weiblicher Sexualkrankheiten 178.
Gebirgsaufenthalt 226.
Gedankenonanie 81, 96.
Gehirnblutung als Folge sexuellen Verkehrs 64.
Gehirnerschöpfung (cerebrale Neurasthenie, Cerebrasthenie) 66, 97, 144.
Gehörstörungen bei Masturbation 99.
Geistesstörung als Folge sexueller Abstinenz 40 u. f.
— als Folge sexueller Excesse 67.
— als Folge von Onanie 99, 100 u. f.
Genitalleiden siehe Sexualerkrankungen.
Geschlechtstrieb 6, im Kindesalter 7, beim Manne 9, bei der Frau 10, Einfluss der Castration auf dens. 29 und 30, Krankhafte Steigerung dess. 12, 29 u. 96, Folge der sex. Abstinenz bei dieser 40 u. f., Behandlung ders. 229.
Gesichtsfeldeinschränkung während der Menstruation.

Hämoglobinpräparate, Gebrauch derselben bei Neurasthenie 226.
Harnröhrenschleimhaut, Hyperästhesie derselben 109, 147.
Harnröhrenstricturen 162.
Heilgymnastik 228.
Herzneurasthenie 66, 98, 144, 145.

Herzschwäche, nervöse, siehe Herzneurasthenie.
Hydrotherapie 227.
Hyperästhesie, sexuelle bei sex. Enthaltsamkeit 36, als Folge von Onanie 96.
— der Harnröhre 109, 147.
— der Vulva und des Scheideneinganges 111.
— der Retina 181.
Hypnotische Behandlung 229.
— der Onanie 222, der excessiven Libido 230, der übermässigen Pollutionen 235, der Potenzmängel 244.
Hypochondrie, Einfluss der Verehelichung bei derselben 155.
Hysterie, Beziehung derselben zur sexuellen Abstinenz 55, 57.
— Beziehung derselben zu den Sexualleiden der Frauen 181 u. f.
— verschiedene Auffassungen des Wesens derselben 183.
— Freud's Theorie von der Aetiologie derselben 194.
Hysterische Constitution 184 u. f.

Impotenz als Folge von sexueller Abstinenz 50, von sex. Excessen 65, von Onanie 95. Verschiedene Formen derselben 237, 247.
— Behandlung derselben 237 u. f.
Irrsein, menstruales 17.

Katheterelektrode 235.
Klimakterium, natürliches, Eintritt und Dauer desselben 22, 23, nervöse Störungen im Gefolge desselben 24, Verhalten der Libido während derselben 29.
— künstliches s. Castration.
Klimatische Curen 226.
Krämpfe, Folge von Masturbation 89, 103.
Kühlsonde 232, 233, 237, 243.

Lageveränderungen des Uterus als Ursache von Nervenkrankheiten 175, 189.
Lähmung post congressum 152.

Landaufenthalt 226.
Lendenmarkscentren des Geschlechtsactes 1, 2.
Lendenmarkssymptome Hegars 176.
Libido sexualis s. Geschlechtstrieb.
— nimia s. Geschlechtstrieb.
— gesunkene 204, 209.
Localbehandlung des prostatischen Theiles der Harnröhre 217, 220.

Malthusianismus siehe Präventivverkehr.
Massage 228.
Mastcur 229.
Mastdarmkühlapparat 234.
Masturbation s. Onanie.
Mechanische Mittel bei Potenzstörungen 246 u. f.
Melancholie bei Neuvermählten 156.
— im Gefolge von Congr. interr. 145.
Menarche 13.
Menopause 22.
Menorrhagie 19.
Menstruation, erster Eintritt ders. 7, Andauer ders. 8, nervöse Störungen während derselben 16 u. f., Menstruationspsychosen 17, Menstruationsanomalien, nervöse Folgen derselben 18, Einfluss der Menstruation auf bestehende Nervenkrankheiten 19, plötzliche Unterdrückung derselben 19.
Mictionsspermatorrhoe 169.
Migräne, Folge von Onanie 99.
Missbildung der äusseren Geschlechtstheile bei Frauen als Ursache von Neurosen 190.
Molimina menstrualia 26, 31.
Mujerados 222.
Muskelatrophie, progressive 72.
Muskelübung, Einfluss derselben bei geschlechtlichen Reizzuständen 221.
Myelasthenie siehe spinale Neurasthenie.
Myelitis, chronische, Einfluss der sexuellen Excesse auf Entstehung derselben 72.

Myome als Ursachen nervöser Herzbeschwerden 180.

Neomalthusianismus s. Präventivverkehr.
Neurasthenie als Folge sexueller Abstinenz 36, 40.
— als Folge sexueller Excesse 65, 66.
— als Folge von Onanie 95 u. f.
— als Folge von Präventivverkehr 122 u. f.
— des Gehirns s. Gehirnerschöpfung.
— des Rückenmarkes (spinale Neurasthenie) 65, 95, 144.
— allgemeine 66, 97.
— viscerale 66, 98, 99.
Neurosen, Einfluss der Menstruation auf dieselben 19.
Nymphomanie 40, 89.

Obstipation, Einfluss derselben bei sex. Abstinenz 36.
Onanie, Verbreitung ders. 77, 78.
— ärztliche Beurtheilung ders. 78, 79.
— verschiedene Formen derselben 80, peripher-mechanische 80, psychische 81.
— Beziehung derselben zu vorhandenen Krankheitszuständen und der neuropathischen Disposition 83.
— Zwangstrieb zur O. 85, unbewusste O. 87.
— Folgezustände ders. bei Kindern 88, 89.
— Einfluss der Häufigkeit des Actes bei Erwachsenen 90.
— Einfluss psychischer und physischer Constitution 92.
— neurasthenische Folgezustände derselben 94 u. f.
— Psychosen als Folge ders. 99 u. f.
— Epilepsie als Folge ders. 103.
— Erklärung der Einwirkung ders. auf das Nervensystem 106 u. f.
— beim weiblichen Geschlechte 110.
— nervöse Folgen ders. 110 u. f.
— Wirkungsweise ders. beim weiblichen Geschlechte 114.

Onanistisches Irrsein 99.
Organo-therapeutische Präparate 226.
Orgasmus 59, Verringerung u. Mangel der Fähigkeit zu dems. 59, 111, Ursachen dieser Erscheinung 59.

Paralyse, progressive, Einfluss sexueller Excesse auf Entwicklung derselben 67.
Pars prostatica der Harnröhre, Beziehungen derselben zur sexuellen Neurasthenie 160 u. f., 217.
Phenacetin 225.
Phimose 162, 163.
Phobien als Folge sex. Abstinenz 45 u. f., als Folge des Congr. interr. 144, 145.
Pollutionen bei Männern 11, 164.
— übermässige (Pollut. nimiae) 36, 65, 95, 165.
— Behandlung ders. 231 u. f.
— bei Frauen 111, 114.
Pollutionsartige Vorgänge 169.
Pollutionsverhinderungsmittel, mechanische 235.
Potenz, geschlechtliche, Entwicklung derselben 8.
— Schwankungen derselben unter normalen Verhältnissen 9, 10.
Potenzstörungen s. Impotenz.
Präputium, Verlängerung desselben 162.
Präventivverkehr, sexueller 116.
— Die Malthus'sche Lehre und der Neomalthusianismus 117.
— Verschiedene Beurtheilung des letzteren in ärztlichen Kreisen 118.
— Motive desselben 119.
— Ansichten der Autoren über die gesundheitlichen Folgen desselben 120.
— Eigene Beobachtungen über die nervösen Folgen desselben 128 u. f.
— Erklärung der Einwirkung desselben auf das Nervensystem 147.
— Schlussfolgerungen 149.
Priapismus 2.

Prostatitis, chronische 162.
Prostatorrhoe, nervöse Folgeerscheinungen derselben 169.
Pruritus genitalis als Ursache von Masturbation 83, als Folge ders. 111.
Pseudo-angina pectoris bei sexualkranken Frauen 180.
Psychische Behandlung der Neurasthenie 229, der excessiven Libido 230, der Pollutionisten 234, der Potenzstörungen 243.
Psychose, primordiale, menstruelle 14.
Psychosen bei Neuvermählten 156.
Psychrophor s. Kühlsonde.
Pubertätszeit 7, nervöse Störungen derselben 13.
Pubertätsentwicklung 7.

Reizbare Schwäche des Lendenmarkes 96, 109, 111, 170.
Reizzustände, sexuelle 96, 111, 113.
— Behandlung derselben 230.
Reisen 226.
Reiten als Ursache von Spermatorrhoe 221.
Rückenmarkserschöpfung s. spinale Neurasthenie.
Rückenmarkskrankheiten, organische, Einfluss der sexuellen Excesse auf Entstehung derselben 69 u. f.
— Beziehung der Masturbation zu denselben 99.
Rückenschlauch, Chapman'scher 234.

Samenfluss s. Spermatorrhoe.
Samenverluste, krankhafte, s. Spermatorrhoe u. Pollution.
Satyriasis 39, 40, 87.
Schreibekrampf als Folge von Onanie 97.
Schwäche, geschlechtliche, angeborene 84, 148.
— erworbene 65, 95, 143.
— Behandlung derselben 237 u. f.
Schwindel im Klimakterium 25.

Reprint Publishing

FÜR MENSCHEN, DIE AUF ORIGINALE STEHEN.

Bei diesem Buch handelt es sich um einen Faksimile-Nachdruck der Originalausgabe. Unter einem Faksimile versteht man die mit einem Original in Größe und Ausführung genau übereinstimmende Nachbildung als fotografische oder gescannte Reproduktion.

Faksimile-Ausgaben eröffnen uns die Möglichkeit, in die Bibliothek der geschichtlichen, kulturellen und wissenschaftlichen Vergangenheit der Menschheit einzutreten und neu zu entdecken.

Die Bücher der Faksimile-Edition können Gebrauchsspuren, Anmerkungen, Marginalien und andere Randbemerkungen aufweisen sowie fehlerhafte Seiten, die im Originalband enthalten sind. Diese Spuren der Vergangenheit verweisen auf die historische Reise, die das Buch zurückgelegt hat.

ISBN 978-3-95940-158-6

Faksimile-Nachdruck der Originalausgabe
Copyright © 2016 Reprint Publishing
Alle Rechte vorbehalten.

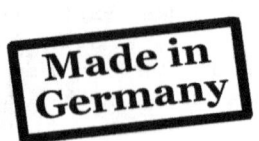

www.reprintpublishing.com

www.ingramcontent.com/pod-product-compliance
Lightning Source LLC
Chambersburg PA
CBHW060114170426
43198CB00010B/892